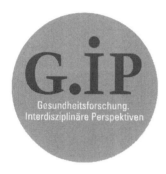

Gesundheitsforschung. Interdisziplinäre Perspektiven

herausgegeben von

Prof. Dr. Elisabeth André
Prof. Dr. Ulrich M. Gassner
Dr. Julia von Hayek
Prof. Dr. Alexandra Manzei
Prof. Dr. Claudia Traidl-Hoffmann

Band 3

Anna Bauer | Florian Greiner | Sabine H. Krauss
Marlene Lippok | Sarah Peuten [Hrsg.]

Rationalitäten des Lebensendes

Interdisziplinäre Perspektiven auf Sterben, Tod und Trauer

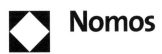

Dieser Sonderband ist das Ergebnis eines Workshops der Initiative Junges ZIG, der im März 2019 am Zentrum für Interdisziplinäre Gesundheitsforschung in Augsburg stattfand.

Die Reihe ist assoziiert mit dem Zentrum für Interdisziplinäre Gesundheitsforschung der Universität Augsburg.

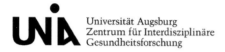 Universität Augsburg
Zentrum für Interdisziplinäre
Gesundheitsforschung

Gestaltung des Covers einschl. ZIG-Visual:
Waldmann & Weinold Kommunikationsdesign

Gefördert durch

DFG Deutsche
Forschungsgemeinschaft

Die Deutsche Nationalbibliothek verzeichnet diese Publikation in der Deutschen Nationalbibliografie; detaillierte bibliografische Daten sind im Internet über http://dnb.d-nb.de abrufbar.

ISBN 978-3-8487-6101-2 (Print)
ISBN 978-3-7489-0125-9 (ePDF)

Onlineversion
Nomos eLibrary

Editorial

Gesundheitsforschung interdisziplinär zu denken, stellt uns vor große Herausforderungen. Um während eines gemeinsamen Forschungsprozesses eine integrierte Sichtweise auf komplexe Fragestellungen im Gesundheitsbereich zu entwickeln, ist Zeit und Durchhaltevermögen weit mehr gefragt als bei disziplinärer Forschung. So kann in der Regel erst beim gemeinsamen Durchschreiten des unwegsamen Geländes interdisziplinärer Forschung der notwendige Austausch- und Abstimmungsprozess zwischen den Disziplinen geleistet werden. Dabei ist das Erstaunen über die unterschiedlichen Denk- und Vorgehensweisen der anderen Fächer zunächst groß. Bevor gemeinsame Begriffe und Theorien entwickelt werden können, gilt es deshalb, differente Sichtweisen wechselseitig zugänglich zu machen und unterschiedliche Vorgehensweisen abzustimmen. Vorab festlegen können sich die interdisziplinär Forschenden allenfalls auf eine allgemeine orientierende Route, die erst nach und nach zur Klärung des konkreten gemeinsamen Forschungsbezugs führt. Tatsächlich gelten diese Herausforderungen auch für das gemeinsame Publizieren in interdisziplinären Formaten: Wie gelingt es, wissenschaftliche Autorinnen und Autoren davon zu überzeugen, ihre gewohnten fachspezifischen Publikationsroutinen zugunsten eines derart unwegsamen Produktionsverfahrens zu überschreiten? Welche Sprache sprechen wir, wenn wir ein fächerübergreifendes Publikum erreichen wollen? Aber auch: Welche Zitationsweise soll eigentlich gewählt werden und welches Format soll die Publikation haben?

Mit der vorliegenden Schriftenreihe *Gesundheitsforschung. Interdisziplinäre Perspektiven (G.IP)* haben wir uns für ein Buchformat entschieden, das aktuelle und gesellschaftlich brisante Gesundheits- und Krankheitsthemen aus interdisziplinärer Perspektive beleuchten will. Ziel der ungefähr jährlich erscheinenden G.IP-Schwerpunktbände sowie auch der G.IP-Sonderbände ist es, die neuesten Forschungsergebnisse aus verschiedenen Disziplinen themenbezogen zusammenzubringen, um sie den unterschiedlichen, mit Gesundheit und Krankheit befassten Fächern sowie den vielfältigen Multiplikatoren im Gesundheitswesen zur Verfügung zu stellen (wie bspw. Bildungseinrichtungen, Krankenkassen, Ärzte- und Pflegeverbänden). Herausgegeben wird die Schriftenreihe in Kooperation mit dem *Zentrum für Interdisziplinäre Gesundheitsforschung (ZIG)* der Universität Augsburg, das als zentrale Einrichtung der Universität Wissenschaftlerinnen und Wissenschaftler aus allen acht Fakultäten vereint, die im weitesten

5

Sinn im Bereich Gesundheit forschen. Diese universitätsweite Vernetzung fördert eine integrative Arbeitsweise aller relevanten Disziplinen in der Gesundheitsforschung. Die Schriftenreihe ist in dieses breite interdisziplinäre Umfeld eingebettet und nutzt die im ZIG gebündelte Expertise aus dem gesamten Fächerspektrum der Universität bei der Generierung neuer Themen sowie bei der Gestaltung der Bände. Auf diese Weise profitiert sie zudem von der langjährigen Erfahrung interdisziplinären Arbeitens am ZIG sowie den dort vorhandenen Strukturen.[1]

In den G.IP-Schwerpunktbänden sind mit den Themen ,*Geschlecht und Gesundheit*' (2018) und ,*Umwelt und Gesundheit*' (2020) bereits zwei aktuell relevante Gesundheitsthemen beleuchtet worden, die 2021 durch den Band ,*Digitalisierung und Gesundheit*' ergänzt werden. Mit der vorliegenden Publikation erscheint nun erstmals ein G.IP-Sonderband, diesmal zum Thema ,*Rationalitäten des Lebensendes – Interdisziplinäre Perspektiven auf Sterben, Tod und Trauer*'. Herausgegeben wird der Band von einem Kollektiv junger Wissenschaftlerinnen und Wissenschaftlern, die in verschiedenen Fächern zum Thema Sterben und Lebensende arbeiten. Vorausgegangen war ein Workshop der Initiative *Junges ZIG* mit dem Titel ,*Rationalitäten des Lebensendes – Sterbekulturen in Vergangenheit und Gegenwart*' im März 2019. Zehn externe Wissenschaftlerinnen und Wissenschaftler waren ans ZIG gekommen, um sich gemeinsam mit den Augsburger Kolleginnen und Kollegen auszutauschen. Das disziplinäre Spektrum der Teilnehmenden erstreckte sich von Soziologie und Kommunikationswissenschaft über Geschichtswissenschaft und Ethnologie bis hin zu Medizin und Pflegewissenschaft. Entsprechend vielfältig sind nun auch die Perspektiven, die der vorliegende Sonderband präsentiert.

Wir möchten auch in Zukunft anlassbezogene Sonderbände im Rahmen der G.IP ermöglichen und damit die in regelmäßigen Abständen erscheinenden Schwerpunktbände flankieren. Von entscheidender Bedeutung wird sein, dass sich die Manuskripte durch eine hohe Interdisziplinarität auszeichnen und die Bereitschaft durch die jeweiligen Herausgeberinnen und Herausgeber besteht, die damit verbundenen Ansprüche umzusetzen. Dem vorliegenden Band, der diesen Ansprüchen im höchsten Maße genügt, wünschen wir eine breite Leserschaft und eine erfolgreiche Rezeption durch die interdisziplinäre Wissenschaftsgemeinschaft.

Augsburg, den 8. April 2020
Dr. Julia von Hayek, Prof. Dr. Alexandra Manzei, Prof. Dr. Ulrich M. Gassner

---

1 Weitere Informationen zum ZIG siehe S. 319f.

Inhalt

Rationalitäten des Lebensendes
Chancen, Herausforderungen und Perspektiven in der interdisziplinären Gesundheitsforschung

Florian Greiner

Inhaltsübersicht

1. Die Thanatologie als akademische Disziplin in Geschichte und Gegenwart

Das menschliche Lebensende, und speziell Fragen und Probleme des Sterbens in der modernen Gesellschaft, haben in den letzten Jahrzehnten nicht nur in der öffentlichen Debatte ungemein an Präsenz gewonnen. Vor dem Hintergrund wahrgenommener medizinischer, pflegetechnischer und ethischer Missstände auf der einen, und hoher Kosten auf der anderen Seite ist die Versorgung Sterbender im Laufe des 20. und 21. Jahrhunderts zu einem ebenso elementaren wie viel diskutierten Bestandteil der Gesundheitsversorgung in den meisten Staaten der westlichen Welt geworden, was sich nicht zuletzt in der Institutionalisierung von Hospizidee und Palliativmedizin zeigt.[1]

Mit dieser Entwicklung einher ging auch die Ausdifferenzierung einer wissenschaftlichen Disziplin. Die Thanatologie ist seit über einem halben Jahrhundert als ein eigener akademischer Arbeitsbereich in vielen Ländern, darunter auch der Bundesrepublik Deutschland, fest verankert. In ihrem Umfeld bewegen sich ForscherInnen aus unterschiedlichsten Fächern: den Geistes- und Sozialwissenschaften ebenso wie der Medizin, der Psychologie oder auch den Rechtswissenschaften. Zwar hat Forschung zu psychologischen Problemen der Bewältigung des Sterbens oder zu Repräsentationen des Todes eine durchaus noch längere Tradition, sie boomt aber unzweifelhaft seit den 1960-Jahren. Der amerikanische Soziologe Robert Fulton etwa zählte 1964 gerade einmal knapp 400 englischsprachige Veröffentlichungen zu Tod und Sterben – diagnostizierte aber bereits einen rapiden Anstieg seit Erscheinen des ersten thanatologischen Bestsellers „The Meaning of Death" von Hermann Feifel im Jahr 1959.[2] Knapp eineinhalb Jahrzehnte später führte Fultons fraglos unvollständige Bibliographie dann für den Zeitraum 1965 bis 1980 stolze 5.700 neue Publikationen zu diesem Thema.[3]

Im 21. Jahrhundert scheint die Thanatologie international wie in Deutschland einen absoluten Höhepunkt zu erreichen.[4] Zeitschriften wie „Omega – Journal of Death and Dying" (erscheint seit 1970) „Death Studies" (seit 1977) oder „Mortality" (seit 1996) sind mittlerweile etabliert. Ein Indiz ist auch die fortschreitende Vernetzung und Ausdifferenzierung der Forschung, die sich in größeren Kooperationen wie der mittlerweile am Museum für Sepulkralkultur in Kassel angesiedelten jährlichen transdisziplinären Tagung „transmortale",[5] der Bremer Messe „Tod und Sterben", die 2019 zum zehnten Mal stattfand und Wissenschaft und Praxis

---

1 Für wertvolle Kritik und Hilfe bei der Gestaltung dieses Beitrags danke ich Anna Bauer, Sabine H. Krauss, Marlene Lippok, Tobias Meßmer, Sarah Peuten, Elischa Rietzler und den ReihenherausgeberInnen.

2 Fulton 1965: ix; vgl. Feifel 1959.

3 Fulton 1981.

4 Vgl. für die deutsche Thanatosoziologie den Forschungsüberblick von Barth/Mayr 2019.

5 Vgl. https://www.sepulkralmuseum.de/74/ARCHIV-transmortale.html (24.1.2020) sowie Buchner/Götz 2016.

verbindet,[6] oder einem 2020 an der Universität Regensburg neu eingeführten Master-Studiengang „Perimortale Wissenschaften" niederschlägt.[7]

Zweifelsohne – und hierin liegt eine der Herausforderungen interdisziplinären Arbeitens in diesem Feld – sind die Akzente in den jeweiligen Disziplinen durchaus unterschiedlich gesetzt: Während beispielsweise die geschichtswissenschaftliche, aber auch die ethnologische Thanatologie stark Fragen des Todes fokussiert und etwa Bestattungsriten, Friedhofskultur oder den Umgang mit toten Körpern erforscht, lässt sich in anderen Disziplinen eine stärkere Konzentration auf das Sterben, also die Phase vor dem Tod feststellen. Dies ist für die praktisch orientierte Medizin selbstverständlich, lässt sich aber auch für die Sozialwissenschaften konstatieren, in denen es in den letzten Jahren zu einer wahren Flut an Forschungsprojekten zur Entwicklung von Hospizarbeit und Palliativversorgung gekommen ist – sicher auch eine Folge der entsprechenden Förderpraxis seitens der Drittmittelgeber gerade aus dem gesundheitspolitischen Bereich sowie einem an Begleitforschung interessierten hospizlichen und palliativen Umfeld.

Bereits dieser kurze Abriss über die Geschichte und Gegenwart der Thanatologie macht deutlich, dass dieses wissenschaftliche Forschungsfeld stark mit dem gesellschaftspolitischen Protest und dem sozialen Wandel verwoben ist, dem Tod und Sterben in den letzten Jahrzehnten unterlagen – und den sie selbst zu erforschen sucht. Trotzdem sind die epistemologischen und methodischen Wurzeln thanatologischen Forschens bislang kaum problematisiert worden. Dabei sind diese selbst Teil jener Rationalitäten des Lebensendes, die in diesem Band zum Gegenstand gemacht werden – mit zentralen Implikationen für die wissenschaftliche Praxis.

2. Perspektiven, Chancen und Herausforderungen der Thanatologie

Vor diesem Hintergrund analysiert der Band nicht nur die prägenden Logiken der heutigen Sterbekultur, sondern hinterfragt dabei auch zahlreiche der dominanten Prämissen der bisherigen thanatologischen Forschung: Vorstellungen vom ‚guten' und ‚schlechten' Sterben werden als diskursive Konstruktionen betrachtet, oder große, die Forschung prägende Paradig-

---

6 URL: https://www.leben-und-tod.de; 24.1.2020.
7 URL: https://www.uni-regensburg.de/theologie/moraltheologie/perimortale-wissenschaften-ma/index.html; 24.1.2020.

men wie die ‚Institutionalisierung des Sterbens' überprüft.[8] Darüber hinaus werden Konzepte wie ‚Würde' oder ‚Selbstbestimmung' kritisch diskutiert, deren genaue Bedeutung – wie etwa der Beitrag von Julia Dornhöfer zu den gar nicht so autonomen Praktiken individueller Vorsorge am Lebensende rund um die Patientenverfügung zeigt – keinesfalls naturgegeben ist, sondern immer wieder neu ausgehandelt wird. Damit ermöglicht der Band – und hierin liegt ein erster analytischer Mehrwert – einen differenzierten Blick auf die gegenwärtigen Rationalitäten des Lebensendes, in der beispielsweise auch Zwischenräume und Ambivalenzen sichtbar gemacht werden, die sich im Zuge der Normierung des Sterbens durch Hospizbewegung, Palliativmedizin, Gesundheitspolitik, Kirchen wie Massenmedien in den letzten Jahrzehnten herausgebildet haben. Das Innovationspotenzial des Bandes liegt zweitens in dem mittels seiner dezidiert interdisziplinären Anlage angestrebten integrationistischen Zugang, der dazu beiträgt, ein hochkomplexes Thema in seiner ganzen Breite zu erfassen. Dies kommt auch darin zum Ausdruck, dass die einzelnen Phasen des Lebensendes (das Sterben, der Tod und die Trauerpraktiken der Hinterbliebenen), die – wie Werner Schneider in seinem Epilog ausführt – gerade erfahrungswissenschaftlich immer konsequent voneinander zu unterscheiden sind, als miteinander verwobene Bestandteile des *liminalen* Übergangs untersucht werden sollen. Denn im Zusammenspiel erzeugen sie einen spezifischen Bedarf an Sinnstiftung, Deutungsmustern und Handlungssicherheit am Lebensende.

Inhaltlich stehen drei übergreifende analytische Fluchtpunkte im Fokus, die im Folgenden vorgestellt und in größere historische Zusammenhänge eingeordnet werden.

---

8 Der schillernde Begriff der ‚Institutionalisierung' hat im Kontext von Tod und Sterben unterschiedliche Bedeutungen: Zum einen verweist er auf die Verlagerung des Sterbens in medizinische und pflegerische Institutionen im Laufe des 20. Jahrhunderts und war hier seitens der thanatologischen Forschung stark negativ konnotiert. Zum anderen beschreibt er, positiv gewendet, auch die Etablierung von Hospizen im Gesundheitswesen als eine neuere Entwicklung, die in der Bundesrepublik in den Jahren nach der Wiedervereinigung einsetzte, kann in diesem Zusammenhang aber auch wieder stärker kritisch eine Vereinnahmung hospizlicher Ideen durch andere Organisationen des Gesundheitswesens bezeichnen.

2.1 Gesundheit und Medizin am Lebensende

Ein erster Punkt berührt das Wechselspiel von Gesundheit, Medizin und Lebensende. Sicherlich war das Lebensende nicht immer derart durch medizinische Logiken bestimmt, wie wir es in der Gegenwart erleben. Ein Blick auf die Entwicklung der Trauerkultur zeigt dies eindringlich. War das Trauern früher Sache der Familie, vielleicht noch der Glaubensgemeinschaft, so ist es heute zunehmend geprägt von Psychotherapien, Ratgeber-Literatur und Selbsthilfegruppen. In den USA kam es vor einigen Jahren zu hitzigen Debatten um die fünfte Auflage des zentralen psychiatrischen Handbuchs „Diagnostic and Statistical Manual of Mental Disorders", im Zuge derer vermeintliche Abweichungen von einer zur Norm erhobenen, ‚richtigen' Form und Dauer des Trauerns pathologisiert wurden: Psychiatern wird empfohlen, diese künftig als depressive Störung („persistent complex bereavement disorder") zu diagnostizieren und mit Psychopharmaka zu behandeln.[9] Diese Diskussion verlagert sich gegenwärtig mit der Aufnahme der Diagnosekategorie „anhaltende Trauerstörung" in das ICD-11, das am 1. Januar 2022 in Kraft treten wird, auch auf die internationale Ebene.[10]

Dass auch die letzte Lebensphase vieler Sterbender heute durch eine hohe Präsenz von medizinischem Fachpersonal gekennzeichnet ist, ist unzweifelhaft. Während dies in Fällen des plötzlichen Todes gemeinhin als Ausdruck eines gut funktionierenden Gesundheitssystems gilt, entspricht es gerade bei den im Laufe der letzten 100 Jahre immer häufiger werdenden chronischen Sterbeverläufen – in denen keine Therapieaussichten mehr gegeben sind – keinesfalls immer den Wünschen der Sterbenden oder denen ihrer Angehörigen.[11] Dabei handelt es sich jedoch um keine neue Entwicklung. Die medizinhistorische Forschung hat gezeigt, dass bereits im 19. Jahrhundert Ärzte sukzessive die Vorherrschaft am Sterbebett übernommen haben – und zwar zu einem Zeitpunkt, als nur wenige Möglichkeiten für zielführende medizinische Eingriffe in den Sterbeprozess vorhanden waren, ja diese in vielen Fällen das Leiden ihrer Patienten noch verschlimmerten, z. B. in Form von Bädern in Stahlwasser, Tollkirschenbehandlungen oder Pflasterkuren bei wuchernden Tumoren.[12] Heute sind

---

9 Schaub 2016.
10 Dietl et al. 2018.
11 Schätzungen zufolge hielten sich chronische und akute Sterbeverläufe um 1900 noch ungefähr die Waage; bereits im Jahr 1955 dagegen machten erstere bereits über 80 % der Todesfälle aus; vgl. Student/Napiwotzky 2011: 199.
12 Vgl. Nolte 2016.

ärztliche Interventionen am Lebensende angesichts der medizinisch-technischen Entwicklung für das Patientenwohl unabdingbar, auch dann, wenn nur noch eine Symptombekämpfung, etwa in Form der Schmerzkontrolle, möglich ist und keine Heilungschancen mehr bestehen. Wenig fruchtbar erscheinen vor diesem Hintergrund kulturkritische Klagen über die „Medikalisierung des Sterbens", die bis heute immer wieder in Öffentlichkeit, zivilgesellschaftlichen Organisationen wie der Hospiz- oder Sterbehilfebewegung, aber auch in der Forschung zu hören sind und die selbst einen Bestandteil kultureller Sinnsuche darstellen.[13] Stärker sollten dagegen die unterschiedlichen gesundheitspolitischen und marktabhängigen Prozesse der Normierung und Kalkulation des Lebensendes in den Blick genommen werden. Welche Bedeutung haben etwa die längst von der Politik als Problem ausgemachten ‚Sterbekosten' und andere ökonomische Fragen für unser Gesundheitswesen, und inwieweit tragen Konstruktionen von Gesundheit und Krankheit[14] zu dem immer dichter werdenden Netz gesellschaftlicher Logiken bei, die Sterben und Tod zu optimieren versuchen?

Neben Grundlagenforschung hat die Thanatologie das Ziel und das Potenzial, zur Verbesserung der tatsächlichen Rahmenbedingungen in der heutigen Sterbekultur beizutragen, etwa im Bereich der Palliativversorgung. Diesbezüglich hatte die enge Verbindung von Forschung und gesellschaftspolitischem Engagement zwar in der Vergangenheit viele positive Implikationen, wie z. B. die wissenschaftlich eng flankierte Durchsetzung hospizlicher Ideen und Praktiken,[15] führte jedoch auch zu einigen blinden Flecken. So entwickelte sich das Sterben im Krankenhaus gerade seit den 70er Jahren mit dem Aufkommen der Intensivmedizin zu einem Schreckgespenst, das mit Vorstellungen von einem qualvollen Dahinvegetieren „an Schläuchen" assoziiert wurde. Eine derartige Medizinkritik war keinesfalls nur im linksalternativen Milieu jener Jahre verbreitet, sondern fand sich in kirchlichen Kreisen ebenso wie sogar in Teilen der Gesundheitspolitik und Ärzteschaft: Auf einer Fachtagung in Düsseldorf im Herbst 1992 führte etwa der nordrhein-westfälische Gesundheitsminister die Missstände in der Sterbebetreuung auf „die mitunter seelenlose Apparatemedizin der abgeschotteten Intensivstationen" zurück.[16] Dies führte in der thanato-

---

13 Klassisch: Illich 1975: 150-161 und Ariès 1980: 722-733. Vgl. für jüngere Kritik an der Medikalisierung des Lebensendes exemplarisch: Walter 1994: 9-25; Hallam et al. 1999: 142-159; Kreß 2004; Heller et al. 2011: 328f.
14 Rosenberg 1997.
15 Vgl. Buckingham 1993: 99 und Allert/Klie 2012: 69.
16 Die Rede findet sich in BA Koblenz, B 149/149814, Blatt 35-43.

logischen Forschung zu einer bis heute anhaltenden pauschalen Diskreditierung der Institution Klinik, die, wie Michaela Thönnes in ihrem Beitrag schreibt, vorgeblich „nicht sterben lässt". Ein ,guter Tod' ist demnach keiner, der im Krankenhaus eintritt. Umgekehrt ist das Ideal des ,schönen' Sterbens im Hospiz- und Palliativbereich mittlerweile derart stark verankert, dass es nicht nur – wie etwa Lilian Coates in diesem Band nachweist – latent Druck auf Sterbende ausübt, sondern es auch Pflegekräften nahezu unmöglich macht, offen über negative Erfahrungen zu kommunizieren. Dieses Problem wird von Mara Kaiser anhand von Gefühlen des Ekels in der Hospizpflege diskutiert. Dabei stellte selbst die Hospizpionierin Cicely Saunders fest, dass das Sterben nichts weniger als ein schreckliches „outrage"[17] sei – eine Erkenntnis, die im Zuge der Debatten um eine Optimierung der Sterbebegleitung mancherorts abhandengekommen ist.

Dass die in der Praxis anzutreffende, und von Anna Bauer in ihrem Beitrag kritisch diskutierte Festlegung des Sterbeorts eines ,guten Sterbens' auf das eigene Zuhause und eines ,schlechten Sterbens' auf medizinische Institutionen auch die interdisziplinäre Forschung zu Tod und Sterben bis heute prägt,[18] erscheint in mehrerer Hinsicht problematisch. Erstens ergab sich hierdurch eine starke Fixierung der thanatologischen Forschung auf Fragen des Sterbeortes, durch die andere Zusammenhänge weitgehend ausgeblendet wurden. Dies gilt nicht zuletzt schon für die Frage, welche AkteurInnen, Interessen und Prozesse hinter der Entwicklung stehen. Unzweifelhaft haben sich im 20. und 21. Jahrhundert Strukturen einer Verwaltung des Sterbens ausgeprägt, in der mittlerweile auch Palliativmedizin und Hospizdienste fest verankert sind, obschon deren ursprüngliches Anliegen gerade im Aufbrechen aller Formen eines institutionalisierten Sterbens gelegen hatte. Thorsten Benkel widmet sich darauf aufbauend dezidiert der Frage, wie Sterbende und professionelle oder ehrenamtliche SterbebegleiterInnen mit der Einbettung in derartige eigentlich nicht vorgesehene Routinen umgehen. Provokant überlegt er angesichts der stark rationalisierten Sterbepraxis, ob das Lebensende denn nicht – wie das Gros der menschlichen Verhaltensmuster zu Lebzeiten – irrational ablaufen dürfe. Dass dies offenbar nicht der Fall ist, liegt sicher an den darauf nicht vorbereiteten medizinischen Institutionen, aber vielleicht ja auch an den Menschen selbst, die am Lebensende nach Bewältigungsstrategien und Sinn suchen.

---

17 Zitiert nach Du Boulay/Rankin 2007: 192.
18 Vgl. etwa Feldmann 1990: 158; Mielke 2007: 91-114.

Infolgedessen erweist sich die Ablehnung des Sterbeortes Krankenhaus zweitens auch insofern als unproduktiv, als sich nichts daran ändern lässt, dass die Mehrzahl der Menschen im 21. Jahrhundert in Kliniken und anderen medizinischen Institutionen sterben werden: Dieses Faktum stellt vielmehr eine der zentralen Rationalitäten des Sterbens in der Moderne dar. Es muss folglich darum gehen, wie die Palliativmedizinerin Anna Kitta in ihrem Beitrag argumentiert, sich konstruktiv um eine Verbesserung der Sterbebedingungen in Krankenhäusern zu bemühen. Mit der zunehmenden Verbreitung palliativmedizinischen Wissens sind hier seit den 80er Jahren wichtige Impulse eingeleitet worden. Kitta diskutiert anhand der Ansätze der Würdetherapie und der *Narrative Medicine*, wie gerade die psychosoziale Seite der Sterbebegleitung weiter optimiert werden kann; nicht nur ehrenamtliche HospizhelferInnen, auch das professionelle ärztliche und pflegerische Fachpersonal in Krankenhäusern sollte die einzelnen PatientInnen stärker wahrnehmen, um eine ganzheitliche Symptomkontrolle zu erreichen. Dies ist gerade am Lebensende von zentraler Bedeutung, wo Menschen hochgradig individuelle Fragen nach Sinn und Endlichkeit stellen – und folglich in ihrer Persönlichkeit erkannt und ernstgenommen werden müssen.

Und drittens ist die Diskreditierung von medizinischen Institutionen am Lebensende auch empirisch mehr als fragwürdig, da sie auf der gegenwärtigen Prämisse eines ‚guten Sterbens‘ aufbaut, die keinesfalls immer als die gesellschaftliche Konstruktion erkannt wird, die sie ist.[19] Galt es vor der Aufklärung etwa noch als Segen, in einer Klinik zu sterben, nicht zuletzt da dort eine Versorgung mit den Sterbesakramenten sichergestellt war, so wandelte sich dies erst in der Moderne und speziell im letzten Drittel des 20. Jahrhunderts – dann aber diskursiv fast vollständig.[20] Zweifelsfrei muss jedoch nicht jeder Sterbeverlauf in den heimischen vier Wänden ‚glücklich‘ und umgekehrt nicht jeder Tod im Krankenhaus von der Erfahrung einer sterilen, kalten und unmenschlichen Umgebung geprägt sein.[21] So gewährleisten Institutionen wie Kliniken in vielen Fällen Schmerzfreiheit und eine professionelle Pflege, die zu Hause – zumal dort, wo keine An- und Zugehörige vorhanden sind – gar nicht zu leisten wäre. Es ist denn auch kein Zufall, dass das hospizlich-palliative Selbstverständnis – wie Sabine H. Krauss in ihrer Analyse von Zeitrationalitäten in SAPV-

---

19 Vgl. Greiner 2018.
20 Vgl. Risse 1999: 678f.
21 Neuere soziologische Studien beleuchten denn auch das „Zuhause-Sterben" deutlich kritischer in seiner ganzen Ambivalenz. Vgl. Stadelbacher/Schneider 2016; Stadelbacher 2015 sowie den Beitrag von Anna Bauer in diesem Band.

Teams ausführt – stark auf der Vorstellung aufbaut, einer Art Ersatz-Familie zu bieten. Denn das ‚Zuhause' befriedigt offenbar bestimmte Sehnsüchte nach tradierten Familien- und Gesellschaftsstrukturen, die in der Moderne immer stärker infrage gestellt werden. Es markiert mithin eine direkte Reaktion auf den sozialen und gesellschaftlichen Wandel.

Damit einher geht oft eine Romantisierung des Sterbens in früheren Zeiten. Vor dieser war sogar die Geschichtswissenschaft nicht gefeit: So schrieb der französische Historiker Philippe Ariès seine „Geschichte des Todes" Ende der 70er Jahre als eine Verlustgeschichte, nach der die Menschheit infolge von Prozessen der Säkularisierung und Medikalisierung einen in früheren Epochen vorhandenen bewussten Umgang mit dem Sterben verloren habe und vormals in den Familien gut versorgte Sterbende in der Moderne in Institutionen abgeschoben würden.[22] Tatsächlich erscheint es mehr als fraglich, dass in früheren Epochen wirklich ein so viel intensiverer, menschlicherer und ‚besserer' Umgang mit Sterben und Trauern geherrscht hat. Ariès, der keinen Hehl daraus machte, dass er seine Studien als „part of the growing critical tide of dissatisfaction with modern scenes of dying" verfasste, gelangte zu diesem Befund mittels eines fragwürdigen methodischen Ansatzes: Über eine Konzentration auf Höhenkammliteratur wertete er „finely textured medieval descriptions of dying and loss" aus und verglich diese „with rather less detailed Western experiences from his own period."[23] Auf diese Weise bekam er spezifische Formen eines ‚ritterlichen Todes' in Mittelalter oder Früher Neuzeit in den Blick, die fernab der Lebenswirklichkeit der meisten Zeitgenossen waren. Denn bereits die häufigsten Todesursachen jener Zeit, nämlich hochansteckende Infektionskrankheiten wie die Pest, Tuberkulose oder Typhus, für die es keinerlei Therapien gab, schließen mehr oder weniger aus, dass Sterbende liebevoll im engsten Familienkreis bis zuletzt gepflegt werden konnten. Und dass der Tod den Menschen damals näher war, da häufiger gestorben wurde, ist zwar fraglos richtig, bedeutet aber nicht automatisch, dass der Umgang mit dem Sterben besser gewesen wäre.

2.2 Forschung als sozialer Protest: Thanatologie zwischen Chance und Risiko

Im Zusammenhang mit diesen kultur- und medizinkritischen Klagen gilt es zweitens, das Verhältnis von Forschung und öffentlicher Debatte kri-

---

22 Ariès 1976, 1980.
23 Kellehear 2007: 173. Vgl. zur Kritik an Ariès ebd.: 172-179.

tisch zu diskutieren. Denn die historischen Ursprünge der Thanatologie zeigen, dass gesellschaftliche Problemdiagnose und wissenschaftliche Erforschung von Anfang an Hand in Hand gingen. Die frühen Ikonen der Sterbeforschung, wie die in der Schweiz geborene US-Psychiaterin Elisabeth Kübler-Ross, waren zugleich politische AktivistInnen. Dies ist ihnen kaum vorzuwerfen, vor allem nicht angesichts der dadurch angestoßenen Fortschritte in der medizinischen Versorgung von Sterbenden, die mittlerweile auch und gerade in den Institutionen des Gesundheitswesens festzustellen sind. Ob diese direkt darauf zurückzuführen sind, dass hospizliche Ideen zum „schlechten Gewissen von professionellen Akteuren" avancierten, wie Benkel in diesem Band argumentiert (S. 299), wird sich nur für den Einzelfall belegen lassen. Unzweifelhaft trug aber gesamtgesellschaftlich betrachtet die Diskursivierung des Lebensendes seit den 60er Jahren stark dazu bei, weckte sie doch auf medizinethischer oder gesundheitspolitischer Seite ein entsprechendes Problembewusstsein.

Jedoch dürfte in der Symbiose von Wissenschaft und Protest eine Erklärung für gewisse Bruchstellen in der thanatologischen Forschung liegen. Wenn Michaela Thönnes in ihrem Beitrag etwa aufzeigt, dass die Thanatosoziologie die Individualität des Sterbens in einem Maße (über-)betont, das der allgemeinen soziologischen Theorie widerspricht, nach der jede Form individuellen Handelns in breitere soziale Strukturen eingebettet ist, so liegt ein Grund dafür darin, dass viele der betreffenden ForscherInnen selbst auch AktivistInnen waren und sind, etwa im Hospizbereich. Die Frage nach einer Individualisierung des Sterbens stellt für sie oft nur in zweiter Linie einen Untersuchungsgegenstand dar, in erster Linie ist es eine gesellschaftspolitische Zielvorstellung.

Umso frappierender ist, dass viele dieser frühen normativen Konzepte und Prämissen bis heute nicht nur die Thanatologie bestimmen, sondern auch die Praxis der Sterbebegleitung nachhaltig prägen, wie etwas das empirisch längst problematisierte Modell der fünf Phasen des Sterbens von Elisabeth Kübler-Ross.[24] Auch zentrale, in der Forschung omnipräsente Begrifflichkeiten sind keinesfalls neutral: ‚Institutionalisierung', ‚Technisierung', ‚Mechanisierung' oder ‚Hospitalisierung' des Sterbens sind wiederholt als Kampfbegriffe gebraucht worden, mit denen auf wahrgenommene Missstände aufmerksam gemacht werden sollte und die tatsächlich dazu beitrugen, das Thema Lebensende überhaupt erst auf die wissenschaftli-

---

24 Kübler-Ross 1969. Zur anhaltenden Bedeutung des Modells der Sterbephasen vgl. Wenzel/Pleschberger 2009, eine Zusammenfassung der Kritik an Kübler-Ross bietet Corr 1993.

che, politische und öffentliche Agenda zu setzen. Sie müssten also als Analysekategorien zumindest hinterfragt werden, da sie Teil eines normativen Problemdiskurses waren – tatsächlich werden sie in der Forschung aber bis heute häufig unkritisch gebraucht oder gar als empirische Fakten vorausgesetzt.[25] Lilian Coates zeigt in ihrem Beitrag dagegen, wie gewinnbringend es bei der Analyse stationärer Hospizpflege sein kann, ganz bewusst die aufgeladenen Rahmungen auszublenden, die dieses Thema seit langem begleiten.

Damit soll nicht gesagt werden, dass sich hinter Paradigmen wie der Individualisierung oder Institutionalisierung – dies belegt auch der Beitrag von Coates eindrucksvoll – nicht reale Entwicklungen verbergen, die es einzuordnen und zu untersuchen gilt. Jedoch ist mitunter eine Differenzierung nötig. Ein gutes Beispiel hierfür ist die Säkularisierung, die in der thanatologischen Meistererzählung zumeist unhinterfragt als eine wichtige Facette der Verdrängung des Sterbens in der Moderne gilt. Fraglos veränderten der religiöse Wandel und die sinkende Bedeutung der Kirchen als traditionelle Träger von Übergangsriten im 19. und 20. Jahrhundert den Umgang mit Sterbenden und Toten. Völlig übersehen wird jedoch oft, dass ungeachtet aller Entkirchlichung der individuelle Glauben sowie christlich-religiöse Sinnstiftungsmechanismen am Lebensende auch heute noch eine zentrale Bedeutung haben, ja zum Teil wieder eine zunehmend stärkere Rolle spielen. So zeigen etwa Umfragen, dass der Glauben an ein Leben nach dem Tod zwischen Mitte der 70er Jahre und der Jahrtausendwende deutlich angestiegen ist – und um die Jahrtausendwende wieder eine relative Mehrheit der Menschen davon überzeugt war, dass ihre Existenz nicht mit dem physischen Tod endet (Abb. 1).[26] Die Suche nach den ‚Rationalitäten des Lebensendes‘ bedeutet in diesem Sinne eben auch, Großbegriffe zu hinterfragen und die dahinter liegenden Prämissen empirisch zu überprüfen und zu präzisieren. Wissenschaftshistorische und -theoretische Perspektiven können hier hilfreich sein, die selbstreflexiv die epistemologischen und methodischen Grundlagen der Thanatologie überprüfen. Damit können sie ein Desiderat befriedigen, das Robert Fulton bereits 1977 ausgemacht hat, als er forderte, das exponentielle Wachstum des Interesses am Thema Tod und Sterben selbst sozialwissenschaftlich zu analysieren.[27]

---

25 Vgl. für ein besonders frappierendes Beispiel Mielke 2007: 48-114, bei der die Institutionalisierung und sukzessive Tabuisierung des Sterbens als kausale Folge der Entwicklung des europäischen Wohlfahrtsstaats erscheint.
26 Vgl. hierzu ausführlich Greiner 2019.
27 Fulton 1977: unpaginierte Introduction.

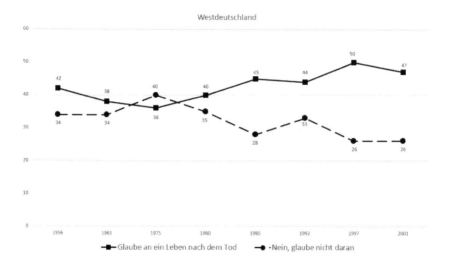

Abb. 1: Umfragen des Instituts für Demoskopie Allensbach in Westdeutschland, 1956-2001[28]

2.3 Konstruktionen des Sterbens zwischen Tabu und Sichtbarkeit – Das Lebensende und die Medien

Ein dritter Aspekt betrifft die kommunikativen Grundlagen des Lebensendes in der modernen Gesellschaft, über die wir noch viel zu wenig wissen. So wird die mediale Vermittlung von Tod und Sterben in der Gegenwart zunehmend wichtiger, denn immer später und immer seltener begegnen die meisten von uns diesen in ihrem Leben. Während heute viele Menschen auch in einem fortgeschrittenen Lebensalter von 30 oder sogar 40 Jahren noch nie direkt mit dem Tod in Berührung gekommen sind, werden sie quasi täglich in den Massenmedien mit dem Sterben konfrontiert – und zwar keinesfalls, wie oft kolportiert wird, nur mit dem gewaltsamen Tod in den Nachrichten oder im Tatort, sondern mit Sterbeverläufen unterschiedlichster Art.[29] Bereits 1990 sprach Klaus Feldmann in diesem Sinne von einer „Mediatisierung des Todes" in westlichen Gesellschaften.[30] Tatsächlich trugen gerade Massenmedien wesentlich dazu bei, Vorstellungen vom ‚guten' oder ‚schlechten Sterben' zu kultivieren und populari-

---

28 Eigene Grafik nach Allensbacher Jahrbuch für Demoskopie 2002: 369.
29 Field/Walter 2003; Weber 2007; Wende 2014.
30 Feldmann 1990: 111.

sieren.[31] Die zunehmende Bedeutung eines medial vermittelten, „sekundä-
ren Todeserlebnis", das eine unmittelbar erlebte Primärerfahrung ersetzt,
war in der Forschung wiederum oft ein Anlass für Niedergangsrhetorik.[32]

Zugleich war dies in den letzten Jahrzehnten die wohl wichtigste Trieb-
kraft hinter einer der zentralen thanatologischen Forschungskontroversen,
der Debatte zwischen VertreterInnen der klassischen These der Tabuisierung des Todes und solchen, die dagegen die öffentliche „Sichtbarkeit" des
Themas betonen.[33] So gewinnbringend diese Diskussion auch war,[34] so
problematisch erscheint sie in vielerlei Hinsicht: So fungierte die Rede
vom Tabu nie primär als empirische Erkenntnis, sondern meist als ein kul-
turkritischer Appell – mit der Klage von der Verdrängung ging mithin
stets der Ruf nach einer größeren Sichtbarkeit einher. Und seitdem im
Jahr 1955 erstmals öffentlichkeitswirksam der englische Anthropologe Ge-
offrey Gorer von der Existenz eines „Todestabus" gesprochen hat, erwies
sich dieser Ansatz als durchaus erfolgreich.[35] Zum einen reüssierte die Tabuisierungsthese, nach der in der leistungs- und jugendorientierten Konsumgesellschaft kein Platz für das Sterben sei, in Wissenschaft ebenso wie
in Öffentlichkeit.[36] Sogar jenseits des ‚Eisernen Vorhangs', der sich bezüglich der Problemwahrnehmungen rund um das Lebensende als sehr durch-
lässig erwies, etablierten sich Sterbeexperten, die das Thema vor dem Hintergrund seiner vermeintlichen Tabuisierung in die Politik trugen. Folgerichtig sprach in der DDR kein geringerer als der SED-Chefideologe Kurt
Hager in einer Rede im Jahr 1979 von der Notwendigkeit einer sozialisti-
schen Antwort auf die Frage nach dem Umgang mit Schwerkranken und
Sterbenden.[37] Offenkundig adressierte die Tabuisierungsthese somit auf internationaler Ebene als solche empfundene Missstände.

Zum anderen setzte zeitgleich mit ihrem Aufkommen ein derartiger
Boom von Tod und Sterben ein, dass bereits zeitgenössische BeobachterInnen von einem „thanatological chic" sprachen.[38] Hierin liegt auch eines
der Hauptargumente ihrer KritikerInnen, die beide Facetten der Tabuisierungsthese scharf angegriffen haben. Gegen die angenommene individuel-

---

31 Vgl. Seale 2004.
32 Vgl. Fischer 1997: 30f.
33 Macho/Marek 2007.
34 Vgl. zu dieser Debatte: Walter 1991.
35 Gorer 1955.
36 Vgl. etwa zur Verbreitung der Verdrängungsthese in den Sozialwissenschaften
    Martin/Tradii 2019.
37 Vgl. Schulz 2016: 220.
38 Lofland 1978: 16.

le Verdrängung von Tod und Sterben in der Moderne, wandten sie ein, dass die These normale Formen des gesellschaftlichen Wandels dramatisiere, etwa einen pragmatischeren Umgang mit dem Thema.[39] Tatsächlich ergaben Studien, dass es sich hierbei um eine anthropologische Konstante handelt, die sich in allen Epochen und unterschiedlichsten Kulturen findet.[40] Mithin scheint es, als ob der Unwille, sich permanent mit dem Tod zu befassen, die zentrale menschliche Bewältigungsstrategie mit Blick auf die eigene Sterblichkeit darstellt. Hinsichtlich der Behauptung, in der Moderne existiere ein gesellschaftliches Tabu, das ein öffentliches Sprechen über Tod, Sterben und Trauern untersage, führte sich die Tabuisierungsthese durch ihre enorme Popularität und schlagartige mediale Verbreitung quasi selbst ad absurdum. Süffisant nannte etwa bereits im Jahr 1979 Michael Simpson den Tod ein „very badly kept secret" – das Sterben sei so unaussprechlich, „that there are over 650 books now in print asserting that we are ignoring the subject."[41] Auch die Beiträge in diesem Band zeigen mal eher implizit, mal – wie etwa bei Anke Offerhaus – ganz explizit, dass Tod, Sterben und Trauern heute in einer breiten Öffentlichkeit ebenso sicht- wie sagbar sind.

Doch mehr noch: Vieles spricht dafür, dass die Debatte „Tabuisierung" vs. „Sichtbarkeit" des Todes inzwischen mehr als redundant, ja kontraproduktiv und irreführend ist, da sie den Blick auf zentrale andere Fragen verdeckt. Denn mit der Klage von der Tabuisierung des Sterbens begann zweifelsfrei die Entdeckung dieses Themas – mit der sich wiederum bestimmte gesellschaftliche und politische Interessen verbinden, die es ebenso zu untersuchen gilt wie die Kommunikationsbedingungen und -strukturen des Sprechens über das Lebensende. Unzweifelhaft hat gerade die mediale Revolution der letzten Jahrzehnte – wie die Beiträge von Offerhaus und Anna Wagner et al. verdeutlichen – hier ganz neue Kanäle und Dynamiken geschaffen.[42] So betrifft etwa die Digitalisierung mittlerweile auch das Thema Tod – und reicht von eher profanen Fragen nach dem Umgang mit digitalen Leichen, also was z. B. mit den Facebook-Profilen von Verstorbenen passiert, über Foren und Blogs von sterbenden Krebspatienten bis hin zu der vor kurzem in den USA vorgestellten App „WeCroak" (zu Deutsch: „wir kratzen ab"). Diese erinnert Smartphone-Nutzer künftig fünfmal täglich mittels kluger Zitate rund um den Tod sowie dem

---

39 So beispielsweise Kellehear 1984 oder Dumont/Foss: 1972.
40 Vgl. etwa Richter 2010: 336f.
41 Simpson 1979: vii.
42 Vgl. Greiner 2017.

Satz „Vergiss nicht, dass du sterben wirst" an die eigene Vergänglichkeit. Die zum Vorzugspreis von knapp einem Euro zu erwerbende App ist dabei auf der einen Seite sichtlich Ausdruck der Diskursivierung des Themas Sterben in der jüngsten Zeitgeschichte. So reflektiert das Motto „Finde Dein Lebensglück, in dem Du über Deine Sterblichkeit nachdenkst" letztlich auch eine der Grundprämissen der thanatologischen Forschung seit Kübler-Ross: Die Vorstellung, dass ein aktives Todesbewusstsein etwas Gewinnbringendes sein könne.[43]

Auf der anderen Seite sind Medien nie nur passive Plattformen der Sterbekultur, vielmehr prägen sie diese durch ihre Eigenlogiken aktiv mit. Mediale Sag- und Zeigbarkeiten verändern und schaffen etwa Anreizsysteme für Sterbende, richtige Entscheidungen zu treffen. Massenmedien erweisen sich als wichtige Motoren eines Zeitgeistes, dessen Ideal das ‚Unternehmerische Selbst' ist und der heute auch die Rationalitäten des Lebensendes bestimmt.[44] Seit den frühen 80er Jahren überschwemmt etwa eine Fülle an Sterberatgebern den westdeutschen Buchmarkt, deren erklärtes Ziel die Begleitung, häufiger aber die dezidierte Anleitung von Sterbenden und ihren Angehörigen war. Auch Verbrauchermagazine wie die Stiftung Wartentest widmen sich seit diesen Jahren regelmäßig Fragen von Tod und Trauer. Die Popularisierung von Wissen über das Lebensende, ökonomische Interessen von Verlagen und AutorInnen und spezifische mediale Eigenlogiken – so kokettiert das Genre etwa paradoxerweise mit dem Argument des Tabubruchs – gehen dabei Hand in Hand.[45]

Ungeachtet der offenkundigen Bedeutung des Themas existieren große Lücken bei der Erforschung des Einflusses von Massenmedien – und noch völlig unterbelichtet ist die mediale Bedingtheit der Sterbekultur an sich. Denn durch die Medialisierung sind individuelles Sterben und gesellschaftliche Sterbewelten heute untrennbar miteinander verwoben.

3. Zielsetzung und Aufbau des Bandes

Vor diesem Hintergrund ist es das analytische Ziel des Bandes, die Relevanz des Themas Lebensende für das Gesundheitswesen und die Gesellschaft in seinen verschiedenen Facetten (medizinisch, sozial, gesundheitspolitisch, rechtlich usw.) und Ausdrucksformen (Praxis, Wissenschaftsdis-

---

43 URL: https://www.wecroak.com/; 4.4.2020.
44 Vgl. Peuten 2018: 144f.
45 Vgl. Greiner 2015.

kurs, Medien) zu diskutieren. Er fragt danach, wie sich gesellschaftliche, ethische und medizinische Problemstellungen im Bereich des Lebensendes im 20. und 21. Jahrhundert veränderten. Welche neuen Antworten wurden und werden dabei von welchen AkteurInnen und mit welchen Interessen entwickelt? Der Band gliedert sich entlang von drei inhaltlich eng miteinander verschränkten analytischen Achsen, die einen breiten Blick auf die heutige Sterbekultur ermöglichen:[46]

3.1 Auf der Suche nach dem ‚guten Tod' – Sterberäume zwischen Biopolitik und Selbstverantwortung

Selbstbestimmung hat sich im Laufe der letzten vier Jahrzehnte zu dem zentralen Merkmal eines ‚guten Sterbens' entwickelt. Ein derartiges Ideal stellt vielfältige Verhaltens- Repräsentations- und Kommunikationsanforderungen an Sterbende. „Sterben als letztes Lebensprojekt"[47] hat sich zunehmend ausdifferenziert und pluralisiert. Es wird zugleich bestimmt durch zahlreiche „Technologien der Selbst- und Fremdführung"[48] und steht ganz im Duktus selbst-optimierter Lebensführung. Denn mit der biopolitischen Konzeption der Selbstbestimmung als Selbstverantwortung geht die (moralische) Verpflichtung einher, Selbstbestimmung auch auszuüben, aktiv am Gelingen der eigenen Lebens- und Sterbensgeschichte mitzuwirken. Wer bestehende Optionen ausschlägt und z. B. auf Vorsorgemöglichkeiten und Absicherungen aller Art verzichtet, muss dann auch die Verantwortung für mögliche Konsequenzen tragen. Dies lässt sich unter anderem am Siegeszug der von Wagner et al. und Julia Dornhöfer untersuchten Formen individueller Vorsorge am Lebensende erkennen: So boomen Patientenverfügungen oder *Advance Care Planning* in den letzten Jahrzehnten, machen das Lebensende dadurch aber gleichsam „zum Adressaten eines planungs- und kontrollbesessenen Projekts."[49] Die Beiträge analysieren speziell, wie gouvernementales Agieren Zuständigkeiten verlagert, Rahmenbedingungen schafft und Materialisierungen – wie beispielsweise Gesetze oder Vorsorgedokumente – bedingt. Welche Anreizsysteme, Ex-

---

46 Die folgenden drei Perspektiven des Bandes sind Ergebnis der Überlegungen im HerausgeberInnen-Team und wurden zum Teil gemeinsam formuliert. Die Kurzzusammenfassungen der Beiträge des Bandes stammen zum Großteil aus der Feder der jeweiligen AutorInnen.
47 Schneider 2014: 67.
48 Bröckling 2007: 47f.
49 Gronemeyer/Heller 2007.

perten, Medien und gesellschaftlich-medizinische Sachverhalte unterstützen Sterbende dabei, *richtige* Entscheidungen (vernünftig, selbstbestimmt, verantwortlich) zu treffen, damit das eigene Sterben gelingen kann? Welche Folgen hat dies für individuelle Sterbeverläufe und für gesellschaftliche Sterbewelten? Und in welchen größeren gesellschaftlichen Rahmen lässt sich diese Entwicklung einer zunehmenden „Versicherheitlichung"[50] einordnen?

Julia Dornhöfer beleuchtet in ihrem Aufsatz aus ethnologisch-kulturwissenschaftlicher Perspektive individuelle Entstehungsgeschichten von Patientenverfügungen von der Beratung über die Arbeit am Dokument bis zur Bevollmächtigung. Die vermeintlich autonome Willensbekundung erweist sich als eine Gemeinschaftsproduktion, die aus einer Verkettung von Interaktionssituationen zwischen menschlichen und dinglichen Akteuren hervorgeht. Dabei kommen kulturell geprägte Deutungen und Dynamiken zum Tragen, die Entscheidungsprozesse bei der persönlichen Sterbevorsorge lenken. Das kommunikationswissenschaftliche AutorInnenteam um Anna Wagner befasst sich mit massenmedialen Darstellungen zu Care am Lebensende im Allgemeinen und zu gesundheitlichem Vorausplanen im Besonderen. Denn in postmodernen Gesellschaften werden öffentliche Debatten darüber geführt, wie sich die finale Lebensphase gestalten lässt und wie Menschen sich auf zu erwartende Situationen der Pflegebedürftigkeit einstellen. In drei empirischen Fallstudien werden diese auf spezifische Argumentationsmuster und Darstellungslogiken hin untersucht, um die medial kursierenden und in der Öffentlichkeit verhandelten Positionen analytisch zu fassen. Die Soziologin Michaela Thönnes betrachtet an einem konkreten regionalen Fallbeispiel das Verhältnis der spezialisierten ambulanten Palliativversorgung zu den etablierten allgemeinen ambulanten Pflegediensten. Ihr Aufsatz zeigt Defizite im Kommunikationsverhalten und im gegenseitigen Wissen voneinander und argumentiert darauf aufbauend, dass eine strukturell und individuell bedingte organisatorische Grauzone des Sterbens zuhause existiert. In einem letzten Schritt verortet er die Befunde im Spannungsfeld von Individualisierung und Institutionalisierung.

---

50 Conze 2018; Eisch-Angus 2019.

3.2 Care am Lebensende

Der in Politik, Forschung wie bei PraktikerInnen vieldiskutierte *Care*-Begriff ist mit Blick auf das Lebensende sehr facettenreich – er berührt unter anderem Hospizarbeit, Palliativversorgung, Totenfürsorge und Trauerbegleitung. Dabei sprengt der Begriff, verstanden „als Kombination von Wissen, Handeln und Gefühlen"[51] im gesamten Bereich der Fürsorge, Pflege und Betreuung, gerade bezogen auf das Lebensende, alte Dichotomien von Privatheit versus Öffentlichkeit sowie von bezahlter versus unbezahlter Arbeit und ist eng verwoben mit wohlfahrtsstaatlichen Modellen und Krisen. Hintergrund der neuen Debatten um *Care* am Lebensende sind die beschriebenen Debatten um eine vermeintlich immer stärker an Technik, Qualitätsnormen und Effizienz orientierter Medizin, die Sterbende nicht ganzheitlich versorge. Ziel der sich in den letzten Jahren intensivierenden Bemühungen im *Care*-Bereich ist folglich, einerseits den Umgang mit Sterben, Tod und Trauer zu ‚humanisieren‘. Andererseits soll zugleich der Tod zurück in die Mitte der Gesellschaft geholt werden. Motor der Entwicklung ist insbesondere die seit den 90er Jahren fest in die Strukturen des westdeutschen Gesundheitswesens eingebettete Hospiz- und Palliativbewegung.[52] Im Mittelpunkt steht eine bedürfnisorientierte Pflege, die auch Angehörige einbezieht. KritikerInnen dieser Entwicklung monieren jedoch, dass durch Prozesse der Qualifizierung und Professionalisierung, wie sie besonders im palliativmedizinischen und hospizlichen Bereich in den letzten Jahren festzustellen sind, Sterben und Tod inzwischen nicht mehr einfach nur passieren dürften. Die Beiträge in diesem Abschnitt sondieren denn auch kritisch das von Sabine H. Krauss programmatisch ausgeflaggte Spannungsfeld zwischen „Unterversorgung" und „Überversorgung". Dabei steht auch die Frage zur Debatte, wie sich die aktuellen Entwicklungen konkret auf die *Care*-Praxen rund um Sterben und Tod auswirken.

Lilian Coates argumentiert in ihrem Beitrag, dass die stationäre Hospizarbeit als Gegenstand der soziologischen Forschung eine ‚Besonderung‘ erfahren hat. Sie wurde oft alleinig vor dem Hintergrund einer Kultur des Sterbens eingeordnet und durch die Annahme spezifischer Handlungsrationalitäten homogenisiert. Demgegenüber bindet der ethnomethodologisch ansetzende Beitrag die soziologische Betrachtung der stationären Hospizpflege an ihre Alltagspraxis zurück. Dies öffnet den Blick für ihre

---

51 Brückner 2009: 10.
52 Zur Geschichte von Hospizbewegung und Palliativmedizin vgl. Heller et al. 2012 und Stolberg 2011.

praktische Binnenorganisation und -differenzierung im Spannungsverhältnis von *Medikalisierung* und *Individualisierung*. Dass auch intensive Emotionen wie Ekel in der palliativen Praxis Alltag sind, zeigt der pflegewissenschaftliche Aufsatz von Mara Kaiser, die den Reflexionsraum neben dem Interaktionsraum als ein zentrales Element professioneller Pflege herausstellt. Ihre Untersuchung der Erfahrungen von Palliative Care Pflegenden mittels der Methode der *Narrative Inquiry* ermöglicht, die direkten pflegerischen Interaktionen zu fokussieren. Hierdurch können die gelebten und gefühlten Erfahrungen im Umgang mit Ekel analysiert und die Komplexität palliativer Fürsorge verstanden werden. Die Soziologin Sabine H. Krauss erörtert in ihrem Beitrag widersprüchliche Rationalitäten innerhalb der spezialisierten ambulanten Palliativversorgung (SAPV). Das Sterben ist eingebunden in wohlfahrtsstaatliche Logiken und damit beeinflusst von politischen Rahmenbedingungen. Dennoch entwickeln MitarbeiterInnen von SAPV-Diensten sehr unterschiedliche Praktiken für den Umgang mit Sterbenden und ihrem Umfeld. Dies wird anhand einer exemplarischen Auswertung von Interviews, die im Rahmen eines Forschungsprojekts erhoben wurden, mit einem Fokus auf die Aspekte Zeit sowie An- und Zugehörige illustriert. In ihrem aus der Praxis kommenden Beitrag präsentiert schließlich die Palliativmedizinerin Anna Kitta die Konzepte der *Narrative Medicine* (Rita Charon) und *Dignity Therapy* (Harvey Chochinov) als Möglichkeiten für ÄrztInnen und Krankenhauspersonal, um die Persönlichkeit von Sterbenden stärker im klinischen Alltag berücksichtigen zu können. Hierüber soll den Aspekten Raum gegeben werden, die für PatientInnen bedeutend sind, sie als Menschen ausgemacht haben und in Erinnerung behalten werden sollen. Der Mehrwert der Verfahren wird aufbauend auf ersten Umsetzungsversuchen auf der Palliativstation in Wien diskutiert.

3.3 Optionssteigerung in der Sterbekultur

In der heutigen Gesellschaft bewegen wir uns täglich in unterschiedlichen Kontexten, die nach eigenen Regeln funktionieren. Verschiedenste gesellschaftliche Logiken produzieren spezifische Optionen, über die sie sich selbst zur Anwendung bringen können. So kann z. B. in der Wirtschaft nahezu alles in Geldwerten ausgedrückt werden,[53] während in der Medizin sämtliche körperliche und psychische Befindlichkeiten als Krankheiten re-

---

53 Vgl. Nassehi 2012.

konstruiert werden können. Diese Eigenlogiken kennen keine Selbstbe-schränkungen und dehnen sich unaufhörlich auf immer mehr Lebensbe-reiche und Lebensphasen aus, sodass ökonomische, wissenschaftliche, me-dizinische, rechtliche oder technische „Optionssteigerungen"[54] bis in das Lebensende hineinwirken. Selbst diese letzte Lebensphase wird gegenwär-tig von einem immer dichter werdenden Netz gesellschaftlicher Logiken überzogen, die das Sterben entdeckt haben und es in ihrem Sinne zu opti-mieren versuchen.

Darauf aufbauend wird das Lebensende als freies Spielfeld für Options-steigerungen unterschiedlichster Art untersucht. Das Interesse richtet sich dabei darauf, wie aus unterschiedlichen Perspektiven das ‚gute Sterben' entworfen wird: PalliativmedizinerInnen, Palliativstationen und spezia-lisierte ambulante Palliativdienste (SAPV) nehmen das Lebensende unter medizinisch-pflegerischen Vorzeichen ins Visier, während Patientenverfü-gung und *Advance Care Planning* das Lebensende rechtlich codieren oder Massenmedien spezifische Bilder von Tod und Sterben transportieren, die vielen Menschen als Informationsquellen dienen. Technische Entwicklun-gen wie spezialisierte Schmerztherapien, aber auch die Ubiquität von Smartphones erweitern die Behandlungs- und Mobilitätsmöglichkeiten Sterbender. Welche Implikationen ergeben sich aus derartigen ‚Options-steigerungen am Lebensende' für Sterbende, Betreuende und andere ge-sellschaftliche AkteurInnen? Wird Sterben dadurch riskanter, da Todkran-ke ihre Handlungen vor sich selbst und vor anderen zu begründen haben? Und welche neuen ethischen, sozialen, rechtlichen und medizinischen He-rausforderungen ergeben sich dadurch in der heutigen Sterbekultur?

Die bisherige Forschung zur spezialisierten ambulanten Palliativversor-gung (SAPV) interessiert sich, wie Anna Bauer argumentiert, meist für Probleme der Versorgungspraxis und -qualität. In ihrem Aufsatz nimmt die Soziologin stattdessen ein Kommunikationsproblem in den Blick, das entsteht, wenn ÄrztInnen und Pflegefachkräfte in Leitfadeninterviews ihre professionelle Problemlösungskompetenz im Hinblick auf das Sterben zu Hause darstellen müssen. Sie unterstreicht dabei, wie aus dem Zuhause mit seinen Menschen ein ambivalenter Ort einer ‚reichen Alltagspraxis', einer ‚schwierigen Familie' oder eines ‚wilden Willens' gemacht wird. Der Beitrag der Kommunikations- und Medienwissenschaftlerin Anke Offer-haus gibt einen Überblick über verschiedene Phänomene und Formen di-gitaler Sterbe-, Trauer- und Gedenkkultur. Anhand von zwei Beispielen wird vor dem Hintergrund des Mediatisierungsansatzes gezeigt, wie neue

---

54 Nassehi 1999.

Medientechnologien die Handlungsmöglichkeiten von individuellen Akteuren erweitern. Zum einen geht es um das *Coping*, also die Bewältigung von individuellen Lebenskrisen mittels digitaler Medien. Zum anderen geht es um den digitalen Nachlass, der aufgrund von Digitalisierung und zunehmender Datafizierung gesellschaftlichen Handelns an zusätzlicher Komplexität gewinnt. Abschließend zeigt der Soziologe Thorsten Benkel, dass Sterbeprozesse in institutionellen Rahmungen (mindestens) zwei Seiten aufweisen: Auf der einen Seite steht die körperliche-emotionale Grenzsituation der Betroffenen und ihrer Angehörigen. Auf der anderen Seite sind die Ansprüche und Ablaufroutinen der Institution lokalisiert, die – bei aller Pflegefürsorge und Empathie – abstrakten, von konkreten Einzelfällen losgelösten Ordnungs- und Organisationsidealen folgen. Anhand empirischer Forschung an Sterbeorten wie Krankenhäusern und Hospizen werden Überlegungen zu der scheinbar unabdingbaren Diskrepanz von Anspruch und Wirklichkeit angestellt.

Dieser Band geht auf den interdisziplinären Workshop „Rationalitäten des Lebensendes. Sterbekulturen in Vergangenheit und Gegenwart" zurück, der im März 2019 in Augsburg stattfand und vom *Zentrum für Interdisziplinäre Gesundheitsforschung* (ZIG) finanziert wurde.[55] Dem ZIG, und besonders Julia von Hayek, danken wir für die Unterstützung bei der Organisation der Veranstaltung und der Übersetzung in ein Publikationsprojekt, dem HerausgeberInnen-Team von *G.IP – Gesundheitsforschung. Interdisziplinäre Perspektiven* für die Aufnahme in die Reihe und die Begutachtung der Beiträge. Die zügige Drucklegung des Bandes wäre ohne die redaktionelle Unterstützung durch Elischa Rietzler, wissenschaftliche Hilfskraft am Lehrstuhl für Neuere und Neueste Geschichte der Universität Augsburg, nicht möglich gewesen. Der Deutschen Forschungsgemeinschaft schließlich danken wir für die Übernahme der Druckkosten.

Literatur

Allert, R/Klie, T (2012): Der Wissenschaftliche Beirat des DHPV. In: Hayek, J/Weihrauch, B (Hg.): 20 Jahre Deutscher Hospiz- und PalliativVerband. Eine Zeitreise. Ludwigsburg: der hospiz verlag 2012, 69-73.

Ariès, P (1976): Studien zur Geschichte des Todes im Abendland. München: Deutscher Taschenbuchverlag.

Ariès, P (1980): Geschichte des Todes. München: Deutscher Taschenbuchverlag.

---

55 Vgl. den Tagungsbericht zum Workshop in: H-Soz-Kult: Senneke 2019.

Barth, N/Mayr, K (2019): Der Tod ist ein Skandal der Exklusion. Neue Entwicklungen und ein altbekannter Ton in der deutschen Thanatosoziologie. In: Soziologische Revue, 42: 4, 572-592.

Benkel, T (Hg.) (2016): Die Zukunft des Todes. Heterotopien des Lebensendes. Bielefeld: transcript Verlag.

Betts, P/Smith, S (Hg.) (2016): Science, Religion and Communism in Cold War Europe. Basingstoke: Palgrave Macmillan UK.

Boulay, S Du/Rankin, M (2007): Cicely Saunders, Founder of the Modern Hospice Movement. London: SPCK Publishing.

Bröckling, U (2007): Das unternehmerische Selbst. Soziologie einer Subjektivierungsform. Frankfurt am Main: Suhrkamp Verlag.

Brückner, M (2009): Kulturen des Sorgens über die Grenzen hinweg? In: Jansen, M (Hg.): Pflegende und sorgende Frauen und Männer. Aspekte einer künftigen Pflege im Spannungsfeld von Privatheit und Professionalität. Wiesbaden: Hessische Landeszentrale für politische Bildung, 9-28.

Buchner, M/Götz, AM (Hg.) (2016): transmortale. Sterben, Tod und Trauer in der neueren Forschung. Köln: Böhlau.

Buckingham, R (1993): Hospiz – Sterbende menschlich begleiten. Freiburg im Breisgau: Herder.

Conze, E (2018): Geschichte der Sicherheit. Entwicklung – Themen – Perspektiven. Göttingen: Vandenhoeck & Ruprecht.

Corr C (1993): Coping with dying: Lessons that we should and should not learn from the work of Elisabeth Kübler-Ross. In: Death Studies, 17: 1, 69-83.

Dietl, L/Wagner, B/Frydrich, T (2018): User Acceptability of the Diagnosis of Prolonged Grief Disorder: How do Professionals Think about Inclusion in ICD-11. In: Journal of Affective Disorders, 229, 306-313.

Dumont, R/Foss, D (1972): The American View of Death: Acceptance or Denial? Cambridge, MA: Schenkman Publishing Company.

Eisch-Angus, K (2019): Absurde Angst – Narrationen der Sicherheitsgesellschaft. Wiesbaden: Springer VS.

Feifel, H (Hg.) (1959): The Meaning of Death. New York, NY: McGraw-Hill.

Feldmann, K (1990): Tod und Gesellschaft. Eine soziologische Betrachtung von Sterben und Tod. Frankfurt am Main: Peter Lang GmbH.

Field, D/Walter, T (2003): Death and the Media. In: Mortality, 8: Virtual Themed Issue, 1-4.

Fischer, N (1997): Wie wir unter die Erde kommen. Sterben und Tod zwischen Trauer und Technik. Frankfurt am Main: Fischer Taschenbuch.

Fuchs, P (2016): Wie nicht vom Tod reden. In: Benkel, T (Hg.): Die Zukunft des Todes. Heterotopien des Lebensendes. Bielefeld: transcript Verlag, 43-60.

Fulton, R (1965): Death and Identity. New York, NY: Wiley.

Fulton, R (1977): Death, Grief and Bereavement: A Bibliography. I: 1845-1975. New York, NY: Arno Press.

Fulton, R (1981): Death, Grief and Bereavement: A Bibliography. II: 1975-1980. New York, NY: Arno Press.

Göckenjan G/Dreßke S (2002): Wandlungen des Sterbens im Krankenhaus und die Konflikte zwischen Krankenrolle und Sterberolle. In: Österreichische Zeitschrift für Soziologie, 27: 4, 80-96.

Gorer, G (1955): The Pornography of Death, In: Encounter, 5: 10, 49-52.

Greiner, F (2015): „Richtig sterben"? Populäres Wissen zum Thema „Tod" seit den 1970er-Jahren. In: Archiv für Sozialgeschichte, 55, 275-296.

Greiner, F (2017): Zwischen Warentest, Sensenmann und Respawnen – Überlegungen zur Medialität von Tod und Sterben. In: Augsburger Volkskundliche Nachrichten, 23: 1, 98-115.

Greiner, F (2018): Was war, wurde und ist ein „guter Tod"? In: Müller, M (Hg.): Gut gemeint – gut gemacht? Professionalisierung der Sterbebegleitung und Zukunft der Hospizarbeit. Rehburg-Loccum: Evangelische Akademie Loccum, 33-46.

Greiner, F (2019): Säkulares Sterben? Die Kirchen und das Lebensende in der Bundesrepublik Deutschland nach 1945. In: Vierteljahreshefte für Zeitgeschichte, 47: 2, 181-207.

Gronemeyer, R/Heller, A (2007): Stirbt die Hospizbewegung am eigenen Erfolg? Ein Zwischenruf. In: Heller, A/Heimerl, K/Husebø, S (Hg.): Wenn nichts mehr zu machen ist, ist noch viel zu tun. Wie alten Menschen würdig sterben. Freiburg im Breisgau: Lambertus, 576-586.

Heller, A/Heimerl, K/Husebø, S (Hg.) (2007): Wenn nichts mehr zu machen ist, ist noch viel zu tun. Wie alten Menschen würdig sterben. Freiburg im Breisgau: Lambertus.

Heller, A/Pleschberger, S/Fink, M/Gronemeyer, R (2012): Die Geschichte der Hospizbewegung in Deutschland. Ludwigsburg: der hospiz verlag.

Illich, I (1975): Die Enteignung der Gesundheit – Medical Nemesis. Reinbek bei Hamburg: Rowohlt.

Jansen, M (Hg.) (2009): Pflegende und sorgende Frauen und Männer. Aspekte einer künftigen Pflege im Spannungsfeld von Privatheit und Professionalität. Wiesbaden: Hessische Landeszentrale für politische Bildung.

Kellehear, A (1984): Are We a ‚Death-Denying' Society? In: Social Science and Medicine, 18: 9, 713-723.

Kellehear, A (2007): A Social History of Dying. Cambridge: Cambridge University Press.

Kreß, H (2004): Die Würde von Sterbenden achten. In: Lilie, U/Zwierlein, E (Hg.): Handbuch integrierte Sterbebegleitung. Gütersloh: Gütersloher Verlag-Haus, 34-44.

Kübler-Ross, E (1969): On Death and Dying. New York, NY: The Macmillan Company.

Lessenich, S (Hg.) (2015): Routinen der Krise – Krise der Routinen. Verhandlungen des 37. Kongresses der Deutschen Gesellschaft für Soziologie in Trier 2014. Essen: Deutsche Gesellschaft für Soziologie.

Lilie, U/Zwierlein, E (Hg.) (2004): Handbuch integrierte Sterbebegleitung. Gütersloh: Güthersloher Verlags-Haus.

Lofland, L (1978): The Craft of Dying. The Modern Face of Death. Beverly Hills, CA: Sage Publications.

Macho, T/Marek, K (Hg.) (2007): Die neue Sichtbarkeit des Todes. Paderborn: Wilhelm Fink.

Martin, R/Tradii, L (2019): Do we deny death? I. A genealogy of death denial, In: Mortality, 24: 3, 247-260.

Mielke, L (2007): Hospiz im Wohlfahrtsstaat. Gesellschaftliche Antworten auf Sterben und Tod. Eine soziologische Bestandsaufnahme in Deutschland. Ludwigsburg: der hospiz verlag.

Nassehi, A (1999): Das Problem der Optionssteigerung. In: ders. (Hg.): Differenzierungsfolgen. Beiträge zur Soziologie der Moderne. Wiesbaden: Westdeutscher Verlag, 29-48.

Nassehi, A (Hg.) (1999): Differenzierungsfolgen. Beiträge zur Soziologie der Moderne. Wiesbaden: Westdeutscher Verlag.

Nassehi, A (2012): Ökonomisierung als Optionssteigerung. Eine differenzierungstheoretische Perspektive. In: Soziale Welt, 63: 4, 401-418.

Noelle-Neumann E/Köcher E (Hg.) (2002): 11. Allensbacher Jahrbuch für Demoskopie 1998-2002. München: Saur.

Nolte, K (2016): Todkrank. Sterbebegleitung im 19. Jahrhundert: Medizin, Krankenpflege und Religion. Göttingen: Wallstein.

Peuten, S (2018): Die Patientenverfügung – über den Selbstbestimmungsdiskurs am Lebensende. Münster: Waxmann.

Richter, I (2010): Der phantasierte Tod. Bilder und Vorstellungen vom Lebensende im 19. Jahrhundert. Frankfurt am Main: Campus Verlag.

Risse, G (1999): Mending Bodies, Saving Souls. A History of Hospitals. Oxford: Oxford University Press.

Rosenberg, C (1997): Introduction. Framing Disease: Illness, Society, and History, 2. Auflage. In: ders./Golden, J (Hg.): Framing Disease. Studies in Cultural History. New Brunswick, NJ: Rutgers University Press, xiii-xxiv.

Rosenberg, C/Golden, J (Hg.) (1997): Framing Disease. Studies in Cultural History, 2. Auflage. New Brunswick, NJ: Rutgers University Press.

Schaub, I (2016): Trauer – eine Krankheit? Gefühlsnormen der Trauer im DSM-5. In: Buchner, M/Götz, AM (Hg.): transmortale. Sterben, Tod und Trauer in der neueren Forschung. Köln: Böhlau, 141-160.

Schulz, FR (2016): In Search of Rationality and Objectivity: Origins and Development of East German Thanatology. In: Betts, P/Smith, S (Hg.): Science, Religion and Communism in Cold War Europe. Basingstoke: Palgrave Macmillan UK, 205-224.

Seale, C (2004): Media Constructions of Dying Alone: a Form of „Bad Death". In: Social Science & Medicine, 58: 5, 967-974.

Senneke, JS (2019): Rationalitäten des Lebensendes. Sterbekulturen in Vergangenheit und Gegenwart. URL: https://www.hsozkult.de/conferencereport/id/tagungsberichte-8304; 28.1.2020.

Simpson, M (1979): Dying, Death and Grief. A Critically Annotated Bibliography and Source Book of Thanatology and Terminal Care. New York, NY: Plenum Press.

Stadelbacher, S (2015): Sterben zuhause: Krisen und Routinen des Sterben-Machens im Privaten. In: Lessenich, S (Hg.): Routinen der Krise – Krise der Routinen. Verhandlungen des 37. Kongresses der Deutschen Gesellschaft für Soziologie in Trier 2014. Essen: Deutsche Gesellschaft für Soziologie, 1808-1817.

Stadelbacher, S/Schneider, W (2016): Zuhause Sterben in der reflexiven Moderne. Private Sterbewelten als Heterotopien. In: Benkel, T (Hg.): Die Zukunft des Todes. Heterotopien des Lebensendes. Bielefeld: transcript Verlag, 61-84.

Stolberg, M (2011): Die Geschichte der Palliativmedizin. Medizinische Sterbebegleitung von 1500 bis heute. Frankfurt am Main: Mabuse-Verlag.

Student, JC/Napiwotzky, A (2011): Palliative Care. Wahrnehmen – verstehen – schützen. Stuttgart: Thieme.

Walter, T (1991): Modern Death: Taboo or not Taboo? In: Sociology, 25: 2, 293-310.

Walter, T (1994): The Revival of Death. London: Routledge.

Weber, T (2007): Codierungen des Todes. Zur filmischen Darstellung von Toten in der amerikanischen Fernsehserie „Six Feet Under". In: Macho, T/Marek, K (Hg.): Die neue Sichtbarkeit des Todes. Paderborn: Wilhelm Fink, 541-558.

Wende, J (2014): Der Tod im Spielfilm. Eine exemplarische Analyse. München: edition text + kritik.

Wenzel C/Pleschberger S (2009): Der Sterbeprozess. Theoretische Konzepte und ihr Nutzen für die Praxis. In: Pflegewissenschaft, 12: 9, 532-536.

Teil 1:
Auf der Suche nach dem ‚guten Tod' – Sterberäume
zwischen Biopolitik und Selbstverantwortung

„So bunt wie ein Liebesbrief"
Sicherheitsfiktionen im Entstehungsprozess von Patientenverfügungen

Julia Dornhöfer

Inhaltsübersicht

1. Einleitung: Sterbevorsorge im Alltag

Kaffeeduft, Brötchen, ein gedeckter Frühstückstisch an einem Sonntagmorgen, das Radio läuft. Die SWR1 Moderatorin Silke Arning fragt Eugen Brysch, Vorsitzender der Deutschen Stiftung Patientenschutz[1], nach den häufigsten Fehlern in Patientenverfügungen. Brysch antwortet, dass unwirksame Verfügungen meist zu kurz seien. Patientenverfügungen müssten sehr detailgenau sein, „so bunt wie ein Liebesbrief", denn auch Liebes-

---

[1] Die Deutsche Stiftung Patientenschutz hieß vormals Deutsche Hospiz Stiftung und wurde 1995 vom Malteserorden gegründet. 2013 änderte die Stiftung ihren Namen, um sich von Hospiz-Leistungsanbietern zu unterscheiden und den Satzungsauftrag des Patientenschutzes zu unterstreichen. Zeitgleich wurde Eugen Brysch für fünf Jahre zum alleinigen Vorstand berufen, 2017 erneut. Brysch treibt die mediale Präsenz der Stiftung voran, die sich ausschließlich über Spenden und Mitgliedsbeiträge finanziert. Siehe dazu: https://www.stiftung-patientenschutz.de/stift ung oder auch das Kurzporträt von Brysch unter https://www.nwzonline.de/politik /personen/eugen-brysch_a_31,3,1697338814.html; 21.12.2019.

briefe seien ja, eigentlich, wenn sie gut sind, sehr detailliert. Zur Konkreti-on nennt er Wachkoma, Demenz und Hirnschädigung als mögliche Dia-gnosen, die in einer Patientenverfügung mit genauen, auch zeitlich termi-nierten, Behandlungswünschen differenziert auszugestalten seien.[2]

Ich möchte diese Episode als Einstieg dazu nutzen, mich dem Thema Patientenverfügung aus einer lebensweltlichen und akteurszentrierten Per-spektive anzunähern, da sie bereits auf zentrale Problematiken im alltägli-chen Umgang mit dem Vorsorgedokument verweist: Es geht um Kontexte, in denen Menschen mit dem Thema konfrontiert werden; es geht um die Frage, was eine *richtige* Patientenverfügung ausmacht; welche Akteure bei der Ausgestaltung einer Patientenverfügung eine zentrale Rolle spielen und welche Logiken greifen, wenn Privatpersonen als gesundheitlich vor-sorgende Akteure aktiv werden.

Vorsorge ist in westlichen Gegenwartsgesellschaften ein hoch aktuelles Thema, darin sind sich zumindest Wissenschaftler*innen aus historischen und soziologischen Disziplinen einig: Vorsorge wird als „Chiffre der Mo-derne"[3] bezeichnet, Prävention als „eine grundlegende Sozial- und Kultur-technik der Moderne"[4]. Ein gesellschaftlicher Lebensbereich, in dem sich Präventionsdynamiken gut beobachten lassen, ist das moderne Gesund-heitswesen – vom Impfen über die heilende Behandlung von Krankheiten bis an das Lebensende. So ist Prävention für den Soziologen Ulrich Bröck-ling nicht nur eine „dominante Ratio, unter der zeitgenössische Gesell-schaften ihr Verhältnis zur Zukunft verhandeln und organisieren"[5]. Für ihn tritt Prävention in der Gegenwartsgesellschaft in Form von Regimen auf, die von bestimmten Rationalitäten, Technologien und Subjektivie-rungsweisen gekennzeichnet sind und sich vor allem in den Feldern Si-cherheit und Gesundheit herausgebildet und durchgesetzt haben.[6] Mit Blick auf die neuere Gesundheitsgeschichte haben Martin Lengwiler und Jeannette Madarász in diesem Zusammenhang die Rolle eines *Präventiven Selbst* beschrieben, die in einem an seiner Gesundheit arbeitenden Indivi-

---

2 Das Interview wurde am 3.2.2019 im Rahmen der SWR1-Sendung „Sonntagmor-gen" ausgestrahlt und ist als Podcast online abrufbar unter: https://www.swr.de/sw r1/SWR1-Sonntagmorgen-Patientenverfuegung-Selbstbestimmt-Vorsorge-treffen-fu er-den-Notfall,aexavarticle-swr-24018.html. Der entsprechende Ausschnitt findet sich bei 00:31:03-00:39:50; 21.12.2019.

3 Hanning/Thießen 2017: 4.

4 Lengwiler/Madarász 2010: 13.

5 Bröckling 2012: 93.

6 Vgl. ebd.: 96f.; siehe dazu auch: Lengwiler/Beck 2008.

duum zum Ausdruck kommt.[7] Eben diesem Präventiven Selbst im Kontext der Sterbevorsorge mehr Konturen zu geben, ist ein Anliegen dieses Beitrags.

Dass die Patientenverfügung wie im Eingangsbeispiel als Programmpunkt im Frühstücksradio dient, verweist bereits darauf, wie verbreitet das Vorsorgedokument in alltäglichen Kontexten mittlerweile ist. Weitere Belege für die Präsenz der Patientenverfügung im Alltag lassen sich schnell finden: Es gibt Themensendungen im Fernsehen, Ratgeberliteratur in Buchhandlungen und Bahnhofskiosken, (Werbe-)Tutorials auf YouTube, Informationsveranstaltungen der verschiedensten Anbieter, von Finanzinstituten über die Kirchen bis hin zu gemeinnützigen Organisationen, gerne in Zusammenhang mit einem Rund-um-Vorsorgepaket inklusive Nachlassplanung[8]. Bei der Aufnahme in ein Krankenhaus oder Pflegeheim gehört es zum Standardprozedere, dass sich das medizinische Personal nach einer Patientenverfügung erkundigt, auch wenn der Besitz nicht obligatorisch ist.

Die Patientenverfügung wird populär, auch wenn Zahlen dazu, wie viele volljährige Personen in Deutschland eine Patientenverfügung besitzen, nur in Schätzungen vorliegen. Das ist hauptsächlich dem Umstand geschuldet, dass die Verfügungen nicht zentral erfasst, sondern in heimischen Ordnern und Schubladen aufbewahrt werden, und jederzeit zuhause erstellt wie auch vernichtet werden können. Die Registrierung im Zentralen Vorsorgeregister[9] ist freiwillig. Thomas Klie und Johann-Christoph Student gingen 2011 noch davon aus, dass ca. zwei Prozent der deutschen Bevölkerung Gebrauch von einer Patientenverfügung machen.[10] Laut dem Institut für Demoskopie (IfD) Allensbach waren es 2014 schon 28 Prozent.[11] Dem Interview mit Eugen Brysch zufolge hat die Deutsche Stiftung Patientenschutz im Jahr 2018 etwa 10.000 Personen zur Patientenverfügung beraten. Diese Zahlen lassen sich zumindest als Trend dafür deuten, dass sich immer mehr Menschen mit dem Thema auseinandersetzen. Da-

---

7 Lengwiler/Madarász 2010; vgl. dazu auch Mathar 2010 sowie Niewöhner 2007.

8 So bieten zum Beispiel auch diverse Finanzinstitute wie Sparkassen oder Volksbanken Informationen und Veranstaltungen zu Vorsorgevollmacht, Betreuungsverfügung, Patientenverfügung und Testament an.

9 Im Zentralen Vorsorgeregister der Bundesnotarkammer können Vorsorgevollmachten, Betreuungsverfügungen und Patientenverfügungen digital hinterlegt werden. Das Register soll die Arbeit der Betreuungsgerichte unterstützen, indem es Informationen über die Vorsorgesituation einer Person leicht abrufbar macht: https://www.vorsorgeregister.de/; 21.12.2019.

10 Klie/Student 2011: 57.

11 IfD Allensbach 2014.

her ist es umso erstaunlicher, dass wissenschaftliche Arbeiten die Patientenverfügung bisher wenig aus Perspektive der Akteure heraus untersucht haben, die sie für sich selbst erstellen und für die es dabei um Leben oder Tod geht.

Die wissenschaftliche Auseinandersetzung mit der Patientenverfügung ist größtenteils von den Fächern des Rechts, der Medizin und Pflege sowie der Ethik bestimmt. Das Forschungsinteresse richtet sich dementsprechend häufig auf spezifische rechtliche[12] und ethische[13] Fragen oder die Anwendbarkeit und Bedeutung einer Patientenverfügung für die medizinische Praxis[14]. Quantitative und qualitative empirische Studien fragen beispielsweise nach den Einstellungen der Menschen zur Patientenverfügung im Allgemeinen[15], nach den Beweggründen für das Verfassen einer Patientenverfügung[16] oder beleuchten das ärztliche Beratungsgespräch mit Patient*innen zu diesem Thema[17].

In der Europäischen Ethnologie ist die Patientenverfügung bis heute ein Randthema. Beiträge aus dem Fach und verwandten Fächern wie der Kulturgeschichte und Soziologie zur privaten Vorsorge konzentrieren sich dem Philosophen Michel Foucault folgend, der Prävention zu einem biopolitischen Leitbegriff des modernen Gesundheitswesens erklärte[18], zumeist auf Phänomene der Gesundheitsprävention im Sinne des Vorbeugens von Krankheiten, bzw. die gesellschaftliche und individuelle Herstellung und Verhandlung von Krankheitsrisiken[19]. Eine umfassende Forschungsarbeit zur Patientenverfügung im deutschsprachigen Raum hat die Kulturwissenschaftlerin Sarah Peuten[20] 2018 vorgelegt. Peuten untersucht mit einem diskursanalytischen Ansatz politische und medial geführte Debatten über die Patientenverfügung und zeichnet eindrücklich nach, wel-

---

12 Z. B. Zoryan 2018; Haussener 2017; Vorländer 2016; Lanzrath 2016 oder Müller/Renner 2015.
13 Z. B. Hevelke 2017; Spoden 2015.
14 Z. B. Bernhart-Just 2015; Coors et al. 2015.
15 Z. B. van Oorschot et al. 2004.
16 Z. B. Jaspers et al. 2010; Volk-Craft 2005.
17 Z. B. Promberger 2013.
18 Vgl. Foucault 1999: 276-305.
19 Z. B. Mathar 2010; Lengwiler/Madarász 2010; Beck 2004.
20 Peuten 2018. Peuten kommt aufgrund ihrer Analyse unter anderem zu dem Schluss, dass biopolitisch-gouvernementale Maßnahmen den Diskurs über das Selbstbestimmungsrecht am Lebensende vorbestimmen. Gleichzeitig zeigt sie aber auch die Deutungsdynamiken, die in den Aushandlungsprozessen stecken und die als Anzeichen für Veränderungspotenziale in der gegenwärtigen Sterbekultur gedeutet werden können.

che Wahrheiten über selbstbestimmtes Sterben die verschiedenen Positionen in Stellung bringen.

Bevor ich die genaue Fragestellung und Zielsetzung dieses Beitrags vorstelle, möchte ich den Untersuchungsgegenstand zunächst etwas genauer bestimmen: In einer Patientenverfügung legt eine Privatperson verschiedene Behandlungsmaßnahmen fest für den Fall, dass sie in einer medizinischen Situation nicht mehr ansprechbar ist. Das schließt auch einen Behandlungsabbruch ein, selbst wenn das den Tod zur Folge haben sollte. Genau darauf zielen viele Patientenverfügungen in der Praxis ab. Angesichts der Möglichkeiten der modernen Medizintechnik empfinden es immer mehr Menschen als bedrohlich, unter bestimmten Umständen gegen ihren Willen am Leben gehalten zu werden. Das macht die Patientenverfügung nicht nur zu einem Werkzeug gesundheitlicher Präventionspraxis, sondern auch zu einem Instrument der persönlichen Sterbevorsorge. Sie stellt somit einen Untersuchungsgegenstand dar, der auch eine Annäherung an individuelle und gesellschaftliche Verhandlungen des Lebensendes erlaubt. Ferner handelt es sich bei der Patientenverfügung um ein Instrument zum Schutz der Patientenautonomie, das sich allerdings in Anlehnung an den von dem Soziologen Peter Gross geprägten Begriff der *Multioptionsgesellschaft*[21] als ein *Multioptionsprojekt* erweist. Denn das vorsorgende Individuum steht nicht nur bei den inhaltlichen Entscheidungen einer Patientenverfügung mehreren Optionen gegenüber, wie beispielsweise der Ja-Nein-Frage einer künstlichen Ernährung durch eine Magensonde bei fortgeschrittener Demenz. Optionenvielfalt herrscht auch bei der Auswahl weiterer involvierter Akteure wie Berater*innen oder den Bevollmächtigten sowie bei den formalen Entscheidungen, etwa ob die Verfügung privatschriftlich erstellt, notariell beurkundet oder ein Vordruck aus dem Internet sein soll. So gesehen spannt sich das Projekt Patientenverfügung als ein komplexes Interaktionsnetzwerk auf, bei dem Menschen und Dinge, hier Verfügungsdokumente, in verschiedenen situativen Kontexten miteinander in Beziehung treten und Handlungsentscheidungen herbeiführen.

Ansätze aus den *Science and Technology Studies* sowie aus der neueren *Sachkulturforschung* haben den handlungsleitenden Charakter von Dingen bereits mehrfach herausgestellt.[22] In Bezug auf die Patientenverfügung wurde er jedoch bisher außer Acht gelassen, was hier nachgeholt werden

---

21 Gross 1994.
22 Beispielsweise Knorr 1980; Latour/Roßler 2011; Hahn 2015. Insbesondere Bruno Latour und Michael Callon, beides Vertreter der Science and Technology Studies, schlugen vor, nicht-menschliche und menschliche Akteure radikal gleichzusetzen. Diesen Ansatz teile ich nicht. Ich schließe mich hier Hahn an: „Latour hat

soll. Im Sinne eines Gesundheitssystems, das den Menschen nutzt, und nicht umgekehrt, gilt es, die Perspektive umzudrehen, zu weiten und den Blick stärker darauf zu richten, wie sich die Entscheidungsfindung für Patient*innen gestaltet, Problematiken und Widersprüche offenzulegen, um letztendlich Wege zu finden, die auch bei gesundheitlichen Vorausentscheidungen eine nachhaltige Partizipation ermöglichen. Die folgend dargelegte europäisch-ethnologische Herangehensweise soll eine Tür in diese Richtung öffnen, indem sie die Genese des in einer Patientenverfügung niedergelegten Patientenwillens *prozessual und relational* begreift. Das bedeutet, dass der Patientenwille nicht als *eine* Entscheidung verstanden wird, sondern als das Ergebnis einer Abfolge von Entscheidungen, die jeweils in verschiedene Handlungsrahmen eingebettet sind, die von heterogenen Akteuren interaktiv gestaltet werden.

Der Beitrag fragt konkret danach, mit welchen Optionssituationen sich einzelne Akteure bei der Erstellung einer Patientenverfügung konfrontiert sehen, wie sie diese deuten und in welche prozessualen und relationalen Kontexte die Entscheidungsmomente eingebettet sind. Wie gehen Privatpersonen in Deutschland vor, wenn sie eine Patientenverfügung erstellen, die einen Behandlungsabbruch einschließt? Wer oder was ist wie an den Entscheidungen beteiligt?[23]

---

den Dingen ganz systematisch einen zu hohen Wert zugeordnet" (Hahn 2015: 28). Anzuführen ist weiter der Hinweis von Kalthoff et al., dass das Symmetriepostulat von Latour und Callon Differenzen zwischen menschlichen und nichtmenschlichen Akteuren einebnet, wobei menschliche Akteure jedoch über Sinne, Wünsche und Vorstellungen verfügen und sich dadurch grundlegend von nichtmenschlichen Akteuren unterscheiden (Kalthoff et al. 2016: 19).

23 Die folgenden Ausführungen basieren auf einer ethnographisch orientierten Feldforschung, die ich 2018 im deutschsprachigen Raum durchgeführt habe. Die Daten wurden primär durch leitfadengestützte Einzelinterviews, Beobachtungen bei einer Organisation für Patientenrechte und Mediensichtung erhoben. Dazu habe ich mit Personen gesprochen, die eine letal ausgerichtete Patientenverfügung besitzen bzw. zum Zeitpunkt der Befragung mit der Erstellung einer solchen befasst waren oder die in einem institutionalisierten Rahmen zur Patientenverfügung beraten. Die Gespräche wurden transkribiert und durch Kategorienbildung nach Glaser und Strauss (Glaser/Strauss 1967) zu bestimmten Themenfeldern interpretativ ausgewertet.

2. Entscheidungskontexte im Erstellungsprozess einer Patientenverfügung

Im Folgenden werden drei verschiedene Interaktionssituationen untersucht, die sich im Erstellungsprozess einer Patientenverfügung ergeben: 1. die Beratung, 2. die Arbeit am Dokument, 3. die Bevollmächtigung. Typische Fallbeispiele sollen die Prozesshaftigkeit und Optionenvielfalt nachvollziehbar machen, in die die Entstehung einer Patientenverfügung eingebettet ist.

2.1 Die Beratung

Alle Befragten haben sich, sofern sie nicht selbst zur Patientenverfügung beraten, fachkundige Hilfe für die Erstellung geholt, die meisten bei Jurist*innen, auch ein Hausarzt wurde als beratender Ansprechpartner genannt. Diana Wagner[24] (40) hat mit ihrem Ehemann (48) einen Notar aufgesucht. Den Anstoß dazu, eine Patientenverfügung zu verfassen, gab die schwere Krebserkrankung von Dianas Schwiegermutter. Nach der Diagnose sei es der Schwiegermutter ein großes Anliegen gewesen, eine Patientenverfügung zu erstellen, erzählt Diana. Die Schwiegermutter hätte sich dann sofort mit dem langjährigen Notar der Familie in Verbindung gesetzt, nur sechs Monate später sei sie verstorben. So sei das Paar auf das Thema gekommen, kurz darauf hätten sie denselben Notar aufgesucht. Ich habe mit Diana unter anderem darüber gesprochen, warum sie sich für einen Notar als Berater entschied, wie das notarielle Beratungsgespräch aus ihrer Sicht verlief und der Inhalt ihrer Verfügung zustande kam:

Int.: Warum seid ihr nicht beispielsweise zu einem Arzt gegangen?

Diana: Wusste ich gar nicht. Ich dachte, das müsste notariell beglaubigt werden. Also wir wollten das absolut wasserdicht haben. Die Variante mit dem Arzt kannte ich bis jetzt gar nicht.

Int.: Warum, was waren da die Sorgen, das wasserdicht zu machen?

---

24 Name zum Schutz der Anonymität geändert. Im Sinne einer ethischen Forschungspraxis werden Angaben zurückgehalten, die eine Identifizierung von Interviewpartner*innen oder von anderen am empirischen Erhebungsprozess beteiligten Personen und Institutionen erlauben.

Diana: Dass nicht irgendjemand anders entscheidet, nein, die Person oder ich muss <u>doch</u> länger leben. Kann natürlich auch sein, weil ich hab zum Beispiel bei schwerer Demenz, ich habe bestimmt, dass ich keine Magensonde oder Magenfistel gelegt bekomme, bei fortschreitender Demenz, wenn ich wirklich nicht mehr in der Lage bin, selber zu entscheiden. Also ich weiß, ich werde irgendwann verhungern und verdursten, aber nicht jahrelang an einer Magensonde liegen und gefangen in meinem Geist [...].

Int.: Und von der Form her, wie sieht die Patientenverfügung aus? Sind das ausformulierte Paragraphen?

Diana: Jetzt muss ich überlegen. Das fängt ganz normal mit meinen Personalien an.

Int.: Es gibt ja zum Beispiel die Ankreuzvariante.

Diana: Nee, ist ein Text, ist eine Textvariante [...].

Int.: Und weißt du oder kannst du dich noch daran erinnern, wie es zu diesen einzelnen Textbausteinen gekommen ist?

Diana: Man macht sich vorher natürlich Gedanken und der Notar hat natürlich dann mitgeholfen, weil vorher habe ich mich mit Magensonde oder Magenfistel gar nicht beschäftigt. Also der hatte da ein sehr großes Wissen, ähm, und dann haben wir, ich weiß nicht, wirklich Stunden bei dem gesessen und der hat vieles erklärt, aber hat einen nicht in eine Ecke gedrängt, sondern hat aufgeklärt: wenn das so und so steht, dann geht wirklich nichts mehr, wir können <u>das</u> rausnehmen oder <u>die</u> Einfügung noch machen [...], das war ein Aufklärungsgespräch, sehr neutral, ihm war es einfach nur wichtig, dass der Wille von seinem Klienten zu hundert Prozent juristisch umgesetzt wird.

Int.: Der musste dann aber, also wahrscheinlich hat der Notar dann ja auch Situationen geschildert, die euch vorher nicht so bewusst waren, oder?

Diana: Ja, zum Beispiel mit der Demenz. Mir war nicht bewusst, dass es ein Stadium gibt in der Demenz, wo man da liegt, nicht mehr schlucken kann, der Geist eigentlich nicht mehr da ist und dass eine Magensonde oder Magenfistel gelegt wird, weil ja der Arzt den Eid abgelegt hat, das Leben zu verlängern [...].

Int.: Als die Patientenverfügung vom Notar fertig war und ihr habt sie unterschrieben, hättest du dir zugetraut, das selber formulieren zu können?

Diana: Nein.

Der Interviewausschnitt lässt sich unter verschiedenen Aspekten näher analysieren. Es finden sich Verweise darauf, wie Verfasser*innen einer Patientenverfügung bei der Auswahl der jeweiligen Beratung vorgehen. Im Fall von Diana und ihrem Ehemann war es der Hausnotar, zu dem bereits ein Vertrauensverhältnis bestand und der aus dieser Position heraus auch die Schwiegermutter schon zur gesundheitlichen Vorsorge beraten hatte. Darüber hinaus spielen formale Aspekte eine Rolle, die damit verbunden sind, dass Diana eine Patientenverfügung vorrangig als ein juristisches Dokument wahrnimmt, das „absolut wasserdicht" sein soll. Schlichtweg wusste Diana aber auch nicht, welche weiteren Alternativen bei der Beratung zur Patientenverfügung möglich sind, beispielsweise durch eine Ärztin oder einen Arzt. Wissen wird nicht nur bei der Auswahl von Beratungsleistungen zu einer handlungsleitenden Ressource. Auch die direkte Interaktion zwischen Diana und dem Notar ist von unterschiedlichen Wissensbeständen geprägt, die auf Dianas Entscheidungen und die Bildung ihres schriftlichen Patientenwillens einwirken, worauf ich jetzt besonders eingehen möchte.

Armin Nassehi et al. haben „Expertise und Kenntnis" als konstruierte Merkmale beratender Kommunikation herausgestellt, wodurch sich eine Beratungssituation als eine asymmetrische Akteurskonstellation beschreiben lässt:

> „Was freilich jede Form beratender Kommunikation auszeichnet, ob klassisch-professionell oder nicht, ob eingebettet in Organisationskontexte, ob in Buch- oder sonstiger Textform, ist ihr asymmetrischer Zuschnitt. Beratende Kommunikation konstruiert auf der einen Seite Expertise und Kenntnis, auf der anderen Seite einen Bedarf an diesen oder wenigstens einen Bedarf für deren Folgen."[25]

---

25 Nassehi et al. 2002: 65.

Eben diese Wissensasymmetrie ist zugleich eine Erwartung, die seitens der Ratsuchenden an die oder den Beratenden gestellt wird und die als Beurteilungsmerkmal über die Qualität der Beratung herangezogen werden kann. Diana betont, dass der Notar in den medizinischen Belangen ein „sehr großes Wissen" gehabt habe. Interessant ist daher zunächst eine genauere Betrachtung dessen, was in dieser Beratungssituation Wissen eigentlich ist.

Diana selbst nennt die Auskünfte über Behandlungsmaßnahmen bei Demenz als Beispiel: „Mir war nicht bewusst, dass es ein Stadium gibt in der Demenz, wo man da liegt, nicht mehr schlucken kann, der Geist eigentlich nicht mehr da ist und dass eine Magensonde oder Magenfistel gelegt wird [...]." Aufgrund dieser neuen vom Notar gegebenen Information legt Diana in ihrer Verfügung fest, dass sie in einem solchen Fall keine Magensonde oder Magenfistel haben will. Hier wird deutlich, wie die Konstruktion von Expertise in der beratenden Kommunikation abläuft, denn die beschriebene Situation ist zunächst einmal nur die Spekulation einer möglichen Zukunft. Ausführlicher hat diesen Zusammenhang der Soziologe Ulrich Beck[26] herausgearbeitet, maßgeblich im Hinblick auf ein Expertentum, dass sich im Zuge des technischen Fortschritts sowie einer sich ausdifferenzierenden Gesellschaft entwickelt habe. Beck argumentiert, dass es eben die Experten seien, die den Fortschritt durch ihre Kenntnisse vorantrieben, die aber gleichzeitig auch daran arbeiteten, mögliche Risiken zu identifizieren und Lösungen dafür anzubieten. Die Risiken, um die es dabei ginge, zeichneten sich häufig dadurch aus, dass sie nicht erfahrbar seien: „Während Einkommen, Bildung etc. für den einzelnen konsumierbare Güter sind, ist die Existenz und Verteilung von Gefährdungen und Risiken prinzipiell argumentativ vermittelt."[27] Die Magensonde bei fortgeschrittener Demenz ist dafür ein geeignetes Beispiel. Im Kontext der Beratung zur Patientenverfügung wird das lebenserhaltende medizinische Objekt zur Gefahr umgedeutet und als mögliches Risiko inszeniert. Eine entsprechende Formulierung in der Patientenverfügung ist die Lösung. Diana trifft ihre Entscheidung hier aufgrund einer Risiko-Konstruktion, einer Fiktion, die als Wissen gedeutet wird. Ob Diana einmal an Demenz erkranken wird und ob zu diesem zukünftigen Zeitpunkt die Magensonde der medizinischen Praxis entspricht, ist ungewiss. Für Diana wird die Konstruktion des zukünftigen Risikos „Magensonde bei Demenz" jedoch zu einer überzeugenden Gewissheit. Sie entscheidet sich dagegen und *weiß*, dass sie „ir-

---

26 Beck 1986.
27 Ebd.: 35.

gendwann verhungern und verdursten, aber nicht jahrelang an einer Magensonde liegen" wird. Becks Wissensbegriff setzt aber eine bewusste Eigenerfahrung voraus. Niemand könne von Risiken wissen, „solange Wissen bewusst erfahren haben heißt."[28] Von diesem Wissensverständnis ausgehend stehen im Kontext der Patientenverfügung die Expertise von Expert*innen und das durch die Beratung neu erworbene Wissen der Ratsuchenden prinzipiell vor dem Problem der eigenen Unerfahrbarkeit.

Einen noch etwas anderen Blick auf Wissen, speziell wissenschaftliches Wissen, bieten Arbeiten aus den *Science and Technology Studies* an. Anliegen der interdisziplinären Forschungsströmung, die sich in den 1970er Jahren entwickelte, ist es, „wissenschaftliches Wissen und Technik als soziale und kulturelle Phänomene zu verstehen und einer kritischen Analyse zugänglich zu machen"[29]. Es wird die Annahme zugrunde gelegt, dass die Genese von Wissen und Technik immer in Handlungszusammenhänge eingebettet ist. Erkenntnisse und technische Errungenschaften entstehen situativ im Kontext bestimmter Produktions- und Nutzungspraktiken. Den empirischen Nachweis hierfür erbrachten zahlreiche ethnografisch ausgerichtete Studien, die in naturwissenschaftlichen Laboren durchgeführt wurden. Dabei konnte gezeigt werden, wie Erkenntnisse durch Interaktionen unter den zusammenarbeitenden Forscher*innen, mit dem handlungssteuernden Raum des Labors und durch den Umgang mit den dort vorhandenen technischen Messinstrumenten und anderen Objekten hergestellt wurden. Räumlichkeiten, Objekte und Personenkonstellationen bilden dabei immer ein einzigartiges situatives Setting, das die Wissensgenese beeinflusst.[30] Durch die Beschreibung und Analyse des *doing science* im Labor wurde die Wissensproduktion als menschliches Tun nachgezeichnet und die Objektivität von wissenschaftlichem Wissen widerlegt. Wissen ist relativ, eine soziale Ressource ebenso wie eine kulturell hergestellte Kategorie, abhängig davon, was in einer Gesellschaft als Wissen angesehen wird. Wissenschaftliche Revisionen, Innovationen und technischer Fortschritt zeugen davon, dass wissenschaftliches Wissen niemals statisch und absolut ist, sondern dynamisch und veränderlich. Die Magensonde kann als ein Produkt dieser wissenschaftlicher Wissenserzeugung gedeutet werden. Aus Perspektive der *Science and Technology Studies* wurde sie in einem spezifischen sozialen, dinglichen und historischen Kontext entwickelt, ein-

---

28 Ebd.: 96.
29 Niewöhner et al. 2012: 11. Zentrale Arbeiten aus diesem Forschungsfeld stammen u. a. von Bruno Latour, Michel Callon, Donna Haraway und Karin Knorr-Cetina.
30 Vgl. Kirschner 2014: 126.

gebettet in einen Prozess der Erkenntnisgewinnung, der nicht stillsteht. Gesundheitliche Vorausverfügungen können jedoch nur den *Status quo* zum Zeitpunkt der Erstellung berücksichtigen, projizieren diesen aber in die Zukunft.

Wissen stellt demnach auch bei der notariellen Beratung zur Patientenverfügung zunächst eine relative Ressource dar – allerdings eine wirkmächtige, da sich auch die Handlungspositionen der Akteure an ihr ausrichten. So nimmt der Notar in der Interaktion mit Diana auch hinsichtlich der inhaltlichen Ausgestaltung der Patientenverfügung eine dominante Rolle ein. Diana beschreibt die Erarbeitung des Inhalts zwar als eine „Aufklärungsgespräch", letztlich ist es jedoch in Dianas Erzählung der Notar, der erklärt und Vorschläge macht, wenn sie sich erinnert, er habe gesagt „wenn das so und so steht, dann geht wirklich nichts mehr, wir können das rausnehmen oder die Einfügung noch machen". Das gemeinsame Arbeiten am Text wird maßgeblich durch den Notar geleitet, der sozusagen Entscheidungsoptionen für Diana und ihren Mann vorselektiert. Diese Beschreibung zeigt sehr deutlich, wie die durch die Patientenverfügung beabsichtigte Patientenautonomie aufgrund von spezialisierten Wissensbeständen und stärkeren Handlungspositionen, die bei den Beratenden liegen, für die Verfassenden an ihre Grenzen stößt. Das Vorgehen des Notars weist hier große Parallelen zu dem in der westlichen Medizin der Gegenwart praktizierten Modell des *Informed Consent* oder *Shared Decision Making* auf. George J. Annas und Frances H. Miller haben innerhalb der Rechtswissenschaften unter anderem untersucht, wie sich das amerikanische ökonomisierte Gesundheitssystemen auf die Informationspraxis von Ärzt*innen gegenüber Patient*innen auswirkt. Sie kamen zu dem Ergebnis, dass das Modell des *Informed Consent* theoretisch zwar gut absichere, die Patientenautonomie aber in der Praxis aus verschiedenen Gründen schwer durchsetzbar sei:

> „First, patients (particularly seriously ill ones) remain abjectly dependent on their physicians, who still make most choices for them because of the information inequality between doctor and patient. [...] Moreover, the way physicians impart information influences patient choice."[31]

Die größere Entscheidungsmacht liegt also weiterhin bei den Ärzt*innen, weil sie im Vergleich zu den Patient*innen über einen Wissensvorsprung verfügen. Ferner haben Ärzt*innen immer die Möglichkeit, Informationen

---

31 Annas/Miller 1994: 369.

selektiv oder manipulativ mitzuteilen und können die Entscheidung der Patient*innen in eine Richtung lenken. Gleiches trifft im Fall von Diana auf den Notar zu.

Das geschilderte Fallbeispiel lässt sich folgendermaßen interpretiert zusammenfassen: Diana möchte gesundheitliche Vorsorge mit einer Patientenverfügung treffen und wendet sich dazu an einen Notar, weil ihr dieses Vorgehen von der Schwiegermutter vorgelebt wurde und ihr alternative Beratungsmöglichkeiten unbekannt sind. Im Zentrum der Beratung stehen Risikofiktionen wie künstliche Ernährung bei fortgeschrittener Demenz, die in der Interaktion als objektives Wissen gedeutet werden. Daraus ergeben sich mehrere Problematiken: Zum einen zeichnet sich hier die Problematik der Kontingenz gesundheitlicher Vorausverfügungen ab, da Entscheidungen im Heute aufgrund der Projektion einer eventuellen, angenommenen Zukunft getroffen werden. Zweitens wird eine Wissensordnung sichtbar, in der das als objektiv inszenierte Wissen des Notars machtvoll erscheint und eine dominante Handlungsposition legitimiert, die ihm erlaubt, Dianas autonomen Patientenwillen zu beeinflussen. Ihre Patientenverfügung ist am Ende ein Dokument, das auf juristisch und medizinisch spezialisierten Wissensbeständen beruht, und das sie, wie sie selbst sagt, nicht selbst hätte formulieren können. Der verschriftlichte Patientenwille im Zuge eines persönlichen, autonomen gesundheitlichen Risikomanagements ist in einem hohen Maße verwissenschaftlicht und im Umkehrumschluss für lebensweltliche Adressaten wie beispielsweise die Verfassenden selbst oder Bevollmächtigte nur zugänglich, wenn sie über die erforderlichen Wissensbestände verfügen. Diese Problematiken werden in der Beratungssituation aber nicht verhandelt. Diana hat das Gefühl, eine gute Beratung bekommen zu haben und nun für alle Eventualitäten am Lebensende abgesichert zu sein. Das persönliche Risikomanagement, die alltagsweltliche Sterbeprävention durch eine Patientenverfügung ist aber zunächst durch die gemeinsame Konstruktion von Objektivität nur eine Sicherheitsfiktion.

2.2 Die Arbeit am Dokument

In dem ersten Fallbeispiel zur Beratung wurde die Arbeit am Dokument als Interaktionssituation bereits angerissen. Mit einem zweiten Fallbeispiel soll sie noch einmal aus einer anderen Perspektive beleuchtet werden. Seit 2009 ist die Patientenverfügung unter dem sogenannten Patientenverfügungsgesetz gesetzlich verankert (§ 1901a Absatz 1 Bürgerliches Gesetzbuch (BGB)). In ihrer Form ist die Patientenverfügung bisher allerdings nur recht marginal geregelt. Sie muss lediglich eigenhändig unterschrieben sein, kann ein Datum enthalten, muss es aber nicht. In Deutschland existieren laut Schätzungen einer Repräsentantin der Patientenschutzorganisation, die ich zu Forschungszwecken aufsuchen durfte, 400 bis 600 verschiedene Varianten. Neben den durch spezielle Berater*innen aufgesetzten Dokumenten wie notarielle Verfügungen gibt es diverse Angebote, die es Patienten*innen ermöglichen sollen, ihren Willen weitgehend selbstständig festzuhalten. Der Grad der Individualisierbarkeit ist bei gängigen Verfügungsmustern sehr unterschiedlich. Manchmal ist ein vollständiger Fließtext vorformuliert[32], einige Anbieter wie das Bundesministerium für Justiz und Verbraucherschutz (BMJV) offerieren Textbausteine[33], die zu einer persönlichen Verfügung zusammengesetzt werden können. Verbreitet sind auch Formulare, in denen verschiedene Möglichkeiten durch Ankreuzen ausgewählt werden. Ein solches Formular möchte ich nachfolgend beispielhaft genauer untersuchen.

In der Anthropologie stellen Dinge als Bestandteil menschlicher Welten seit jeher einen zentralen Forschungsgegenstand dar. Allerdings hat sich der forschende Blick auf sie über die Zeit verändert. Neben den bereits erwähnten *Science and Technology Studies* haben auch die *Material Culture Studies* die Perspektive bei der Betrachtung von Objekten geweitet und vertreten die Annahme, dass Dinge soziale Welten ebenso gestalten und strukturieren wie sie umgekehrt Ausdruck dieser Welten sind.[34] Es besteht eine wechselseitige, prägende Beziehung zwischen materieller Kultur und sozialer Kultur. Alltagsweltliche Dokumente wie Formulare und Verfügungen betreffend besteht allerdings noch Forschungsbedarf. Sie werden bisher primär als Träger von Informationen und Bedeutung berücksichtigt, weniger jedoch als ebenso handlungsleitende Entitäten. Dem möchte ich nun anhand eines Ankreuzformulars für die Patientenverfügung näher auf den Grund gehen.

Die Patientenrechteorganisation, bei der ich vor Ort war, bietet eine eigene Patientenverfügung an, die sich durchaus als das Herzstück der Organisation bezeichnen lässt. Die Organisation beschäftigt sich seit ihrer Gründung mit dem Aufbau von Patientenverfügungen und entwickelt ihr

---

32 Eine solche Verfügung bietet bspw. die Ärztekammer Niedersachsen an, online abrufbar unter: https://www.aekn.de/fileadmin/media/Downloadcenter/Patienten Info/AEKN_Patientenverfuegung_sw_A4.pdf; 8.5.2018.
33 Die Informationsbroschüre des BMJV zur Patientenverfügung findet sich auch online unter: https://www.bmjv.de/SharedDocs/Publikationen/DE/Patientenverfu egung.html; 5.3.2018, siehe insbesondere 21ff.
34 Vgl. Miller 1998: 3.

eigenes Muster fortlaufend weiter. Das machen etwaige Änderungen durch den Gesetzgeber ebenso erforderlich wie Erfahrungen aus dem Organisationskontext, um die es gleich gehen wird. Denn Ziel ist neben höchster Rechtssicherheit auch eine besondere Nutzerfreundlichkeit, die dabei helfen soll, dass eine Patientenverfügung für möglichst viele Menschen relativ einfach zu realisieren ist. Die Weiterentwicklung der hauseigenen Patientenverfügung liegt in den Händen einer Arbeitsgruppe. In der Gruppe sind ein Ethiker und Philosoph vertreten, drei Juristen und ein Arzt sowie zwei ehrenamtliche Mitarbeiter, die prüfen, ob die von den „Experten" verfassten Inhalte allgemeinverständlich sind. Die Organisation verspricht, dass ihre Patientenverfügung rechtssicher ist und beruft sich dabei auf die in der Arbeitsgruppe vorhandene Expertise und ihre langjährige Erfahrung auf diesem Gebiet. Die aktuelle Version umfasst acht Seiten in einer überdurchschnittlich großen Schriftgröße. Auf Seite 2 werden sechs Situationen beschrieben, in denen die Lebensfunktionen auf unterschiedliche Weise beeinträchtigt sind, beispielsweise:

- dass ich aufgrund schwerer und aller Voraussicht nach anhaltender Gehirnschädigungen (z. B. durch Unfall, Schädel-Hirn-Trauma, Schlaganfall) meine Fähigkeit, Einsichten zu gewinnen, Entscheidungen zu treffen und mit anderen Menschen in Kontakt zu treten verloren habe;
- dass ich mich in einem Zustand umfassender und andauernder Pflegebedürftigkeit befinde;
- dass ich mich aller Wahrscheinlichkeit nach unabwendbar im unmittelbaren Sterbeprozess befinde

Im darauffolgenden Block sind neun ankreuzbare Behandlungsanweisungen aufgelistet wie etwa:

- Unterlassung oder Abbruch aller lebensverlängernden Maßnahmen, die den Todeseintritt verzögern und dadurch mögliches Leiden verlängern würden, wie z. B. Intensivpflege, Reanimation, künstliche Beatmung, künstliche Ernährung, weder über Magensonde durch Mund, Nase oder Bauchdecke, noch durch eine Infusion über die Vene
- keine Behandlung mit Antibiotika oder Chemotherapeutika
- keine belastenden diagnostischen Eingriffe
- keine Dialyse
- keine Wiederbelebungsmaßnahmen

An einigen Stellen wird deutlich, dass die Formulierungen subjektiv und daher abweichend interpretiert werden können: Was bedeutet „umfassende" Pflegebedürftigkeit? Wann ist ein Eingriff für jemanden „belastend"? Als besonders problematisch ist daher die Option zu werten: „Auch wenn der Tod nicht unmittelbar bevorsteht, will ich lieber sterben als ein Leben in voller Abhängigkeit zu führen oder zu einem Weiterleben gezwungen zu sein, das nicht mehr meiner persönlichen Vorstellung von Menschenwürde und Lebensqualität entspricht." Die Vorstellungen von Menschenwürde und Lebensqualität können im Einzelfall sehr unterschiedlich sein. Unter anderem aus diesem Grund ist die Hälfte von Seite 7 der Verfügung freigehalten. Hier können Verfasser*innen persönliche Erklärungen abgeben, um die getroffene Auswahl zu erläutern. Diese Möglichkeit wird laut einer Mitarbeiterin der Organisation aber nur selten genutzt. Personen würden in der Regel „einfach alles durchkreuzen", was gar nicht im Sinne der Organisation sei. Eine andere Mitarbeiterin erzählt, dass die hauseigene Verfügung früher ein fertiger Fließtext gewesen sei. Im Laufe der Jahre habe man sich für jedoch für die Ankreuzvariante entschieden, unter der Annahme, dass sich die Verfassenden dann intensiver mit den einzelnen Möglichkeiten auseinandersetzen und bewusst auswählen, was zu ihnen passt. Die Mehrheit der Nutzer*innen geht allerdings anders vor: Sie kreuzen alles an.

Erklären lässt sich das mit dem aus der Wahrnehmungspsychologie stammenden Konzept der *Affordanz*. Nicole Zillien beschreibt Affordanz mit Verweis auf den Wahrnehmungs-psychologen und Urheber des Affordanzkonzepts James J. Gibson als „den Angebotscharakter eines Objektes"[35]. Es gibt *objektive Affordanzen*, die im Objekt selbst verankert sind, und *subjektive Affordanzen*, die dem Objekt bei der Nutzung zugeschrieben werden.[36] Ein Papierblatt mit Kästchen und Fließtext bietet die Affordanz, es mit einem Stift zu bearbeiten und Kästchen anzukreuzen – aber unter Umständen ebenso die Affordanz, daraus eine Papierfigur zu basteln. Die Interpretation von Affordanzen ist kontextuell verschieden, aber sozial vermittelt und somit kulturell geprägt.[37] Wenn ein Messer als Essbesteck benutzt wird und erst nachrangig als Waffe, ist diese Anwendung das Ergebnis einer kulturellen Prägung. Zillien stellt allerdings auch heraus, dass das klassische Affordanzkonzept Nutzer*innen weniger als aktiv Handelnden, sondern mehr als reaktiv Handelnde beschreibt. Weiterführender ist laut Zillien daher der von Vyas, Chisalita und van der Veer[38] eingeführte Ansatz *Affordance-in-Interaction*, der die Subjekt-Objekt-Beziehung als einen interpretativen Interaktionsprozess begreift, bei der Nutzer*innen

---

35 Zillien 2009: 163.
36 Vgl. ebd.: 165.
37 Vgl. ebd.: 171.
38 Vyas et al. 2006.

aktiv die Handlungsoptionen eines Mediums für sich bestimmen: „users are actively participating in the interaction with the artefact and contionously interpreting the situation and constructing and rebuilding meanings about the artefact."[39] Im Falle des vorliegenden Musters wird die intendierte Affordanz des Reflektierens, bevor ein Kreuzchen gemacht wird, von Anwender*innen nicht automatisch wie erhofft gedeutet. Diese nehmen das Kästchen-Design als Aufforderung wahr, ausnahmslos jedes Kästchen anzukreuzen, weil es ihnen das Gefühl vermittelt, „rundum abgesichert zu sein", wie eine Mitarbeiterin der Organisation sagte. In einer neueren Fassung plant die Organisation daher, mit Ja/Nein-Optionen zu arbeiten, um eine bewusste Selektion zu befördern.

An diesem Beispiel wird insgesamt deutlich, dass auch das Dokument als Objekt an der Ausgestaltung des Patientenwillens beteiligt ist und die in es eingeschriebenen Eigenschaften und Deutungen menschliches Handeln lenken können. In dem geschilderten Fall sind es vor allem die kulturell geprägten Logiken des Formulars, die die Willensbekundung steuern.

2.3 Die Bevollmächtigung

Nach der Beratung und der Ausgestaltung des Inhalts einer Patientenverfügung möchte ich mich nun noch mit einer weiteren Interaktionssituation im Erstellungsprozesses befassen, in der wichtige Entscheidungen getroffen werden müssen – der Bevollmächtigung. Damit eine Patientenverfügung vom medizinischen Personal berücksichtig werden kann, muss sie am Ort der Behandlung vorliegen oder abrufbar sein und von einer Person durchgesetzt werden. Durchsetzung meint, dafür zu sorgen, dass der verschriftlichte Patientenwille erfüllt wird. Falls keine Person benannt ist, setzt das Gericht eine*n Betreuer*in ein. Das kann ein*e Angehörige*r sein, aber auch eine fremde Person wie zum Beispiel ein*e Berufsbetreuer*in. In der Kommunikation über die Patientenverfügung, sei es in einer Informationsbroschüre oder bei der persönlichen Beratung, wird daher meistens empfohlen, eine Person zu benennen, die bevollmächtigt ist. Für das von mir untersuchte Sample lässt sich feststellen, dass alleinstehende Personen häufig ein Familienmitglied, vorzugsweise Tochter oder Sohn, bevollmächtigen, Personen, die in festen Paarbeziehungen leben, vorrangig die eigene Partnerin oder den eigenen Partner. Verfassende, die sich juristisch beraten ließen, erhielten den Hinweis, auch eine*n Ersatzbevoll-

---

39 Ebd.: 1.

mächtigte*n einzusetzen, für den Fall, dass die erstgenannte Person ihrer Durchsetzungspflicht nicht nachkommen kann, zum Beispiel bei einem gemeinsamen Verkehrsunfall. Erstbevollmächtigte in einer Paarkonstellation haben den Vorteil, dass sie bei Gesprächen miteinander und bei einer gemeinsamen Beratung gegenseitig mit Gedanken und Beweggründen der persönlichen Sterbevorsorge in Berührung kommen. Die Bevollmächtigung wird dabei kaum als ein eigener Handlungsakt gerahmt, sondern läuft eher im Hintergrund mit. Um zu Kenntnissen darüber zu gelangen, wie die Bevollmächtigung als eine explizite Handlungssituation wahrgenommen und vollzogen wird, ist es daher aufschlussreicher, sich den Bevollmächtigungsvorgang für Ersatzbevollmächtigte anzuschauen. Auch hier möchte ich mich wieder auf die bereits erwähnte Diana beziehen. Wie die meisten der befragten Verfassenden in Paarbeziehungen hat auch Diana ein Geschwisterteil ersatzbevollmächtigt, ihre Schwester. Diana erzählt im folgenden Auszug, warum sie sich für ihre Schwester entschieden hat und wie die Bevollmächtigung vonstattenging:

> Diana: [...] meine Schwester ist mir doch sehr vertraut und sie ist ein bisschen jünger. Sie ist die Patentante meines Kindes und so war es sehr nahe und sie lebt in der Region und die ist so fest verankert, die wird wahrscheinlich nie wegziehen, also die ist örtlich auch verfügbar. Was bringt mir jemand, der 800 Kilometer weit weg wohnt, also, und das war dann wichtig und, aber ich hab mir das überlegt und ich *musste* und ich *habe* sie gefragt. Und sie brauchte Bedenkzeit. Sie war sehr schockiert am Anfang darüber, ja, boah, die wusste auch zuerst nicht, ob sie das macht, ob sie das kann, irgendwann in der Situation zu sagen, hier ist die Patientenverfügung [...].

> Int.: Hat deine Schwester eine Kopie oder wie würde der Zugriff dann erfolgen?

> Diana: Sie weiß es, sie weiß, wo das ist, und ich bin mir gar nicht sicher, ob wir ihr eine Kopie gegeben haben [...]. Also wie gesagt, sie hatte Bedenkzeit für sich und dann wollte ich eigentlich nur ein klares Ja oder ein klares Nein. Ein Nein wäre natürlich auch absolut akzeptabel gewesen, weil es ist eine schwierige Bürde, und dann kam sie auch zum Kaffeetrinken und sie hat es dann auch nochmal gelesen und es war dann wirklich nur: Ich mach das, ist in Ordnung. Ich mein klar, ich hab sie auch vorher schon gefragt, ob ich sie einsetzen kann, aber das hätte ich ja auch noch streichen lassen können, und dann war es wirklich sehr schnell gegessen. Also sie war natürlich etwas distanziert,

so, man möchte sich damit nicht befassen, weil kaum einer möchte sich mit dem Ableben eines anderen befassen, das liegt, glaube ich, in der Natur des Menschen, besonders weil der Tod, ich finde, in der heutigen Gesellschaft ausgeschlossen wird. Ich finde, er gehört zum Leben dazu, eine Geburt wird gefeiert, der Tod wird verschwiegen, das finde ich nicht richtig, weil er gehört zum Leben dazu und ich glaub, für meine Schwester gehört er nicht zum Leben dazu, sie würde den, glaube ich, auch lieber wegsperren [...].

Diana schildert in obigem Zitat die Bevollmächtigung ihrer Schwester als einen Prozess, der sich aus mehreren interaktiven Handlungseinheiten zusammensetzt. Der Prozess beginnt damit, dass Diana ihre Schwester fragt, ob sie sie als Bevollmächtigte einsetzen darf. In der Formulierung „ich musste und ich habe sie gefragt" klingt eine gewisse Förmlichkeit an. Die Schwester reagiert zunächst „schockiert", zieht sich für eine Bedenkzeit zurück, während Diana auf „ein klares Ja oder ein klares Nein" wartet. Die direkte Interaktion um die Patientenverfügung ruht. Dann kommt die Schwester zu einem gemeinsamen Kaffeetrinken vorbei. In diesem situativen Kontext wird die Bevollmächtigung dann rasch zum Abschluss gebracht, „dann war es wirklich sehr schnell gegessen".

In ihrem groben Verlauf deckt sich Dianas Erzählung mit den Erzählungen anderer Verfasser*innen. Im Mittelpunkt steht die Frage an die bevollmächtigte Person, ob er oder sie die Aufgabe übernimmt, oder zumindest die Information, dass die Person eingesetzt worden ist. Die Bevollmächtigten wiederum wussten laut der Erzählungen der Interviewten in vielen Fällen zunächst nicht richtig mit der Situation umzugehen, baten um Bedenkzeit, gaben dann aber ihre Einwilligung. In keinem Fall wurde jedoch ein Austauschgespräch über den Inhalt der jeweiligen Verfügungen als Handlungsoption gewählt. Eine mögliche Erklärung dafür ist, dass sich Geschwister so nahe stehen, dass sie bei einer Bevollmächtigung nicht über ihre Patientenwünsche sprechen müssen. Man kennt sich ja, ist zusammen aufgewachsen. Dianas Erzählung bietet jedoch Anhaltspunkte für eine andere mögliche Interpretation, wenn sie sagt: „kaum einer möchte sich mit dem Ableben eines anderen befassen", und danach die Vermutung ausspricht, dass ihre Schwester den Tod „lieber wegsperren" würde. In Dianas Patientenverfügung geht es aber genau darum: um Sterben und Tod. Dianas Äußerung lässt vermuten, dass, so eng die Schwestern auch sein mögen, sie bisher nicht über ihre Sterbewünsche gesprochen haben.

Der französische Historiker Philippe Ariès vertritt die Ansicht, dass die große Bedeutung affektueller Bindungen im 19. Jahrhundert dazu geführt habe, dass der Tod aus der Kommunikation in solchen Beziehungen verbannt worden sei, weil er sowohl für den Sterbenden als auch die nahen Angehörigen zu einer emotionale Zumutung geworden sei.[40] Die Auseinandersetzung mit dem Tod der oder des anderen war zu schmerzlich geworden. Ein anderer erklärender Ansatz findet sich bei Alfred Schütz und Thomas Luckmann. Die beiden Soziologen kategorisieren gesellschaftliche und individuelle Wissensbestände, mit denen sich Menschen die Welt erschließen, sie strukturieren und in ihr handeln. Dabei haben sie unter anderem die Kategorie des Rezeptwissens gebildet, die, verkürzt ausgedrückt, erfahrbares Spezialwissen bezeichnet, das jedoch „automatisiert" und „standardisiert" angewendet, also routiniert eingesetzt wird.[41] Diana weiß, wie sie eine Beratungssituation gestalten kann, ein gemeinsames Kaffeetrinken, viele andere soziale Situationen und Interaktionen. Das Handlungswissen über die Bevollmächtigung beschränkt sich jedoch auf das Stellen der Frage, machst du es oder machst du es nicht, ähnlich wie bei einem Eid oder einem Versprechen. Was am Ende genau gemacht werden muss und unter welchen Umständen, kommt jedoch nicht zur Sprache.

Möglicherweise ist eine Erklärung, dass es sich bei der Patientenverfügung immer noch um ein relativ neues Instrument zur Sterbevorsorge in alltäglichen Lebenswelten handelt. Vorstellungen von Handlungskontexten, die beispielsweise die Testamentseröffnung betreffen, sind – auch wenn sie nicht immer unbedingt der Realität entsprechen – nicht zuletzt durch Erzählungen in Büchern oder Filmen tiefer verankert. Gesellschaftliche Vorlagen für die Gestaltung einer Bevollmächtigung bei einer Patientenverfügung gibt es wenige. Konkrete Handlungsbeispiele für eine gelingende Einbindung von Bevollmächtigten, Rollenvorbilder für die interaktive Gestaltung der Bevollmächtigung werden auch bei einer breiteren Betrachtung populärer Medien selten gegeben. In Bezug auf die Patientenverfügung beginnen sich Verhaltensmuster, die eine Orientierung geben, wenn überhaupt gerade erst herauszubilden. Die Kommunikation in Familien, mit Bekannten, von Beratenden und Ratgebern richtet sich darauf, dass es sinnvoll ist, eine Person zu bevollmächtigen, aber nicht auf das Wie. Dies erscheint im Falle der Patientenverfügung problematisch, da beispielsweise die Untersuchung des notariellen Beratungsgesprächs gezeigt hat, dass sie hochspezialisierte versprachlichte Wissensbestände beinhalten kann. Die bevollmächtigte Person, wenn es schon eine aus dem näheren Umfeld gibt, ist mitunter die wichtigste Instanz für die Durchsetzung des Patientenwillens. Sterbevorsorge mittels einer Patientenverfü-

---

40 Vgl. Ariès 2009: 719f., 162.
41 Vgl. Schütz/Luckmann 2003: 156f.

gung sollte daher auch die Sorge darum beinhalten, dass Patientenwünsche nicht nur auf dem Papier festgehalten, sondern wann immer möglich mit den Bevollmächtigten verständlich besprochen werden. Die Patientenverfügung hat einen großen Anteil daran, dass die Themen Tod und Sterben (wieder) einen Platz in gegenwärtigen Alltagswelten haben und kommunikativ verhandelt werden. Sie zeigt aber auch beispielhaft, dass der Tod Menschen in engen Sozialbeziehungen bis heute immer noch sprachlos macht, weil es an kommunikativen Gewohnheiten fehlt.

3. Fazit

Der Beitrag behandelte die Frage, wie gesundheitlich präventiv handelnde Akteure Entscheidungssituationen konzeptionalisieren und kontextualisieren, die ihnen im Erstellungsprozess einer Patientenverfügung widerfahren. Der Frage lag die These zugrunde, dass der in einer Patientenverfügung niedergelegte Patientenwille bei einer prozessualen und relationalen Betrachtung weniger autonom ist, sondern vielmehr eine Ko-Produktion, die durch kulturell geprägte Interaktionen zwischen Menschen und Dingen entsteht. Dazu wurden exemplarisch drei verschiedene Phasen des Erstellungsprozesses hinsichtlich ihrer Akteurskonstellationen betrachtet: die Beratung, die Auseinandersetzung mit dem Dokument und die Bevollmächtigung. Es konnte gezeigt werden, dass die gesundheitlichen Entscheidungen, die in der Beratungssituation getroffen werden, auf einer zeitlich entgrenzten Objektivitätskonstruktion beruhen, die zukünftige Risiken als Wissen erscheinen lässt. Für die Konstruktion von Objektivität und Sicherheit ist im Falle der Patientenverfügung eine wahrgenommene Wissensordnung entscheidend, die das juristische und medizinische Fachwissen als besonders zuverlässig und im Moment der Entscheidung als zeitlos bewertet. Durch die ungleiche Wissensverteilung der Akteure ergibt sich ein hierarchisches Gefüge, das es dem Beratenden erlaubt, eine handlungssteuernde Position in der Interaktion einzunehmen und Einfluss auf die gesundheitliche Willensbekundung zu nehmen. Als ebenso handlungsleitend können sich die Nutzungseigenschaften von Objekten erweisen, wie beispielhaft an einem Ankreuzformular in Verbindung mit dem Affordanz-Konzept herausgearbeitet wurde. Hinsichtlich der Bevollmächtigung ging es weniger darum, wie bevollmächtigte Personen ausgewählt werden, sondern welche Handlungsentscheidungen gewählt werden, um die Bevollmächtigung im privaten Rahmen zu vollziehen. Den beteiligten Akteuren fehlte es dabei an Handlungswissen, um das Präventionsprojekt Patientenverfügung zu einem sicheren Abschluss zu bringen.

Im Zentrum der Bevollmächtigung steht die Frage nach der Bereitwillig-
keit zur Bevollmächtigung. Ein klärendes Gespräch über die persönlichen
Vorstellungen des Sterbens und die Bedeutung des juristisch und medizinisch verwissenschaftlichten Inhalts der Patientenverfügung kommt jedoch nicht zustande.

Allein durch die betrachteten Ausschnitte, in denen ein Notar als Berater, das Formular einer Organisation und eine Schwester als Bevollmächtigte auftreten, wird deutlich, dass sich der vermeintlich autonome Patientenwille nicht isoliert herausbildet, sondern innerhalb eines Gefüges aus
kulturell geprägten Mensch-Ding-Beziehungen entsteht. Auch die Patientenverfügung ist somit ein soziales, hybrides Konstrukt, eine Ko-Produktion von Akteuren und Dingen aus wissenschaftlichen, technischen, medizinischen und juristischen sowie alltäglichen Welten. Das im Gesundheitsbereich und auch im Zusammenhang mit der Patientenverfügung ge-
bräuchliche Konzept des mündigen, „kompetenten Patienten"[42] oder auch
„informierten Patienten"[43] greift hier zu kurz. Es suggeriert – kurz gesagt –
dass Patient*innen gesundheitliche Entscheidungen auf der Grundlage
von Informationsbeschaffung treffen und eine selbstbestimmte Willensbekundung möglich ist, die in einem autonomen Patientenwillen zur Äußerung gebracht wird. Das Modell des *Advanced Care Planning* (ACP) geht
einen Schritt weiter, um dem „Ideal einer gemeinsamen Entscheidungsfindung"[44] für zukünftige Behandlungsentscheidungen näher zu kommen.
ACP ist allerdings als ein qualifizierter Gesprächsprozess zwischen den Betroffenen, gegebenenfalls ihren gesetzlichen Vertreter*innen, und einer
speziell für die Gesprächsführung geschulten Gesundheitsfachperson kon-
zipiert, der in regelmäßigen Abständen wieder aufgenommen und aktuali-
siert werden sollte.[45] ACP trägt somit dem Umstand Rechnung, dass es
sich bei der gesundheitlichen Vorausplanung um eine hoch komplexe Angelegenheit handelt, bei der gesetzliche Vorgaben, Erfahrungen aus der
medizinischen Praxis und Patientenwille in Einklang gebracht werden
müssen. Es macht das Projekt Patientenverfügung aber nicht unbedingt
leichter realisierbar. Nach wie vor steht die Problematik im Raum, wie viel
Zeit und im Zweifelsfall auch finanzielle Mittel Menschen bereit sind, dafür zu investieren – vor allem, solange es ihnen gut geht und die tatsächli-

---

42 Mathar 2010: 23.
43 Klemperer 2009.
44 Coors et al. 2015: 13.
45 Vgl. ebd.

che zukünftige Situation, in der gesundheitliche Vorausentscheidungen zur Anwendung kommen, ungewiss bleibt.

Herr Brysch vergleicht in der Eingangsepisode eine Patientenverfügung mit einem Liebesbrief. Ein schönes Bild, allerdings hinkt es. Herr Brysch sagt, auch gute Liebesbriefe müssten detailliert sein. Das ist vermutlich der letzten Entscheidung des Bundesgerichtshofs (BGH) 2016 geschuldet, wonach Patientenverfügungen nur dann bindend sind, wenn sie konkret sind, was bedeutet, dass einzelne ärztliche Maßnahmen benannt und Krankheiten sowie Behandlungssituationen klar beschrieben sein müssen.[46] Das Urteil macht die Patientenverfügung einmal mehr zu einem hochgradig formalisierten und regulierten Instrument, das auf komplexen spezialisierten Wissensbeständen beruht. Damit wird ein Weg eingeschlagen, der in der lebensweltlichen Praxis immer mehr Ressourcen, Kompetenzen und Bereitschaft voraussetzt, um sich das erforderliche Wissen für die persönliche Sterbevorsorge anzueignen oder zu beschaffen. Im Vergleich dazu ist ein Liebesbrief doch wesentlich leichter zu schreiben. Im Minimalfall reicht schon ein einziger Satz: Ich liebe dich. Eine Gemeinsamkeit gibt es allerdings bei der Liebe wie beim Sterben für diejenigen, die es in der Konsequenz betrifft: Sie bewegen sich an den Grenzen des Sagbaren.

Literatur

Annas, G/Miller, F (1994): The Empire of Death: How Culture and Economic Affect Informed Consent in the U.S., the UK, and Japan. In: American Journal of Law & Medicine, 20: 4, 357-394.

Ariès, P (2009): Geschichte des Todes. 12. Auflage. München: dtv.

Beck, S (2004): Alltage, Modernitäten, Solidaritäten. Soziale Formen und kulturelle Aneignung der Biowissenschaften – Plädoyer für eine vergleichende Perspektive. In: Zeitschrift für Volkskunde, 100: 1, 1-30.

Beck, U (1986): Risikogesellschaft. Auf dem Weg in eine andere Moderne. Frankfurt am Main: Suhrkamp Verlag.

Bernhart-Just, A (2015): Weiterleben oder sterben? Entscheidungsprozesse leidender Menschen. Göttingen: V&R Unipress.

---

46 Vgl. BGH 2016: Mitteilung 136.

BGH (2016): Anforderungen an Vorsorgevollmacht und Patientenverfügung im Zusammenhang mit dem Abbruch lebenserhaltender Maßnahmen. Beschluss vom 6. Juli 2016 – XII ZB 61/16. URL: http://juris.bundesgerichtshof.de/cgi-bin/rechtsprechung/document.py?Gericht=bgh&Art=pm&pm_nummer=0136/16; 8.4.2018.

Bröckling, U (2012): Dispositive der Vorbeugung: Gefahrenabwehr, Resilienz, Precaution. In: Daase C/Offermann P/Rauer, V (Hg.): Sicherheitskultur. Soziale und politische Praktiken der Gefahrenabwehr. Frankfurt am Main: Campus, 93-108.

Coors, M/Jox, R/Schmitten, J in der (Hg.) (2015): Advance Care Planning. Von der Patientenverfügung zur gesundheitlichen Vorausplanung. Stuttgart: Kohlhammer.

Foucault, M (1999): Vorlesung vom 17. März 1976. In: Foucault, M (Hg.): Verteidigung der Gesellschaft. Vorlesungen am Collège des France (1975-76). Frankfurt am Main: Suhrkamp Verlag.

Glaser, B/Strauss, A (1967): The Discovery of Grounded Theory. Strategies for Qualitative Research. New York, NY: Aldine de Gruyter.

Gross, P (1994): Die Multioptionsgesellschaft. Frankfurt am Main: Suhrkamp Verlag.

IfD Allensbach – Institut für Demoskopie Allensbach (2014): Deutlicher Anstieg bei Patientenverfügungen (Kurzbericht). URL: https://www.ifd-allensbach.de/uploads/tx_reportsndocs/PD_2014_20.pdf; 8.4.2018.

Hahn, H (2015): Der Eigensinn der Dinge – Einleitung. In: Hahn, H (Hg.): Vom Eigensinn der Dinge. Für eine neue Perspektive auf die Welt des Materiellen. Berlin: Neofelis, 9-56.

Hannig, N/Thießen, M (2017): Vorsorge und Prävention in der Moderne. Konzeption, Erweiterung und Erkundung eines Forschungsfeldes. In: dies. (Hg.): Vorsorgen in der Moderne. Akteure, Räume und Praktiken. Berlin: De Gruyter Oldenbourg, 1-26.

Haussener, S (2017): Selbstbestimmung am Lebensende: Realität oder Illusion? Eine kritische Analyse von Rechtslage und medizinischer Praxis. Baden-Baden: Nomos.

Hevelke, A (2017): Von Wohl und Wille. Zur ethischen Rechtfertigung von Patientenverfügung und mutmaßlichem Willen. Marburg: Tectum.

Jaspers, B/Becker, M/King, C/Radbruch, L/Voltz, R/Nauck, F (2010): Ich will nicht so sterben wie mein Vater! Eine qualitative Untersuchung zum Einfluss von Motivationen auf die Konzeption einer Patientenverfügung. In: Zeitschrift für Palliativmedizin, 11: 5, 218-226.

Kalthoff, H/Cress, T/Röhl, T (2016): Einleitung: Materialität in Kultur und Gesellschaft. In: dies. (Hg.): Materialität. Herausforderung für die Sozial- und Kulturwissenschaften. Paderborn: Fink, 11-41.

Kirschner, H (2014): Karin Knorr Cetina: Von der Fabrikation von Erkenntnis zu Wissenskulturen. In: Lengersdorf, D/Wiesner, M (Hg.): Schlüsselwerke der Science & Technology Studies. Wiesbaden: Springer, 123-132.

Klemperer, D (2009): Qualitätssicherung durch informierte Patienten. In: Klusen, N/Fließgarten, A/Nebling, T (Hg.): Informiert und selbstbestimmt. Der mündige Bürger als mündiger Patient. Baden-Baden: Nomos, 139-155.

Klie, T/Student, J (2011): Wege aus dem Dilemma der Sterbehilfe. Freiburg im Breisgau: Herder.

Knorr, K (1980): Die Fabrikation von Wissen. Versuch zu einem gesellschaftlich relativierten Wissensbegriff. In: Kölner Zeitschrift für Soziologie und Sozialpsychologie, Sonderheft 22, 226-245.

Lanzrath, S (2016): Patientenverfügung und Demenz. Berlin: Lit.

Latour, B/Roßler, G (2011): Wir sind nie modern gewesen. Versuch einer symmetrischen Anthropologie. Frankfurt am Main: Suhrkamp Verlag.

Lengwiler, M/Beck, S (2008): Historizität, Materialität und Hybridität von Wissenspraxen. Die Entwicklung europäischer Präventionsregime im 20. Jahrhundert. In: Geschichte und Gesellschaft, 34: 4, 489-523.

Lengwiler, M/Madarász, J (2010): Präventionsgeschichte als Kulturgeschichte der Gesundheitspolitik. In: dies. (Hg.): Das präventive Selbst. Eine Kulturgeschichte moderner Gesundheitspolitik. Bielefeld: Transcript Verlag, 11-28.

Mathar, T (2010): Der digitale Patient. Zu den Konsequenzen eines technowissenschaftlichen Gesundheitssystems. Bielefeld: Transcript Verlag.

Miller, D (1998): Why Some Things Matter. In: Miller, D (Hg.): Material Cultures. Why Some Things Matter. London: University of Chicago Press, 3-21.

Müller, G/Renner, T (2015): Betreuungsrecht und Vorsorgeverfügungen in der Praxis. Köln: Carl Heymanns.

Nassehi, A/Brüggen, S/Saake, I (2002): Beratung zum Tode. Eine neue ars moriendi? In: Berliner Journal für Soziologie, 12: 1, 63-85.

Niewöhner, J (2007): Forschungsschwerpunkt Präventives Selbst – Herz-Kreislauferkrankungen im Jahr der Geisteswissenschaften. In: Humboldt-Spektrum, 14: 1, 34-37.

Niewöhner, J/Sørensen, E/Beck, S (2012): Einleitung. Science and Technology Studies aus sozial- und kulturanthropologischer Perspektive. In: dies. (Hg.): Science and Technology Studies. Eine sozialanthropologische Einführung. Bielefeld: Transcript Verlag, 9-48.

Peuten, S (2018): Die Patientenverfügung – über den Selbstbestimmungsdiskurs am Lebensende. Münster: Waxmann.

Promberger, A (2013): Patientenverfügung aus Patientensicht. Eine Analyse der Patientenaussagen in ärztlichen Konsultationen zur Patientenverfügung (unveröffentlichtes Manuskript). Freiburg im Breisgau.

Schütz, A/Luckmann, T (2003): Strukturen der Lebenswelt. Konstanz: UVK.

Spoden, C (2015): Über den Tod verfügen. Individuelle Bedeutungen und gesellschaftliche Wirklichkeit von Patientenverfügungen in Japan. Bielefeld: Transcript Verlag.

Van Oorschot, B/Hausmann, C/Köhler, N/Leppert, K/Schweitzer, S/Steinbach, K/Anselm, R (2004): Patientenverfügungen aus Patientensicht. Ergebnisse einer Befragung von palliativ behandelten Tumorpatienten. In: Ethik in der Medizin, 16: 2, 112-122.

Volk-Craft, B (2005): Advance Directives: Overcoming Reluctance and Getting Them Done. In: Case Manager, 16: 7, 72–76.

Vorländer, J (2016): Medizinische Indikation und Selbstbestimmung des Patienten bei der Heilbehandlung und am Lebensende. Eine Untersuchung der relevanten Verhaltensnormen und ihrer Strafbewehrung unter besonderer Berücksichtigung der Patientenverfügung. Berlin: Logos.

Vyas, D/Chisalita, C/van der Veer, G (2006): Affordance in Interaction. In: Proceedings of 13th European Conference on Cognitive Ergonomics: Trust and Control in Complex Socio-technical Systems. New York, NY: ACM Press, 92-99.

Zillien, N (2009): Die (Wieder-)Entdeckung der Medien. Das Affordanzkonzept in der Mediensoziologie. In: Sociologia Internationalis. Internationale Zeitschrift für Soziologie, Kommunikations- und Kulturforschung, 46: 2, 161-181.

Zoryan, H (2018): Patientenverfügung im öffentlichen Recht. Zwischen grundrechtlichen Schutzpflichten und Recht auf Selbstbestimmung. Basel: Helbing Lichtenhahn.

Care in den Medien: Gesundheitliches Vorausplanen und Care am Lebensende in der massenmedialen Berichterstattung

Anna J. M. Wagner, Manuel Menke, Susanne Kinnebrock und Marina Drakova

Inhaltsübersicht

1. Hinführung

Die öffentliche Auseinandersetzung damit, wie sich die finalen Lebensphasen von Menschen in postmodernen Gesellschaften gestalten (lassen) und wie potentielle Situationen der Pflegebedürftigkeit und des Angewiesenseins am Lebensende adäquat vorbereitet werden können, sind im Zuge medizinischer Entwicklungen und des aktuellen demographischen Wandels zu hochrelevanten gesellschaftlichen Fragen avanciert. Zwar sind Sterben, Tod und Lebensende seit Menschengedenken zentrale Themen, doch insbesondere mit der zunehmenden Verbreitung der ‚Apparatemedizin‘

und der Ausdifferenzierung medizinischer Behandlungsoptionen[1] stellt sich die Frage nach dem individuellen wie gesellschaftlichen Umgang mit diesen Themen immer wieder neu. Eng verbunden mit dem Themenbereich des Lebensendes sind ethische Fragestellungen, insbesondere jene nach individueller Selbstbestimmung und reziproker Fürsorge, welche sowohl individuell reflektiert[2], als auch – inzwischen – öffentlich thematisiert und verhandelt werden: Was ist (zu einem gewissen Zeitpunkt und innerhalb einer bestimmten Gesellschaft) unter einem ,guten' Tod und einem ,würdevollen' Sterben zu verstehen? Was ist demgegenüber ein ,schlechter' Tod und ein ,unwürdiges' Sterben? Welche private wie strukturelle Fürsorge steht Individuen zu und unter welchen Bedingungen sollten Care-Leistungen erbracht werden (können)? Wie viel Selbstbestimmungsrecht ist dem Individuum – gerade in medikalisierten Gesellschaften – zuzusprechen, wenn es um das eigene Lebensende geht? Und nicht zuletzt: Welches Recht bzw. welche Pflicht zur antizipativen Willenserklärung, beispielsweise in Form von Patientenverfügungen oder anderen Vorsorgeinstrumenten, besteht für das Individuum?

Die Themenkomplexe Sterben, Tod und Care am Lebensende sowie die zugehörige Vorbereitung auf die finale Lebensphase – das sogenannte gesundheitliche Vorausplanen – wurden trotz ihrer gesellschaftlichen Relevanz lange Zeit primär im Privaten verhandelt, erreichten allenfalls fachspezifische Teilöffentlichkeiten und fanden erst im Zuge der aktuellen Care-Krise verstärkt ihren Weg in die Massenmedien.[3] Kommunikationswissenschaftliche Studien, die sich mit diesen massenmedialen Darstellungen, insbesondere jenen zum Vorausplanen, befassen, sind jedoch rar, obgleich Medien Realitätsvorstellungen entscheidend (mit)prägen. Bereits Niklas Luhmann stellte fest: „Was wir über unsere Gesellschaft, ja über die Welt, in der wir leben, wissen, wissen wir durch die Massenmedien".[4] Wenngleich dieses vielzitierte und nicht unumstrittene Diktum sicherlich für gegenwärtige Medienumgebungen nicht uneingeschränkt zutrifft, so hilft es doch zu verstehen, dass die Thematisierungen von Massenmedien darüber (mit-)entscheiden, was gesellschaftlich verhandelt wird. Massenmediale Darstellungen zu Care am Lebensende im Allgemeinen und zu gesundheitlichem Vorausplanen im Besonderen stehen daher im Zentrum dieses Beitrags. Anhand von drei empirischen Fallstudien werden diese Darstel-

---

1 Petri/Marckmann 2016: e80.
2 Coors 2015: 142.
3 Isfort 2009.
4 Luhmann 1996: 9.

lungen auf spezifische Argumentationsmuster und Inszenierungslogiken hin untersucht, um Einblicke zu gewinnen, wie das Thema derzeit in Deutschland öffentlich verhandelt wird. Dazu werden zunächst die Ergebnisse einer qualitativen Inhaltsanalyse von TV-Hintergrundformaten zu Care am Lebensende vorgestellt und dann die Ergebnisse zweier quantitativer Inhaltsanalysen von Printberichterstattung zu den Themen Sterbehilfe einerseits und Vorausplanen andererseits vorgestellt. Bevor aber die Befunde zur Medienberichterstattung über Care am Lebensende präsentiert werden, werden zunächst die zugrundeliegenden gesellschaftlichen Problemstellungen und Themenkomplexe kurz umrissen.

2. *Care am Lebensende, Ethik und die Relevanz gesundheitlichen Vorausplanens*

Die Anerkennung von Care-Arbeit und die strukturelle Gestaltung von Sorgeaufgaben betreffen zunehmend die Gesellschaft und sind seit Beginn der 80er Jahre immer mehr zum Gegenstand öffentlicher Debatten und politischer Forderungen geworden: „Die Herausforderung, Fürsorgearbeit in modernen Gesellschaften gerecht und gut zu organisieren, ist [...] eine *der* zentralen Herausforderungen moderner Gesellschaften" [Herv. im Orig.].[5] Der Care-Begriff wird dabei als Sammelbegriff für vielfältige Formen der Sorgearbeit verwendet[6], darunter auch in Debatten um die strukturelle und individuelle Organisation von Sterben und Lebensende. Öffentlich verhandelte Ideen eines ‚guten' Lebensendes und ‚guten Sterbens' sind dabei einerseits eng mit politischen Fragen nach der Gestaltung von Care am Lebensende, andererseits aber auch mit zugrundeliegenden ethischen Konzepten und (normativen) Wertvorstellungen verknüpft.[7] Die Debatten darum, was ein gelungenes Lebensende in aktuellen Gesellschaften ausmacht und welche Rolle Care dabei einnimmt, zirkulieren meist um die ethischen Konzepte der Würde, Selbstbestimmung und Autonomie.[8] Im Kontext von Care-Debatten und der Frage nach der sozialen wie ökonomischen Eingebundenheit von Sorgearbeiten werden jedoch auch weitere ethische Konzepte wie Fürsorge und Angewiesenheit diskutiert

---

5 Schnabl 2010: 109.
6 Brückner 2010: 43.
7 Schicktanz 2008.
8 Brussel 2014.

bzw. argumentativ mit Sterben und Lebensende in Zusammenhang gebracht.[9]

Als Bestandteil einer gelungenen Gestaltung des Lebensendes und der planvollen Organisation von Care am Lebensende wird gemeinhin das sogenannte gesundheitliche Vorausplanen betrachtet, also die antizipative Festlegung des eigenen Willens für Situationen potentieller Handlungs- und Artikulationsunfähigkeit.[10] Gesundheitlicher Vorausplanung kommt bei der Regelung finaler Lebensphasen und der Durchsetzung des eigenen Willens vor und während einer schweren Erkrankung eine wichtige Rolle zu[11], da Individuen im Zuge dessen „their wishes about end-of-life care"[12] formulieren und dokumentieren. Diese Willensbekundungen werden in der Regel in Vorsorgedokumenten wie Patientenverfügungen, Vorsorgevollmacht und Betreuungsverfügung festgehalten und sollen den behandelnden Ärzt*innen, aber auch anderen beteiligten Akteur*innen wie z. B. Angehörigen, als Anleitung dienen, wie Care-Aufgaben zu erfüllen und welche medizinischen Maßnahmen in finalen Lebensphasen zu ergreifen sind.[13] Gesundheitliches Vorausplanen wird daher mitunter auch als erste Phase von Care am Lebensende betrachtet[14], kann jedoch je nach Verlauf auch zu einem späteren Zeitpunkt (erneut) zum Thema werden. Besondere Prominenz hat im Kontext des gesundheitlichen Vorausplanens das Konzept des *Behandlung im Voraus Planen (BVP)* erlangt, welches im Englischen als *Advance Care Planning (ACP)* bezeichnet wird. Ausgangspunkt des Ansatzes ist es, die Behandlungswünsche und Therapiepräferenzen von Patient*innen in Beratungsgesprächen dynamisch-interaktional (d. h. im gemeinsamen, wiederkehrenden Austausch) und basierend auf ihren individuellen Wertvorstellungen zu erarbeiten und in Vorsorgedokumenten wie der Patientenverfügung zu dokumentieren.[15] Dabei werden individuelle Ebene und strukturelle Gegebenheiten miteinander verzahnt, sodass die gemeinsame Entscheidungsfindung zwischen Ärzt*in bzw. Berater*in und Patient*in zwar im Vordergrund steht, andererseits aber auch gewährleistet ist, dass die relevanten institutionellen Akteur*innen (wie Pflegein-

---

9 Dallmann 2003.
10 Gadebusch Bondio et al. 2018.
11 Benze et al. 2017.
12 Perkins et al. 2004: 25.
13 Fried et al. 2009: 1547.
14 Tran et al. 2018.
15 In der Schmitten et al. 2016: 177.

stitutionen) und Infrastrukturen in die antizipative Entscheidungsfindung eingebunden sind und sie im Ernstfall entsprechend umsetzen können.[16]

Zugrunde liegt dem Konzept des gesundheitlichen Vorausplanens der Gedanke, dass die eigene finale Lebensphase aktiv und antizipativ gestaltet werden kann und die individuellen Wert- und Ethikvorstellungen auch innerhalb struktureller Bedingungen medikalisierter Gesellschaften Berücksichtigung finden müssen. Damit Individuen ihre eigenen Wünsche und Wertvorstellungen reflektieren und Entscheidungen zur Gestaltung ihres Lebensendes bewusst treffen können, sind sie allerdings auf Informationen und Deutungsangebote angewiesen. Diese werden in gegenwärtigen Zeiten der Mediatisierung, d. h. im Zuge der zunehmenden Durchdringung von alltäglichen Lebenswelten mit Medien(kommunikation)[17], entscheidend und vermehrt über (Massen-)Medien bereitgestellt, die folglich Orientierung bei der Entscheidungsfindung bieten können. Im Folgenden soll daher die Rolle von Massenmedien für die Aushandlung von Themen rund um Care am Lebensende herausgearbeitet und einige ausgewählte Ergebnisse inhaltsanalytischer Untersuchungen von massenmedialen Darstellungen diskutiert werden.

3. *Massenmediale Darstellungen von Lebensende und Vorausplanen und ihre Bedeutung für individuelle Lebenswelten*

Öffentliche Debatten rund um Fragen nach Sterben und Tod sowie Care am Lebensende sind heutzutage ohne Massenmedien (z. B. Hörfunk, Printmedien, Fernsehen oder journalistische Online-Angebote) kaum denkbar. In mediatisierten Gesellschaften sind diese Debatten zwar nicht auf massenmediale Foren begrenzt, sondern finden zunehmend auch in sozialen Medien (z. B. in Online-Foren, sozialen Netzwerken oder Blogs) und spezifischen Teilöffentlichkeiten statt.[18] Dennoch gelten Massenmedien weiterhin als wichtige Instanzen, denen bei der öffentlichen Behandlung von Themen wie Tod, Sterben und (Care am) Lebensende große Bedeutung zukommt.[19] Diese Thematisierungen zu Sterben, Tod und Care am Lebensende sind dabei nicht auf journalistische Veröffentlichungen begrenzt, wenngleich Themen wie Sterbehilfe, Patientenverfügung oder Pfle-

---

16 Ebd.: 180.
17 Krotz 2013.
18 Wright 2016: 67.
19 Menke/Kinnebrock 2016: 32.

genotstand selbstverständlich in der journalistischen Berichterstattung aufgegriffen werden; auch fiktionale Angebote wie Serien oder Filme sowie Ratgeber in Buchform beschäftigen sich mit diesen Themenkomplexen.[20] Mediale Thematisierungen von finalen Lebensphasen, Tod und Sterben sind nicht nur zentral für die öffentlichen Debatten rund um das Thema Sterben und Vorausplanen, sondern prägen potentiell auch individuelle Vor- und Einstellungen von Bürger*innen mit.[21] Sie können sich gegebenenfalls auf die Lebenswelten, Vorstellungswelten und Alltagspraktiken von Menschen auswirken und damit auch beeinflussen, wie Menschen für ihr Lebensende vorsorgen.

Die Rolle von Massenmedien für die öffentliche Meinungsbildung in (post-)modernen demokratischen Gesellschaften ist in der Kommunikationswissenschaft sowie in angrenzenden Disziplinen extensiv diskutiert und beschrieben worden.[22] Konzeptualisierungen von Öffentlichkeit und spezifische Funktionen von Massenmedien in der Öffentlichkeit standen im Zuge dessen häufig im Fokus der kommunikationswissenschaftlichen Auseinandersetzung. Für diesen Aufsatz möchten wir auf eine Konzeptualisierung von Öffentlichkeit zurückgreifen, der es gelingt, massenmediale Thematisierungen und Debatten in alltäglichen Lebenswelten miteinander in Verbindung zu bringen – und damit auch den Alltag von Menschen in einem Verständnis von Öffentlichkeit zu berücksichtigen. Öffentlichkeit ist in dieser Sichtweise also nicht auf (mediale) Makro-Prozesse beschränkt, sondern wird auch in und durch den kommunikativen Austausch zwischen Individuen und sozialen Gruppen konstituiert: Die Kommunikationswissenschaftlerin Elisabeth Klaus[23] begreift Öffentlichkeit als „gesellschaftlichen Selbstverständigungsprozess", bei dem Massenmedien als zentrale, jedoch nicht alleinige Instanzen auftreten, welche spezifische Themen und Deutungsangebote einbringen. Die Themensetzung kann nicht nur top-down durch die Rezeption von massenmedialen Darstellungen erfolgen, sondern ebenso als Bottom-up-Prozess, wenn z. B. in der Alltagskommunikation zwischen Menschen, (bei Klaus *einfache* Öffentlichkeitsebene genannt), gemeinsame menschliche Erfahrungen, Emotionen und alltägliche Probleme aufgegriffen und kommunikativ weiterverarbeitet werden. Auch diese kleinen Foren auf einfacher Öffentlichkeitsebene können also ihrerseits Themen und Deutungsangebote beisteuern, die ho-

---

20 Maio 2000.
21 Menke/ Kinnebrock 2016.
22 Z. B. Gerhards/Neidhardt 1991; Habermas 1962; Imhof 2003; Klaus/Drüeke 2017.
23 Klaus 2017.

hen lebensweltlichen Bezug aufweisen und dann – in abstrahierter und synthetisierter Form – von Massenmedien aufgegriffen werden. Öffentlichkeit sieht Klaus damit „als jenen fortlaufenden Prozess an, in dem sich die Mitglieder einer Gesellschaft darüber verständigen, wie sie leben wollen".[24] Hier ließe sich ergänzen: und sterben wollen, denn die Frage, wie mit Sterben, Care am Lebensende, schwerer Erkrankung und Tod gesellschaftlich umzugehen sei, ist ebenso Gegenstand öffentlicher Aushandlung wie jene nach der Gestaltung des (Zusammen-)Lebens. Mehr noch, gerade Themen wie Lebensende, Sterben, Tod – und die Vorbereitung auf die finale Lebensphase – gehören angesichts des medizinischen Fortschritts zu jenen elementaren menschlichen Erfahrungen, die vielen Menschen biografisch erst vergleichsweise spät unmittelbar zugänglich sind: Sie werden oft erst dann direkt oder indirekt erfahrbar, wenn die eigene finale Lebensphase bereits eingetreten ist oder im eigenen Umfeld Krankheits- oder Todesfälle auftreten. Davor erfolgt der Kontakt mit Tod und Sterben lange Zeit mehrheitlich vermittelt über Medien. Dies hat zur Folge, dass mediale Darstellungen sowie medial vermittelte Bilder von Krankheit, Sterben und Tod mitunter die einzige oder zumindest primäre Informationsquelle sind und damit eine besondere Prägekraft für die Vorstellungen vieler Menschen entwickeln.[25]

Diese Rolle der Massenmedien für öffentliche Debatten rund um Fragen des Lebensendes sowie für individuelle Vor- und Einstellungen von Menschen beschreibt auch Clive Seale in seinem Artikel zur medialen Konstruktion des Sterbens.[26] Er argumentiert, dass sich die medialen Narrative rund um würdevolles Sterben in den individuellen Vorstellungen von Menschen widerspiegeln und diese mitkonstruieren: „media accounts of ›good‹ ways of confronting death concur closely with those provided by lay people in their accounts of the experience of dying, suggesting a considerable degree of interdependence between cultural representations and audience's lives".[27] Wenn demnach konstatiert werden kann, dass Massenmedien an der Produktion von Deutungsangeboten rund um Sterben, Tod und Lebensende beteiligt sind und damit eine entscheidende Rolle in entsprechenden gesellschaftlichen Debatten und in der öffentlichen Wahrnehmung dieser Themenkomplexe spielen, stellt sich auch die Frage, wie sich massenmediale Darstellungen gestalten und welche Bilder sie konkret

---

24 Ebd.: 22.
25 Wagner 2018.
26 Seale 2004.
27 Ebd: 967–968.

vermitteln. Die Frage nach den Inhalten, Argumentationen und Inszenie-rungslogiken massenmedialer Darstellungen zu den Themen Sterben und Care am Lebensende ist allerdings systematisch nur von wenigen Studien aus kommunikationswissenschaftlicher Perspektive bearbeitet worden.

Die inhaltsanalytische Studie von Seale, die sich mit Darstellungen des Alleine-Sterbens in 90 Zeitungsartikeln befasste, stellt ein Beispiel dar. Hier zeigte sich, dass Printmedien Vorstellungen eines ‚schlechten‘ (d. h. einsamen) bzw. ‚guten‘ (d. h. sozial eingebundenen) Sterbens propagieren und damit normative Vorstellungen kultivieren können.[28] Eine weitere zentrale Studie von Hahnen und Kolleg*innen umfasste eine qualitative Inhaltsanalyse von 433 Artikeln aus Printzeitungen über Sterbehilfe und Palliativmedizin aus den Jahren 2006 und 2007.[29] Diese zeigte, dass der massenmediale Umgang mit den Themen Sterben, Care am Lebensende und gesundheitliches Vorausplanen um vier zentrale Aspekte zirkuliert: Erstens um die *Würde* des Menschen, die einerseits im Kontext eines für-sorglich-pflegerischen Umgangs mit Sterbenden als Argument herangezo-gen werde, um gegen Sterbehilfe Position zu beziehen; auf Würde werde andererseits aber auch verwiesen, wenn für Sterbehilfe plädiert wird, in-dem die Entscheidungshoheit über das eigene Leben als Teilaspekt von Würde dargestellt wird. Zweitens stehe *Autonomie* bzw. *Selbstbestimmung* im Zentrum der Berichterstattung und werde entweder als Argument für Sterbehilfe und damit die Entscheidung über den eigenen Tod oder als Ar-gument für gesundheitliches Vorausplanen in Form von Patientenverfü-gungen und damit über die Regelung und Gestaltung der finalen Lebens-phase eingesetzt. Gesundheitliches Vorausplanen werde dabei vor allem mit Blick auf die Frage diskutiert, „wie bindend die in der Verfügung nie-dergelegten Wünsche des Patienten für Ärzte und Angehörige sein sol-len“.[30] Drittens thematisiere die Printberichterstattung zu Sterbehilfe und Palliativmedizin eine dramatische *Unterversorgung* bei der Pflege Sterben-der, welche insbesondere auf strukturelle Defizite wie Pflegenotstand und einen Mangel an palliativmedizinischen Angeboten zurückgeführt werden könne. Viertens schließlich zeigt die Analyse, dass bestehende *Unsicherheit* bezüglich der rechtlichen Regelungen (insbesondere bei unmittelbar be-troffenen Akteur*innen wie Ärzt*innen, Richter*innen oder Anwält*in-nen) sowie bezüglich der terminologischen Differenzierungen Gegenstand der Printberichterstattung ist. Gleichzeitig wird aus der Analyse evident,

---

28 Ebd.: 973.
29 Hahnen et al. 2009.
30 Ebd.: 294.

dass die Berichterstattung mitunter selbst unpräzise ist oder sogar Fehler aufweist – insbesondere auch bei der Bestimmung und Abgrenzung zentraler Begrifflichkeiten wie ‚aktiver‘ oder ‚passiver‘ Sterbehilfe.

4. Empirische Fallstudien: Care am Lebensende in den Massenmedien

Von den wenigen erwähnten Ausnahmen abgesehen, ist die Frage nach medialen Darstellungsweisen und Argumentationsmustern zu Care am Lebensende nur selten Gegenstand medien- und kommunikationswissenschaftlicher Betrachtung gewesen. Im Folgenden werden daher drei empirische Fallstudien beschrieben, die massenmediale Thematisierungen zu den Themen Care am Lebensende, Sterbehilfe und gesundheitliches Vorausplanen analysieren, und illustrieren sollen, wie sich diesbezügliche Darstellungen in den Massenmedien gestalten. Die im Rahmen dieses Kapitels referierten inhaltsanalytischen Untersuchungen lassen damit Schlüsse über die massenmedialen Repräsentationen und Inszenierungen der Themen zu, d. h. sie beschreiben Medienangebote zum Lebensende in ihrer spezifischen Gestalt(ung). Insbesondere die beiden quantitativen Inhaltsanalysen lassen dabei auch Generalisierungen über die Berichterstattung im Allgemeinen zu. Die drei Studien sind im Rahmen des vom Bayerischen Staatsministerium für Bildung und Kultus, Wissenschaft und Kunst geförderten Forschungsprojekts *Die Sorge um die Fürsorge: Bis zum Ende über sich verfügen… Vorstellungen von Autonomie, Verantwortung und Vulnerabilität* (2015 bis 2019) entstanden, das sich Care am Lebensende und insbesondere gesundheitlichem Vorausplanen widmete und dabei medizinethische Perspektiven mit kommunikationswissenschaftlichen Sichtweisen kombinierte.

4.1 Empirische Fallstudie 1: Mediale Darstellungen in TV-Sendungen

Die erste Fallstudie hatte zum Ziel, die Darstellungs- und Argumentationsweisen zu Care am Lebensende in einschlägigen TV-Sendungen herauszuarbeiten. Mit Blick auf die Komplexität audiovisuellen Materials wurde eine qualitative Inhaltsanalyse durchgeführt, wobei die Identifikation von einschlägigem Material in mehreren Schritten erfolgte. Es wurden in einem ersten Schritt 106 TV-Sendungen in den Mediatheken der öffentlich-rechtlichen und privaten Fernsehsender über Suchmaschinen und in Videoportalen mit den Suchbegriffen „Pflege", „Lebensende", „Vorsorge",

„Betreuung", „Altern", „Sterben", „Würde", „Patientenverfügung" und „Vorsorgevollmacht" recherchiert. In einem zweiten Schritt wurden die aktuellsten Medienangebote, d. h. Sendungen, die aus den Jahren 2010 bis 2017 stammen, gesichtet. Schließlich wurden jene Sendungen genauer betrachtet, die das Thema des gesellschaftlichen Umgangs mit dem Lebensende ins Zentrum stellen und sich intensiv in Form von Reportagen oder Talkshows mit Care und gesundheitlichem Vorausplanen auseinandersetzen. Aus der Analyse ausgeschlossen wurden folglich jene Sendungen und Beiträge, die zum Zeitpunkt der Erhebung älter als sieben Jahre seit Datum der Erstausstrahlung waren, Themen des Lebensendes nicht als zentrales Thema behandelten oder keine hinreichende Länge für eine qualitative Analyse aufwiesen (in diesem Fall unter fünf Minuten dauerten). Als adäquat für unsere Analyse erwiesen sich sieben TV-Sendungen, die anschließend der qualitativen Analyse unterzogen wurden. Bereits bei der Vorauswahl der 106 TV-Sendungen hatte sich gezeigt, dass die Auseinandersetzung mit Themen des Lebensendes mehrheitlich in den öffentlich-rechtlichen Programmen stattfindet: Die einzelnen Sendungen bzw. zugehörigen Formate sind fast ausschließlich von öffentlich-rechtlichen Sendern produziert worden, lediglich ein inkludierter Beitrag stammt von einem Privatsender. Dies ist möglicherweise auf den spezifischen Informations- und Bildungsauftrag der Öffentlich-Rechtlichen zurückzuführen. Eingang ins Analysematerial fanden je eine Episode aus *Anne Will* (ARD), *Ratgeber Recht* (ARD), *Report München* (ARD) und *scobel* (3SAT) sowie *RTL Next* (RTL). Zudem wurden noch zwei Reportagen ohne Bindung an ein festes Format in die Analyse aufgenommen, nämlich *Sterben verboten?* (WDR) und *Leben bis zum letzten Augenblick* (BR Alpha). Fünf der analysierten Sendungen dauerten zwischen 26 Minuten und 72 Minuten, bei der Reportage aus dem Format *RTL Next* von RTL (acht Minuten) sowie bei dem Beitrag von *Report München* (sechs Minuten) handelt es sich um kürzere Formate. Die Sendungen wurden mittels Transkription in Textform überführt und anschließend mit der inhaltlich-strukturierenden qualitativen Inhaltsanalyse nach Mayring[31] ausgewertet.

---

31 Mayring 2000: 89.

4.1.1 Polarisierende Mediendarstellungen und normative Thematisierungen des Sterbens

Ein zentraler Befund ist, dass die mediale Debatte um das Lebensende stark von Vorstellungen eines ‚guten' versus ‚schlechten Sterbens' geprägt ist. Diese normativen Vorstellungen werden in den Sendungen argumentativ in einen engen Zusammenhang mit den ethischen Konzepten Würde, Autonomie und Fürsorge gesetzt und spielen eine zentrale Rolle bei der Legitimierung der jeweils geäußerten Position. Ein schnelles, leidloses und ‚natürliches' Sterben wird dabei in den Sendungen als besonders humane Form des Sterbens betrachtet, das es dem Einzelnen erlaubt, die eigene Autonomie und Würde zu bewahren. So erklärt ein ehemals pflegender Angehöriger in der Sendung „Gibt es ein glückliches Sterben?" (Ausstrahlungsdatum: 20.11.2013) bei *Anne Will*: „Ja, der Tod dann als solches, da hat er ganz kurz vier Stunden Infekt gehabt, er hatte plötzlich Fieber und starb. Der war dann wieder glücklich oder human". Auch soziale Eingebundenheit und fürsorgliches Gestalten des Sterbens, im Idealfall durch Angehörige und in familiärer Umgebung, wird – ähnlich wie in der Inhaltsanalyse von Seale[32] – als erstrebenswert dargestellt und in starkem Kontrast zum einsamen Sterben in der technisch-künstlichen Umgebung von Krankenhäusern betrachtet:

> „Sterben ist etwas, was per se nicht in die Medizin gehört. Nicht ins Krankenhaus gehört, es gehört unter Menschen, es gehört in den sozialen Kontext, in den familiären Kontext und da ist der Sterbende, wenn er denn gut aufgehoben ist." (Intensivmediziner bei *scobel*).

Folglich wird in den Sendungen die Position vertreten, institutionalisierte Pflege schaffe insgesamt kein Umfeld für ein würdevolles Sterben, sodass ein schneller Tod daheim einem langsamen Sterben im Krankenhaus vorzuziehen sei. Obgleich das Sterben im familiären Kontext den medialen Darstellungen zufolge die ideale, anzustrebende Form ist, so werden Hospize im Gegensatz zu Krankenhäusern und anderen Pflegeeinrichtungen nicht negativ dargestellt. Im Gegenteil, Hospize werden als Oasen professionalisierter Pflege porträtiert, die Humanität und den Willen der Patient*innen in den Vordergrund stellen: „Ein Hospiz ist eine medizinische Einrichtung zur Sterbebegleitung. Hospize sind keine Gewinnunternehmen, denn es ist ihnen gesetzlich verboten, Geld zu machen im Sinne eines Profitunternehmens" (Moderator Gert Scobel bei *scobel*). Der negative

---

32 Seale 2004.

Gegenentwurf zum ‚guten', würdevollen Sterben, also das ‚schlechte Sterben', wird demgegenüber als ein durch Apparatemedizin herausgezögertes würdeloses ‚Dahinsiechen' dargestellt, das sich dem autonomen Willen der Patient*innen entzieht und die Entscheidung über das eigene Lebensende folglich beschneidet. Insgesamt sind die polarisierenden Entwürfe eines gelungenen und eines misslungenen Sterbens damit nicht nur eng an ethische Konzepte geknüpft, sondern auch durch Dualismen wie Mensch versus Technik, natürlich versus künstlich und familiär versus professionell gekennzeichnet.

4.1.2 Fokus auf individuelle ‚Gegenwehr': Gesundheitliches Vorausplanen als Mittel zur Wahrung der eigenen Autonomie

Das ‚Ausgeliefertsein' an die moderne Medizin, gegen das man sich zur Wehr setzen müsse, oder auch die aktive Gestaltung der finalen Lebensphase als Gegenmaßnahme, um die eigene Autonomie zu wahren, ist dabei ein weiteres zentrales Motiv in den TV-Beiträgen: „Den Menschen, mit denen ich rede, ist es wahnsinnig wichtig, dass ihre Achtung, ihre Menschenwürde erhalten bleibt. Dass sie nicht zum Spielball moderner Medizin werden", wird beispielsweise von der verantwortlichen Redakteurin Renate Werner der ARD-Reportage *Sterben verboten* geäußert. Hier wird das Bild einer ‚modernen Medizin' gezeichnet, die Autonomie verunmöglicht und stattdessen Leben um jeden Preis erhält, um profitabel zu arbeiten: „Diese Therapien werden gut bezahlt. Hochleistungsmedizin am Lebensende ist ein Milliardengeschäft." (ARD-Reportage *Sterben verboten*). Als Lösungsvorschlag zur autonomen Gestaltung des eigenen Lebensendes wird das gesundheitliche Vorausplanen, insbesondere in Form von Patientenverfügungen, präsentiert. Es wird insbesondere auf die Möglichkeit verwiesen, nicht nur Behandlungspräferenzen, sondern auch die eigenen Wertvorstellungen festzuhalten – wie es insbesondere im Konzept des *Behandlung im Voraus Planen (BVP)* angelegt ist – um zu gewährleisten, dass die individuellen Wünsche und Willensbekundungen auch tatsächlich berücksichtigt werden:

> „Bei den meisten Formularen über Patientenverfügungen, die es heutzutage in Deutschland gibt, findet man interessanterweise eine weiße Seite. Mit dem Titel ›Meine Wertvorstellungen‹. Das ist ein wichtiges weißes Blatt, denn hier kann man niederschreiben, was die eigenen wichtigen Werte sind. Was war mir wichtig im Leben, was ist meine Einstellung zu Tod und Sterben, zu Behinderung, zu Pflegebedürftig-

keit? Was möchte ich, dass auf gar keinen Fall mit mir passiert und warum?" (Palliativmediziner in der BR-Alpha-Reportage *Leben bis zum letzten Augenblick*).

Insgesamt zeigt die erste Fallstudie auf, dass die in den TV-Hintergrundformaten verwendeten Argumentationen zu Sterben und Lebensende stark normativ aufgeladen sind und mit Polarisierungen arbeiten. Ethische Fragen sind in den medialen Darstellungen unmittelbar mit Vorstellungen des ‚guten' und ‚schlechten Sterbens' verknüpft und werden vor allem an der Absenz bzw. Präsenz moderner Medizin innerhalb profitorientierter Strukturen festgemacht. Gleichzeitig wird damit auch die Verantwortung des Einzelnen in den Vordergrund gerückt, das eigene Sterben aktiv zu gestalten und für ein ‚gutes Sterben' im Sinne (familiärer) Fürsorge selbst vorzusorgen.

4.2 Empirische Fallstudie 2: Mediale Darstellungen in den Printmedien

Zwei weitere empirische Fallstudien zu den medialen Darstellungen von Care am Lebensende befassten sich mit der Print-Berichterstattung zu den beiden Themen Sterbehilfe und gesundheitlichem Vorausplanen. Dazu wurden zwei standardisierte Inhaltsanalysen durchgeführt, wobei neben themenspezifischen Mustern in der Berichterstattung v. a. die Rollen der zu Wort kommenden Akteur*innen zu beiden Themen herausgearbeitet wurden.

4.2.1 Sterbehilfe

Die Analyse zur Debatte um Sterbehilfe ist bereits an anderer Stelle veröffentlicht worden[33] und soll in diesem Beitrag daher nur kurz umrissen werden. Primäres Ziel war es, „Erkenntnisse über die Repräsentation vulnerabler Menschen in der Berichterstattung sowie latente Menschenbilder und daraus abgeleitete, sich medial manifestierende Würdekonzepte zu gewinnen".[34] Die mediale Berichterstattung zur Sterbehilfe wurde anhand der wöchentlich erscheinenden Printmedien *Die Zeit*, *Welt am Sonntag*, *Christ und Welt*, *Der Spiegel* und *Focus* analysiert. Hierzu wurden 1.130 Aus-

---

33 Menke/ Kinnebrock 2016.
34 Ebd.: 37.

sagen aus 96 einschlägigen Artikel aus dem Jahr 2014 codiert. Zu den zentralen Ergebnissen gehört, dass Betroffene und Angehörige im Gegensatz zu juristischen, politischen und journalistischen Akteur*innen eher selten zu Wort kommen und damit wenig Gelegenheit erhalten, eigene Positionen zu formulieren. Vielmehr wird in den Printartikeln häufig *über* sie statt *mit* ihnen gesprochen. In den Darstellungen bleiben die Betroffenen auf ihre spezifischen lebensweltlichen Kontexte beschränkt, eine Politisierung ihrer Positionen findet nicht statt. Dies hat letztlich zur Folge, dass Meinungen und Ansichten der unmittelbar Betroffenen marginalisiert werden und in den medialen Darstellungen gegenüber anderen Positionen wenig Berücksichtigung finden. Gleichzeitig zeigt die Analyse, dass in der Berichterstattung dem ethischen Konzept der Würde eine zentrale Rolle zukommt. Autonomie und Fürsorge werden dabei als Teileelemente von Würde konstruiert, und alle drei Konzepte (Würde, Autonomie und Fürsorge) in die Äußerungen der unterschiedlichen zu Wort kommenden Akteursgruppen argumentativ eingeflochten. Dabei dominieren in der Argumentation insbesondere autonomiezentrierte Perspektiven gegenüber fürsorgezentrierten Sichtweisen – Sterbehilfe wird in den Printmedien also mehrheitlich als Mittel zur Wahrung und Durchsetzung des eigenen Willens dargestellt, was auch eine Folge der Dominanz von Journalist*innen, Politiker*innen und Jurist*innen in den Mediendarstellungen ist. Denn Betroffene, Angehörige und Pflegende stellen in ihren (wenigen) Aussagen verstärkt die Fürsorge als konstituierendes Element der Menschenwürde heraus.

4.2.2 Gesundheitliches Vorausplanen

Inwieweit sich diese Ergebnisse auch auf das Thema des gesundheitlichen Vorausplanens übertragen lassen, wurde in einer weiteren Studie untersucht. Um die Printberichterstattung über gesundheitliches Vorausplanen zu analysieren, wurden alle Artikel, die zwischen dem 1. Januar 2007 und dem 1. Mai 2015 in den Printleitmedien *Süddeutsche Zeitung, Frankfurter Allgemeiner Zeitung, taz, Frankfurter Rundschau, Die Welt, Die Zeit, Christ und Welt, Der Spiegel, Focus, Stern* und *Bild* zu gesundheitlichem Vorausplanen und Vorsorgeinstrumenten erschienen waren, aufgenommen. Im Mittelpunkt dieser standardisierten Inhaltsanalyse stand dabei erneut die Frage, inwieweit die Argumentationsmuster in den Zeitungen sich an ethischen Konzepten orientieren und inwiefern die jeweiligen zu Wort kommenden Akteur*innen (z. B. Journalist*innen, Politiker*innen, Ethiker*innen und pflegende Angehörige) ihre jeweiligen Vorstellungen artikulieren (können).

Aus den im Untersuchungszeitraum gesammelten Artikeln wurden all jene analysiert, in denen in Überschrift, Lead oder erstem Absatz des Textes mindestens einmal die Begriffe „Patientenverfügung", „Vorsorgevollmacht", „Betreuungsverfügung" oder eine andere Form der Regelung finaler Lebensphasen thematisiert wurden (= Aufgreifkriterium). Der so als einschlägig für das Thema identifizierte Analysekorpus umfasste schließlich insgesamt 282 Artikel (Beitragsebene), codiert wurden 1.754 einzelne Aussagen (Aussagenebene) mit insgesamt 2.046 vorkommenden Akteur*innen. Das Codebuch enthielt auf Aussagenebene Kategorien, die die Regelung von finalen Lebensphasen erfassten. Hier wurden unter anderem der Aussageninhalt, die Valenz (positiv/ ambivalent/ negativ), zu Wort kommende sowie thematisierte Akteur*innen, Resonanz auf die getätigten Aussagen etc. erfasst. Die vergleichsweise geringe Anzahl an Artikeln, die trotz des beachtlichen Zeitraums von acht Jahren und insgesamt elf Medien ausgemacht werden konnten, deutet bereits darauf hin, dass das Thema des gesundheitlichen Vorausplanens in der Berichterstattung eher marginal behandelt wird. Alle 1.754 Aussagen wurden codiert, indem die Kategorien im Codebuch, wie bei einer quantitativen Inhaltsanalyse üblich, auf diese angewandt wurden. Anschließend wurden die kumulierten Codierungen statistisch ausgewertet und für die einzelnen Ausprägungen der Kategorien Prozentwerte, Mittelwerte sowie Standardabweichungen (SD) ermittelt.

Mit Blick auf die Berichterstattung im Zeitverlauf zeigt sich, dass das massenmediale Interesse am Thema der gesundheitlichen Vorausplanung nach relativ hoher medialer Aufmerksamkeit in den Jahren 2007 (54 Artikel) sowie 2008 (53 Artikel) und einem Peak im Jahr 2009, in dem das Patientenverfügungsgesetz verabschiedet wurde (90 Artikel), in den Folgejahren stark abnahm, sodass im Jahr 2015 nur noch vier Artikel in die Analyse eingingen. Bei der Diskussion des gesundheitlichen Vorausplanens standen – angesichts der Vielzahl an Printartikeln rund um das Gesetz wenig überraschend – insbesondere rechtliche Aspekte im Vordergrund (in 115, d. h. 40,78 %, aller Artikel), gefolgt von Praxisanweisungen und Hinweise auf Ratgeberliteratur (69 Artikel; 24,46 % aller Artikel). Die Analyse zeigt weiterhin, dass Aussagen zum gesundheitlichen Vorausplanen insgesamt zwischen leicht negativ bis leicht positiv rangieren, also eine Bewertung des gesundheitlichen Vorausplanens mit eher negativ (z. B. wenn von einer „Überregulierung" gesprochen wird) bzw. eher positiv konnotierten Worten (z. B. wenn „größere Spielräume" für die Patient*innen attestiert werden) vorgenommen wird, ohne dass jedoch Superlative und stark valenzierte Ausdrücke verwendet würden (Mittelwerte zwischen 2,39 bei *Christ und Welt* (SD = 1,32) und 3,25 bei *Die Zeit* (SD = 1,72; 1 = sehr positiv; 5 = sehr negativ)). Die Mehrheit der Aussagen stellt gesundheitliches Vorausplanen jedoch ambivalent dar – betont also sowohl die negativen, als auch die positiven Aspekte. Gesundheitliches Vorausplanen wird darüber hinaus und wenig überraschend häufig in den Kontext von Pflegebedürftigkeit gerückt. Dabei werden eine potentielle Beeinträchtigung der Lebensqualität, eine Angewiesenheit auf Hilfe im Alltag sowie seelische und soziale Abhängigkeiten als negative Aspekte der Pflegebedürftigkeit aufgezeigt, die es zu vermeiden gilt. Wird die prospektive Beeinträchtigung der Lebensqualität in finalen Lebensphasen thematisiert, dann erfolgt dies insbesondere mit Blick auf den Einsatz von Maschinen und Apparatemedizin (bei 167 von 397 Aussagen zur Beeinträchtigung der Lebensqualität insgesamt; 42,1 %) – und nicht zu anderen möglichen Beeinträchtigungen (z. B. durch Pflegeinstitutionen/-personal, Familie, oder Ärzt*innen). Gleiches gilt für die Abhängigkeit im Alltag – auch dieses Themenfeld wird primär mit Blick auf die Abhängigkeit von medizinischen Apparaten diskutiert (bei 204 von 396 Aussagen zur Abhängigkeit im Alltag insgesamt; 51,52 %) und seltener hinsichtlich der Angewiesenheit auf konkrete (menschliche) Akteur*innen wie Pflegepersonal oder Angehörigen. Eine potentielle seelische (*n* = 53) oder soziale Abhängigkeit (*n* = 56) in finalen Lebensphasen wird in den medialen Darstellungen deutlich seltener problematisiert – wenn, dann werden diese Abhängigkeiten aber primär im familiären Kontext (54,7 % aller Aussagen zur seelischen Abhängigkeit bzw. 75.0 % aller Aussagen zur sozialen Abhängigkeit) verortet bzw. in Form des Angewiesenseins auf Ärzt*innen (43,4 % aller Aussagen zur seelischen Abhängigkeit bzw. 16,1 % aller Aussagen zur sozialen Abhängigkeit) – und nicht z. B. auf Pflegepersonal – diskutiert.

Wie bei der Debatte um Sterbehilfe findet sich also auch hier eine Problematisierung und negative Darstellung von medizinischen Apparaten und Technologien am Lebensende. Betrachtet man das Vorkommen ethischer Konzepte, so wird deutlich, dass auch in dieser Debatte autonomiezentrierte Sichtweisen dominieren: Die Mehrheit aller codierten Aussagen (*n* = 1031; 58,8 %) beziehen sich ausschließlich auf die Wahrung bzw. den Erhalt individueller Autonomie als zentrales Leitkonzept. 20,5 % der Aussagen beinhalteten hingegen ausschließlich eine Referenz zu Fürsorge am Lebensende (*n* = 359) und 20,7 % thematisierten sowohl Autonomie als auch Fürsorge (*n* = 364). Ein würdevoller Umgang mit Betroffenen als ethische Leitlinie wurde nur in 23,0 % der Fälle thematisiert (*n* = 404 Aussagen). Die Analyse zeigt demnach, dass in den Printmedien – ähnlich wie bei der Sterbehilfe-Debatte – das Thema des gesundheitlichen Vorausplanens in den Kontext des Erhalts von Autonomie gesetzt wird und als Möglichkeit betrachtet wird, den subjektiven Willen für die finale Lebensphase festzuhalten und durchzusetzen.

Betrachtet man die Akteur*innen, die in den Artikeln zitiert werden, so sind in der Berichterstattung die Betroffenen mit ihren spezifischen Sichtweisen erneut marginalisiert. Wie in der Debatte zur Sterbehilfe kommen insbesondere journalistische, politische und medizinische Expert*innen zu Wort: Journalist*innen tätigten 55,9 % der Aussagen (n = 1144), gefolgt von Ärzt*innen (12,3 %; n = 252) und Politiker*innen (10,9 %; n = 222). Die Erfahrungen, Emotionen und Positionen der unmittelbar Betroffenen sind in den Printleitmedien hingegen kaum vertreten – sie werden mit einem Anteil von lediglich 3,1 % der getätigten Aussagen kaum zitiert (n = 64).

5. Zusammenfassung und Diskussion

Im Zentrum dieses Beitrages stand die Frage, wie Care am Lebensende in den Massenmedien behandelt wird und welche Rolle ethischen Konzepten wie Würde, Autonomie und Fürsorge dabei zukommt. Hierzu wurden drei empirische Fallstudien ausgewertet, die massenmediale Darstellungs- und Argumentationsmuster zu Care am Lebensende anhand thematisch fokussierter Fernsehsendungen und journalistischer Artikel aus überregionalen Printmedien analysierten. Die Untersuchungen geben damit einen Einblick in jene Medienangebote, die Care am Lebensende und insbesondere gesundheitliche Vorausplanung thematisieren und damit die Vor- und Einstellungen von Menschen zu diesen Themen entscheidend mitprägen können.

Die qualitative Inhaltsanalyse der einschlägigen TV-Sendungen zeigte, dass zumindest TV-Darstellungen bekannten medialen Mustern der Polarisierung, Emotionalisierung und Dramatisierung folgen, die wenig Raum für differenziertere Bilder von Lebensende und Sterben lassen. Während das ‚gute Sterben‘ im Kreise der Angehörigen und ohne lebensverlängernde Maßnahmen idealisiert und mit den positiv konnotierten Konzepten der Autonomie, Würde und familiären Fürsorge in Zusammenhang gebracht wird, ist das ‚schlechte Sterben‘ in den Mediendarstellungen jenes in künstlich-technisierter Umgebung profitorientierter Krankenhäuser, wo Patient*innen absichtsvoll und verantwortungslos ihrer Autonomie beraubt würden und ihnen ein würdevolles Lebensende (auch aus Gründen der Rentabilität) unmöglich gemacht würde. Dabei werden Sachverhalte stark in ihrer Komplexität reduziert und Dramatisierungen vorgenommen.

Letztere werden auch noch dadurch verstärkt, dass primär Expert*innen und Akteur*innen des Pflegesystems zitiert werden, die sich selbst kritisch zu den existierenden Bedingungen äußern, anstatt die Debatte zu versachlichen. Auch mit Blick auf die weiteren Studien scheinen diesen Argumentations- und Darstellungslinien spezifische Vorstellungen und Menschenbilder zugrunde zu liegen, innerhalb derer sich Care am Lebensende nur dann erfolgreich gestalten lässt, wenn der ethisch ‚richtige' Umgang mit pflegebedürftigen Menschen und der Mensch ‚an sich' im Vordergrund steht und gegen inhumane Systeme verteidigt wird. Als mögliche Lösung und auch als Abwehrmechanismus gegen die ‚Apparatemedizin' wird zum einen das gesundheitliche Vorausplanen dargestellt, das die Artikulation und Dokumentation des eigenen Willens und damit die Abwehr unerwünschter medizinischer Maßnahmen ermöglicht. Zum anderen werden Hospize als geschützte Räume des Sterbens porträtiert, die sich kapitalistischen Logiken entziehen und humanethischen Leitkonzepten folgen.

Die standardisierten Inhaltsanalysen rückten neben den ethischen Aspekten insbesondere auch die zitierten Akteur*innen in den Vordergrund. Die Ergebnisse zeigten, dass im Gegensatz zur Darstellung in den TV-Hintergrundformaten, welche Fürsorge als relevantes und gleichberechtigtes ethisches Konzept neben Autonomie thematisieren, in den Printmedien insbesondere autonomiezentrierte Sichtweisen auf Care am Lebensende dominieren. Die Analyse illustriert auch, dass die medial geführten Diskurse insbesondere von jenen dominiert werden, die von den Themen gesundheitliches Vorausplanen, Pflege und Sterbehilfe selbst nicht unmittelbar betroffen sind und in ihren beruflichen Rollen als Ärzt*innen, Politiker*innen und Journalist*innen mutmaßlich spezifische Agenden vertreten. Die jeweiligen Sichtweisen der betroffenen Menschen, die ihr Lebensende antizipativ selbst gestalten, sich in finalen Lebensphasen befinden oder Angehörige pflegen, finden kaum Eingang in die medialen Debatten rund um Care am Lebensende. Zwar werden Themen medial nicht selten als bloße Elitendiskurse aufbereitet, Studien zeigen jedoch auch, dass Bürger*innen seit der Verbreitung sozialer Medien in den Massenmedien häufiger zitiert werden und ihre Positionen vermehrt artikulieren können.[35]

Die Gründe für die spezifische Gestalt(ung) der medialen Darstellungen zu Sterben und Lebensende sind auf Basis bloßer Inhaltsanalysen, wie in diesem Beitrag referiert, nicht zu eruieren. Die jeweiligen Produktions- und Entstehungsbedingungen, journalistischen Strukturen und Entscheidungsprozesse, ökonomischen Rahmenbedingungen sowie die Motivatio-

---

35 De Keyser/ Raeymaeckers 2012.

nen, Sachkenntnisse und Intentionen der verantwortlichen Journalist*innen müssten vielmehr in komplexeren Kommunikatorstudien nachvollzogen werden und mit den jeweiligen konkreten Inhalten in Zusammenhang gebracht werden. Zwar sind dichotome Thematisierungen eines normativ begriffenen ‚guten‘ bzw. ‚schlechten Sterbens‘ nicht nur als singuläres Medienphänomen zu begreifen, sondern finden sich auch in der thanatologischen Forschung, beispielsweise zu Sterberatgebern wieder.[36] Dennoch lassen sich anhand der inhaltsanalytischen Vorgehensweise gewisse Darstellungsweisen erkennen – jene der Dramatisierung und Simplifizierung beispielsweise – die als typische Muster der massenmedialen Berichterstattung hinreichend bekannt sind. Damit stellt der Beitrag nicht nur heraus, was Medien im Zusammenhang mit den Themen Sterben, Vorausplanung und Care am Lebensende thematisieren, sondern illustriert auf Basis der empirischen Studien auch, dass „the media can skirt dangerously close to or cross the line of appropriateness in the process of educating the public".[37]

An dieser Stelle muss gleichzeitig betont werden, dass auf Basis der Inhaltsanalysen nicht auf den tatsächlichen individuellen Umgang mit diesen Medienangeboten und potentielle Wirkungen auf die Vorstellungen und Entscheidungen von Menschen geschlossen werden kann, da hierzu dezidierte Publikumsstudien vonnöten wären. Massenmedien stellen in Mediengesellschaften jedoch, wie eingangs beschrieben, zentrale Instanzen der gesellschaftlichen Aushandlung von Sterben, Tod und Care am Lebensende dar, die spezifische Bilder bereitstellen und schließlich auch die Vorstellungen von Menschen beeinflussen können. Werden in den alltäglichen Lebenswelten von Menschen also mediale Darstellungen aufgegriffen und zur Entscheidungsfindung herangezogen, so sind Medienangebote zu problematisieren, die komplexe Sachverhalte simplifizieren, sensible Themen dramatisieren und die Sichtweisen der unmittelbar Betroffenen ausblenden. Mit Blick auf die massenmedialen Inhalte, die Gegenstand der empirischen Studien waren, kann zusammenfassend festgehalten werden, dass die Mediendebatten um Sterben, Tod, Pflege und gesundheitliches Vorausplanen mit engem Bezug zu den ethischen Konzepten der Würde, Autonomie und der Fürsorge geführt werden. Polarisierende Argumentationsmuster, stark normative Bewertungen des ‚guten‘ und ‚schlechten Sterbens‘ sowie Simplifizierungen komplexer Sachverhalte, wie es sich insbesondere in den TV-Hintergrundformaten zeigte, lassen befürchten, dass

---

36 Vgl. z. B. Brüggen 2005.
37 Sofka 2013: 383.

die medialen Debatten für die individuelle Planung und Gestaltung des Lebensendes wenig Orientierung bieten können und Bilder zeichnen, die den komplexen Entscheidungsprozessen in den Lebensrealitäten vieler Menschen nicht gerecht werden.

Literatur

Benze, G/Alt-Epping, B/Nauck, F (2017): Spezielle medizinische Probleme am Lebensende: Krisen am Lebensende – Welche Behandlung ist angemessen und wann sind Therapiezieländerungen angebracht? In: Bundesgesundheitsblatt, Gesundheitsforschung, Gesundheitsschutz, 60: 1, 62–68.

Brückner, M (2010): Entwicklung der Care-Debatte: Wurzeln und Begrifflichkeiten. In: Apitzsch, U/Schmidbaur, M (Hg.): Care und Migration: Die Ent-Sorgung menschlicher Reproduktionsarbeit entlang von Geschlechter- und Armutsgrenzen. Leverkusen-Opladen: Barbara Budrich-Esser, 43–58.

Brüggen, S (2005): Letzte Ratschläge: Der Tod als Problem für Soziologie, Ratgeberliteratur und Expertenwissen. Wiesbaden: VS Verlag für Sozialwissenschaften.

Brussel, L van (2014): A Discourse-Theoretical Approach to Death and Dying. In: Carpentier, N/Brussel, L van (Hg.): The Social Construction of Death: Interdisciplinary Perspectives. Basingstoke: Palgrave Macmillan, 13–33.

Coors, M (2015): Gespräche über Leben und Tod: Ethische Beratung zur gesundheitlichen Vorausplanung. In: Coors, M/Jox, R/in der Schmitten, J (Hg.): Advance Care Planning: Neue Wege der gesundheitlichen Vorausplanung. Stuttgart: Kohlhammer, 141–151.

Dallmann, HU (2003): Fürsorge als Prinzip? In: Zeitschrift für Evangelische Ethik, 47:1, 6–20.

DeKeyser, J/Raeymaeckers, K (2012). How Web 2.0 Has Changed the Representation of Ordinary People in Newspapers. In: Journalism Studies, 13:5-6, 825–835.

Fried, TR/Bullock, K/Iannone, L/O'Leary, JR (2009): Understanding Advance Care Planning as a Process of Health Behavior Change. In: Journal of the American Geriatrics Society, 57:9, 1547–1555.

Gadebusch Bondio, M/Wagner, AJM/Krieger, R/Weiß, L/Kinnebrock, S (2018): Behandlung im Voraus Planen (BVP): Eine Übersichtsarbeit über das Vorsorgeverhalten von Frauen und Männern in Deutschland. In: Gesundheitswesen. URL: https://www.thieme-connect.com/products/ejournals/pdf/10.1055/a-0652-5556.p df;16.02.2020.

Gerhards, J/Neidhardt, F (1991): Strukturen und Funktionen moderner Öffentlichkeit. Fragestellungen und Ansätze. In: Müller-Doohm, S/Neumann-Braun, K (Hg.): Öffentlichkeit, Kultur, Massenkommunikation: Beiträge zur Medien- und Kommunikationssoziologie. Oldenburg: Bibliotheks- und Informationssystem der Universität Oldenburg, 31–90.

Habermas, J (1962): Strukturwandel der Öffentlichkeit: Untersuchungen zu einer Kategorie der bürgerlichen Gesellschaft. Frankfurt am Main: Suhrkamp Verlag.

Hahnen, M-C/Pastrana, T/Stiel, S/May, A/Groß, D/Radbruch, L (2009): Die Sterbehilfedebatte und das Bild der Palliativmedizin in deutschen Printmedien. In: Ethik in der Medizin, 21:4, 289–305.

Imhof, K (2003): Öffentlichkeitstheorien. In: Bentele, G/Brosius, HB/Jarren, O (Hg.): Öffentliche Kommunikation. Wiesbaden: VS Verlag für Sozialwissenschaften, 193–209.

In der Schmitten, J/Nauck, F/Marckmann, G (2016): Behandlung im Voraus planen (Advance Care Planning): ein neues Konzept zur Realisierung wirksamer Patientenverfügungen. In: Zeitschrift für Palliativmedizin, 17:4, 177–195.

Isfort, M. (2009): Pflege in den Medien. In: Die Schwester | Der Pfleger, 48:7, 706–709.

Klaus, E (2017): Öffentlichkeit als gesellschaftlicher Selbstverständigungsprozess und das Drei-Ebenen-Modell von Öffentlichkeit. Rückblick und Ausblick. In: Klaus, E/Drüeke, R (Hg.): Öffentlichkeiten und gesellschaftliche Aushandlungsprozesse: Theoretische Perspektiven und empirische Befunde. Bielefeld: Transcript Verlag, 17–37.

Klaus, E/Drüeke, R (Hg.) (2017): Öffentlichkeiten und gesellschaftliche Aushandlungsprozesse: Theoretische Perspektiven und empirische Befunde. Bielefeld: Transcript Verlag.

Krotz, F (2013): Die Mediatisierung kommunikativen Handelns: Der Wandel von Alltag und sozialen Beziehungen, Kultur und Gesellschaft durch die Medien. Wiesbaden: Westdeutscher Verlag.

Luhmann, N (1996): Die Realität der Massenmedien, 2. Auflage. Wiesbaden: Springer VS.

Maio, G (2000): Zur fernsehmedialen Konstruktion von Bioethik - Eine Analyse der Gestaltungsmerkmale von Fernsehdokumentationen über die Sterbehilfe. In: Ethik in der Medizin, 12:3, 122–138.

Mayring, P (2000): Qualitative Inhaltsanalyse: Grundlagen und Techniken, 7. Auflage. Weinheim: Beltz.

Menke, M/Kinnebrock, S (2016): Würde bis zum Schluss? Mediale Konzeptionen von Würde im Diskurs über Sterbehilfe. In: Medien & Altern, 8, 32–46.

Perkins, HS/Cortez, JD/Hazuda, HP (2004): Advance Care Planning: Does Patient Gender Make a Difference? In: The American Journal of the Medical Sciences, 327:1, 25–32.

Petri, S/Marckmann, G (2016): Beratung zur Patientenverfügung. In: Deutsche medizinische Wochenschrift, 141:9, e80–e86.

Schicktanz, S (2008): Zwischen Selbst-Deutung und Interpretation durch Dritte. In: Ethik in der Medizin, 20:3, 181–190.

Schnabl, C (2010): Care/ Fürsorge: Eine ethisch relevante Kategorie für moderne Gesellschaften? In: Krobath, T/Heller, A (Hg.): Ethik organisieren: Handbuch der Organisationsethik. Freiburg im Breisgau: Lambertus Verlag, 107–128.

Seale, C (2004): Media Constructions of Dying Alone: A Form of 'Bad Death'. In: Social Science & Medicine, 58:5, 967–974.

Sofka, CJ (2013): Ethical and Legal Issues in Death Education. In: Meagher, DK/ Balk, DE (Hg.): Handbook of Thanatology: The Essential Body of Knowledge for the Study of Death, Dying, and Bereavement. New York, NY: Routledge, 379–392.

Tran, M/Grant, M/Clayton, J/Rhee, J (2018): Advance Care Decision Making and Planning. In: Australian Journal of General Practice, 47:11, 753–757.

Wagner, AJM (2018): Do not Click "Like" When Somebody Has Died: The Role of Norms for Mourning Practices in Social Media. In: Social Media + Society, 4:1. https://journals.sagepub.com/doi/full/10.1177/2056305117744392;16.02.2020.

Wright, KB (2016): Communication in Health-Related Online Social Support Groups/Communities: A Review of Research on Predictors of Participation, Applications of Social Support Theory, and Health Outcomes. In: Review of Communication Research, 4, 65–87.

Das soziologische Grundthema der Institutionalisierung und Individualisierung in der ambulanten Pflege Sterbender: Ein Modellprojekt zur Implementierung von Hospizkultur und Palliative Care

Michaela Thönnes

Inhaltsübersicht

1. Einführung – Zur Soziologie des Sterbens

Auch wenn wir nicht ständig darüber nachdenken oder sprechen, besitzen wir eine Alltagsvorstellung davon, was unter Sterben zu verstehen ist. Die

Realität des Sterbens besitzt je nach individuellem oder sozialem Umfeld und Kontakt mit dem Thema unterschiedliche Relevanz für die Einzelnen oder die Gesellschaft insgesamt. Entsprechend ist die Form, wie sich Einzelne oder die Gesellschaft einen Begriff vom Sterben machen, unterschiedlich.

Émile Durkheim, der sich als einer der Begründer der Soziologie mit grundlegenden Fragen befasste, wie Gesellschaft zu verstehen oder aufgebaut ist, glaubte, der Tod und die mit ihm verbundenen Rituale seien Teil einer sinngebenden höheren Ordnung einer Gesellschaft.[1] Zygmunt Baumann setzte sich mit der Frage auseinander, warum wir solche Schwierigkeiten haben, trotz des Wissens darum, dass wir sterben, das Sterben oder den Tod zu definieren. Er sah den Tod als das absolute Gegenteil des Seins, als das unvorstellbare Andere, das wir kommunikativ nicht zu fassen bekommen und erklärte, dass gerade die Bewusstheit von Sterblichkeit und die Auseinandersetzung damit, die Kultur einer Gesellschaft ausmacht.[2] Herbert Marcuse untersuchte die in westlichen Gesellschaften historisch gewachsene Einstellung zum Tod. Er sah es als eine für Individuen besondere Herausforderung an, wenn auf der einen Seite der Tod als bloße natürlich-organische Tatsache betrachtet und auf der anderen Seite dem Umgang mit dem Tod eine sinnstiftende Bedeutung zugesprochen wird.[3] Für ihn war die Einschätzung, welche Art zu sterben von einer Gesellschaft für das Individuum als akzeptabel eingestuft wird, durch den philosophisch-ethischen sowie politischen Diskurs mitbestimmt. Der Tod ist nicht einfach ein natürliches Ende eines organischen Lebens, sondern er wird vielmehr als das nachvollziehbar angemessene Ende eines Menschen beurteilt.[4] Für Marcuse hing es vor allem von politisch-philosophischen Verhältnissen ab, was als Kriterium dienen kann, wie mit der Notwendigkeit des Todes, dem damit einhergehenden Machtverlust und der Unfähigkeit, etwas am Tod ändern zu können, umgegangen wird. In dieser Perspektive ist die Einstellung zum Tod unablösbar zwischen Einzelnen und der sie umgebenden Gesellschaft verbunden und institutionell begründet.[5] In der Gesellschaft besteht eine allgemein geteilte Vorstellung der Grenzen zwischen einem als zumutbar und einem als nicht mehr zumutbar bewerteten Sterben, woraufhin Individuen aufgrund dieser Vorstellung Fähigkeiten entwickeln wollen, über das Leiden zu bestimmen.

---

1 Durkheim 2012.
2 Baumann 1992: 2, 9.
3 Marcuse 1965: 64.
4 Ebd.: 65.
5 Ebd.: 72ff.

Die Auswirkungen des Zusammenspiels individueller und sozialer Dimensionen auf Sterbehandeln lässt sich im historischen Vergleich nachvollziehen:[6] Zum Sterben haben Einzelne und die Gesellschaft einen körperlichen Bezug, der sich innerhalb eines sozialen Kontexts, eines sozialen und individuellen Wissens sowie durch Werte und Normen aufbaut. Historisch betrachtet hat sich der körperliche Bezug, das physische Sterben, aufgrund der entwickelten Dienstleistungsfähigkeit des Gesundheitssystems verändert. Im Verlauf der Modernisierung und der damit einhergehenden Zunahme von Behandlungsmöglichkeiten aufgrund eines flächendeckenden Anstiegs allgemeiner Gesundheitsversorgung, wie z. B. durch die steigende Zahl an Krankenhäusern, wurde die allgemeine und individuelle Bedrohlichkeit von Krankheitsbildern verringert. Die in vorindustriellen Lebenszusammenhängen rasch eintretenden Sterbe-Erlebnisse in vorwiegend jungen Lebensjahren erzeugten andere Erwartungen gegenüber dem individuellen Lebensverlaufsplan, als die Sterbe-Erlebnisse heute, in der das Sterben in jungen Jahren seltener und vor allem in der Bevölkerungsgruppe der Alten über längere Zeiträume verlaufend auftritt.[7]

Die Art der möglichen oder erwartbaren Sterbe-Erlebnisse hat wiederum Auswirkungen auf das, was in der Gesellschaft als legitime Gründe fürs Sterben eingestuft wird und wie mit lebensgefährlichen Situationen, Krankheiten oder dem Sterben umgegangen wird. Mit den medizinischen und gesellschaftlichen Weiterentwicklungen im Kontext des Sterbens veränderten sich in den 1960er- und 70er-Jahren die Grundlagen der Wissenslegitimation im Bereich des Sterbens und in der Moderne besitzt die Institution Krankenhaus in Person von Ärzt*innen das höchste Sterbewissen. Sie besitzen die primäre Entscheidungsmacht, was gegenüber Sterbenden noch an lebenserhaltenden Maßnahmen unternommen wird und orientieren sich dazu an der medizinischen Indikation und Machbarkeit innerhalb des sie umgebenden Gesundheitssystems einer Gesellschaft. Medizinischem Handeln wird innerhalb der Gesellschaft keine über das rational-wissenschaftsbasierte Handeln hinausgehende, wie beispielsweise eine religiöse, Bedeutung beigemessen. Medizinisches Handeln dient der diagnosegebundenen Therapie und nicht der Erfüllung spiritueller Bedürfnisse.

Die der Medizin und der Institution Krankenhaus von der Gesellschaft gewährte Legitimation, das Wissen und Handeln im Sterben zu bestimmen, ändert sich im Verlauf der 1980er-Jahre in weiten Teilen der westlichen Welt. Angehörige der aufkommenden Hospizbewegung erkannten

---

6 Walter 2005: 48ff.
7 Ebd.: 49ff.

die Nachteile einer hochstandardisierten und technisierten Intensivmedizin, die mit ihrem Hauptziel der Lebenserhaltung den Bedürfnissen von Sterbenden nicht gerecht wird.[8] War ursprünglich das Krankenhaus die letzte Rettung vor dem Tod und die letzte Instanz, die mithilfe ihrer wissenschaftsbasierten Kompetenzen und medizinischen Handlungsmacht über das Sterben bestimmen sollte, wurde sie mit zunehmender lebenserhaltender Technik im Intensivbereich als eine Institution interpretiert, die nicht sterben lässt. Dieses Nichtsterbenlassen als Problem des ethisch vertretbaren Umgangs mit anvertrauten sterbenden Patient*innen, war Anlass, den Umgang mit Sterbenden durch den Aufbau von Hospiznetzwerken-, diensten oder -stationen außerhalb und innerhalb von Krankenhäusern zu verändern.[9]

Daraus resultierte, dass die Art und Weise, wie Einzelne heute sterben können, nicht mehr als gottgegeben hingenommen oder auf medizinische Indikation zurückgeführt wird. Die Bedeutung von Tod und Sterben wird durch die Hospizbewegung in Form von Vernetzungsarbeit zwischen Ehrenamtlichen, Sozialarbeiter*innen, medizinischem und pflegerischem Personal und anderen Interessierten zwischenmenschlich (sozial) neu geschaffen. Das Angebot gegenüber Sterbenden wird über eine physiologisch-medizinische Versorgung hinausgehend durch individuell spirituelle und psychologische Angebote in der Sterbebegleitung erweitert. Mit den zunehmenden Angeboten und der damit einhergehenden Wahlmöglichkeiten individueller Sterbeversorgung wird gleichzeitig erreicht, dass die Autorität, über das Sterben zu entscheiden, in die Hände der sterbenden Individuen gelegt wird.[10]

Soziologisch betrachtet ist Sterben eine bewusste Antizipation des bevorstehenden Todes, der sozialen Veränderungen in der Lebensführung, in der Sterbende oder diejenigen, die Sterbende begleiten, durch ihr Verhalten auf der Basis ihres Bewusstseins einen Handlungsspielraum schaffen können. Die Gestaltungsmöglichkeiten werden durch verschiedene Faktoren, wie Bewusstsein, soziale Bedingungen, den zeitlichen Zerfall des Körpers und medizinisch-pflegerische Möglichkeiten bestimmt. Wenn sich Menschen vorstellen, dass sie sterben und darüber nachdenken, wie sie auf ihr oder das Sterben anderer Einfluss nehmen können, wirken individuelle und soziale Faktoren darauf ein. Soziologische Forschung möchte herausfinden, welche Handlungsoptionen Individuen zur Verfügung stehen, wie

---

8 Dreßke 2005, 2008.
9 Ebd.: 54f.
10 Walter 2005: 48ff.

diese ihre Umgebung wahrnehmen, wie sie ihrem eigenen Handeln Sinn beimessen und wie sich Individuen in der sozialen Welt entfalten können oder nicht. Sterben und die Bestimmung über das Sterben sind zentrale Bestandteile von gesellschaftlichen Strukturen und Machtverhältnissen. Bei der Entscheidung über das eigene oder das Sterben anderer geht es um physische und psychische Bedürfnisse, um Werte, Normen, Macht, Erfahrung, Kommunikation und Interaktion. Zur Diskussion stehen dabei vor allem Fragen der Lebensqualität, der Kosten und eines ethisch vertretbaren Sterbens.

Die Soziologie des Sterbens ist sich über die Diversität und Komplexität des Sterbens und der im Sterbeverlauf vollzogenen Prozesse bewusst.[11] Makrosoziologische Veränderungen gesellschaftlicher Sterbestrukturen ambulanter und stationärer Hospiz-, Palliativ- oder andere Angebote und die Hospizbewegung bewirkten eine Erweiterung der Sterbeperspektiven. Die im Jahr 2007 erreichte Erweiterung individueller und institutionalisierter Handlungsalternativen aufgrund der gesetzlichen Zusage von Palliativversorgung für alle nach SGB V § 37b[12], war Folge des von der Hospizbewegung entwickelten politischen und gesellschaftlichen Handlungsdrucks. Dadurch wurde der soziologische Forschungsbedarf zu thanatologischen Fragen unterstrichen: Es ist kein Zufall, dass die Soziologie des Sterbens nach den 1960er- und 1980er-Jahren gegenwärtig erneut boomt.[13] Durch die Zunahme an Sterbemöglichkeiten liegt für die Sozialwissenschaften die Herausforderung darin, sich in der Forschung mit Phänomenen und Erklärungsversuchen zu befassen, die dieser Diversität und Komplexität des Sterbens gerecht werden.[14]

Im Folgenden wird vor der Präsentation einer Studie, die dieses Ziel verfolgt, zuerst der für die Diskussion der Ergebnisse notwendige Institutionalisierungs-Individualisierungs-Diskurs im Kontext des Sterbens vorgestellt.

2. Institutionalisierungs-Individualisierungs-Diskurs im Kontext des Sterbens

Im Kontext des Lebensendes und der in den letzten Jahrzehnten vollzogenen sozialen und individuellen Veränderungen im Umgang mit dem Ster-

---

11 Kellehear 2017: 11.
12 Dejure.org 2020.
13 Thönnes 2011; Thönnes/Jakoby 2011, 2012a, 2012b, 2013; 2016.
14 Howarth 2007: 36.

ben wird der Zusammenhang zwischen gesellschaftlichen Rahmenbedingungen und individuellen Handlungsmöglichkeiten wiederkehrend unter Sterbe-Soziolog*innen diskutiert. Es sind die sozialen Kontexte, die in einer Gesellschaft existierenden sozialen Strukturen und die als anerkannt angesehenen Normen und Werte, die den individuellen Umgang mit dem Sterben ausmachen und diesen prozesshaft weiterentwickeln.[15] Im folgenden Kapitel wird mit den Konzepten des institutionalisierten und individualisierten Sterbens der Zusammenhang zwischen gesellschaftlichen und individuellen Handeln und dessen Prozesshaftigkeit dargelegt.

2.1 Institutionalisiertes Sterben

Das Konzept der Institutionalisierung beschreibt einen klassischen Diskurs der Soziologie, der klären möchte, wie in der Gesellschaft Ordnungen und Strukturen geschaffen werden und die Handlungsfreiheit Einzelner durch diese gewährleistet, gefördert oder beschränkt wird. Max Weber[16] suchte ein Verständnis von Gesellschaft und fragte, wie Herrschaft und Macht entstehen und legitimiert werden. Seine Problematisierung der zunehmenden Bürokratisierung und Rationalisierung und deren Bedeutung für das Individuum und die Gesellschaft zu Beginn des 20. Jahrhunderts lässt sich auf das Phänomen von Standardisierungsprozessen eines Qualitätsmanagementsystems moderner Krankenhäuser und der damit geschaffenen Legitimationsbasis institutionellen Handelns mit Patient*innen übertragen.[17] Medizinische und pflegerische Standards in Krankenhäusern regeln die Arbeitsergebnisse und die Interaktion beteiligter Akteur*innen und sind exemplarisch für Webers Begriff der Bürokratie[18] als rational-legale Herrschaftsform: Entscheidungskompetenzen, Amtshierarchien, die Erfassung der Entscheidungsfindung in einem Aktensystem oder die technische Ausbildung des Verwaltungsstabes sind auf Grundlage allgemeingültiger Regeln festgelegt und ordnen die Rationalisierung aller Bereiche innerhalb der Institution Krankenhaus. Dies bewirkt, dass Handlungen an Sterbenden denselben Standardisierungsprozessen wie denen an Nicht-Sterbenden unterliegen und auf Grundlage von Handlungsvorgaben an Patient*innen erfolgen.

---

15 Weber 1994: 94.
16 Weber 1980.
17 Glaser/Strauss 2007: 1f.; Streckeisen 2008: 191ff.; Thönnes 2013: 127, 145f.
18 Weber 1980: 551ff.

Studien zur Institutionalisierung des Sterbens konzentrierten sich bisher darauf, in welcher Institution im konkret materiellen Sinne, wie z. B. dem Krankenhaus, gestorben wird. In diesen auf die organisationssoziologische Dimension bezogenen Überlegungen geht es um die Institution als Gebäude und die Organisationseinrichtung Krankenhaus oder Pflegeheim als Sterbeort.[19] Die Untersuchung des Sterbens unter Verwendung der organisationssoziologischen Perspektive erscheint sinnvoll, denn zum einen handelt es sich um einen Verwendungszusammenhang, der in soziologischen Diskursen etabliert ist.[20] Zum anderen sterben tatsächlich viele Menschen in Institutionen (Krankenhäusern, Pflegeheimen oder anderen Einrichtungen). Problematisch wird diese Verwendung dann, wenn institutionalisiertes Sterben mit einer Qualitätszuschreibung des Sterbens in Abhängigkeit von der Institution, in der gestorben wird, gleichgesetzt wird oder sich die Forschungsperspektive auf eine Institution, in der gestorben wird, beschränkt:

> „Many of the social science monographs and health policy debates focus on cancer dying or dying in total institutions. […]Though many people become dead in total institutions, the longer part of living-while-dying is outside of custodial care. Between a popular media fed with mere clinical insights about dying and a social science tradition of investigations that have taken almost their every lead from health care institutions, major myths and biases do grow. And basic insights from history, cultural sociology and epidemiology continue to be overlooked."[21]

Eine normative Analyse des Sterbens, die das Krankenhaus in den Mittelpunkt rückt, berücksichtigt wesentliche soziologisch relevante Phänomene des Sterbens nicht. So kann das Sterben im Krankenhaus eine Öffnung des Sterbens in unserer Gesellschaft bedeuten, da es aus der abgeschiedenen Privatheit der einzelnen Haushalte in die Öffentlichkeit verlagert ist.[22] Die Erfahrungen mit Sterben und Tod eines jeden Einzelnen in den eigenen privaten, von anderen abgeschlossenen, Räumen ist eine eingeschränkte Erfahrung. Aus dieser Perspektive kann das Sterben in Institutionen der Verdrängung und Tabuisierung des Todes entgegenwirken, weil es für eine größere Anzahl von Menschen sichtbar ist und die damit verbunde-

---

19 Ariès 2005: 715ff.; Dasch et al. 2015; Gronemeyer 2005: 210; Sauer et al. 2015; Streckeisen 2001.
20 Lepsius 1997: 57.
21 Kellehear 2017: 11.
22 Nassehi/Weber 1989.

nen Herausforderungen an den Einzelnen und die Gesellschaft bewusst zur Kenntnis genommen werden.[23] Hospize oder Palliativpflegestationen als neue Formen der Institutionalisierung des Sterbens, die sich für eine Bewusstwerdung und Individualisierung des Sterbens in der Gesellschaft einsetzen,[24] haben in dem Erkennen von Problemen des Sterbens im Krankenhaus ihre Wurzeln. Der auf Krankenhäuser konzentrierte Institutionalisierungs-Diskurs hat zu wenig berücksichtigt, wie die soziale Hospiz- und Palliativbewegung zu Individualisierungsentwicklungen in der Betreuung Sterbender in Krankenhäusern geführt hat.[25] Zudem zeigt eine empirische Analyse, dass Sterbeorte wesentlich breiter auf Alten- und Pflegeheime sowie das Zuhause verteilt sind, als es der Diskurs mit seiner Konzentration auf das Krankenhaus vermittelt. Daraus folgt, dass eine einseitige Beschreibung des Sterbens im Krankenhaus mit dem Begriff des institutionalisierten Sterbens nicht gerechtfertigt ist.[26]

Um die Debatte für weitere Aspekte individueller und struktureller Bedingungen des Sterbens zu öffnen, ist die Vergegenwärtigung von Grundlagen zur soziologischen Theorie hilfreich. Esser verweist auf zwei Merkmale von Institutionen und den damit verbundenen Verhaltensweisen von Akteur*innen: „Institutionen sind [...] Regeln mit erwartetem Geltungsanspruch"[27]. Und zweitens ist eine Institution ein überindividuelles Verhaltensmuster, durch das eine Gesellschaft organisiert oder strukturiert wird.[28] Der Begriff „Institutionalisierung des Sterbens" kann mit dieser Definition von Institution im materiellen Sinne gelöst und einem theoretisch-gesellschaftskonstituierenden Diskurs zugeführt werden, in dem Institutionalisierung einen Prozess der Objektivierung sozialer Erfahrung beschreibt.[29] Institutionen sind bekannte Regeln für Problemlösungen des Alltags, die vorgeben, was allgemeinhin von den involvierten Akteur*innen als möglich und sinnvoll eingeschätzt wird und zu diesen Regeln kann gehören, bereit zu sein, über das Sterben zu sprechen, eine Patient*innenverfügung oder einen Organspendeausweis anzulegen und an der Enttabuisierung mitzuwirken.

Die Interpretation von Institutionalisierung als ein den Individuen durch die Gesellschaft zur Verfügung stehender Handlungsrahmen ver-

---

23 Schmied 1985.
24 Streckeisen 2001.
25 Thönnes/Jakoby 2016.
26 Thönnes/Jakoby 2011, 2013; Thönnes 2013.
27 Esser 2000: 5.
28 Ebd.: 1.
29 Berger/Luckmann 2013.

weist auf eine individuelle Perspektive. Die gesellschaftlich bedingte Entwicklung hin zu einer stärkeren Berücksichtigung der Individualität des Sterbens, die Beachtung von persönlichen Bedürfnissen von Sterbenden, wie spirituelle, psychische und soziale Wünsche als Kernmotivation sozialen Engagements der Hospizbewegung sind Belege für eine Veränderung des Sterbens in Institutionen, die gleichzeitig zu einer neuen Form der Institutionalisierung des Sterbens führt: zur Individualisierung des Sterbens.

2.2. Individualisiertes Sterben

Die seit den 1980er-Jahren in der Bundesrepublik gegründeten Hospize und Hospizgruppen nahmen die aktuellen Umstände Sterbender in Institutionen zum Anlass, deren individuellen Bedürfnisse in der Pflege und medizinische Versorgung in den Mittelpunkt zu stellen und weniger dem medizinisch gesetzten Handlungsrahmen zu folgen. Die zentralen Ziele der Hospizbewegung sind Selbstbestimmung am Lebensende und eine Individualisierung des Sterbens. Sie sind in den gesetzgeberischen Leitlinien im Bereich der Hospiz- und Palliativversorgung heute ausformuliert, was zugleich ein Beleg ihres hohen Stellenwerts in der Gesellschaft ist:

> „Palliativversorgung dient dem Ziel, die Lebensqualität und die Selbstbestimmung [...] zu erhalten, zu verbessern und ihnen ein menschenwürdiges Leben bis zum Tod zu ermöglichen. [...] Dem entsprechend bilden die individuellen Bedürfnisse und Wünsche der Patientin oder des Patienten sowie die Belange der ihm vertrauten Personen den Mittelpunkt der Palliativversorgung."[30]

Die Hospizbewegung ist eine der stärksten sozialen Bewegungen in Deutschland. Der Aufbau örtlicher Hospiz- und Palliativnetzwerke und die sich daraus entwickelte Gesetzgebung zeigt, dass sie durch ihre Arbeit Einfluss auf politische und soziale Strukturen genommen hat. Sterbende und ihre Angehörigen haben an Autonomie gewonnen und können laut Gesetzgebung auf Leistungen zurückgreifen, die dazu beitragen, sie in ihrer individuell gewünschten Art und Weise sterben zu lassen.[31] Die Hospizbewegung verändert das Bewusstsein von Sterblichkeit durch den Umgang mit Sterbenden und besitzt gleichzeitig einen kulturbildenden Cha-

---

30 Gemeinsamer Bundesausschuss 2018.
31 Thönnes/Jakoby 2016.

rakter für die gesamte Gesellschaft, der im Aspekt der Individualisierung des Sterbens zum Ausdruck kommt.[32]

Was unter „Individualisierung des Sterbens" zu verstehen ist, wird in der soziologischen Forschung in den letzten Jahren verstärkt diskutiert. Dass Menschen je nach individuellem Kontext einen unterschiedlichen Tod sterben,[33] klingt banal. Der Hospizpionier Franco Rest spitzt den Aspekt der Individualität des Sterbens zu: „Nicht die Begleitenden, sondern der sterbende Mensch gestaltet den Tod."[34] Diese Perspektive ist für Soziolog*innen problematisch, stellt sie doch einen klaren Widerspruch zur gängigen soziologischen Theorie individuellen Handelns dar, die der Vorstellung einer alleinigen Handlungsmacht von Individuen widerspricht, da Menschen „soziale Wesen"[35] sind und individuelles Handeln als Teil gesellschaftlichen Handelns analysiert und erklärt wird.[36] Individuelle Identität versteht die Soziologie nicht als Zustand oder Eigenschaft, sondern als eine prozesshafte Entwicklung des Individuums im Austausch mit anderen.[37]

Soziales Handeln oder Sozialität bedeutet, dass das Individuum in der Lage ist, sich selbst zu reflektieren, die sozialen Verhaltenserwartungen zu interpretieren sowie sich in die Perspektive anderer hineinzuversetzen. In der Entwicklung seines eigenen Selbst, seiner Identität, stimmt das Individuum in einem steten Prozess die Erwartungen der es umgebenden Gesellschaft mit seinen für es selbst eigenen Vorstellungen und Ideen, mit seinen Emotionen und Gefühlen ab.[38] Das Selbst wird als „reflektiert-reflektierendes Gebilde"[39] verstanden, was heißt, dass die Identität im Individuum als ein Ergebnis der sozialen Beziehungen zu und Interaktionen mit anderen Individuen entsteht.[40] „Es gibt somit keine scharfe Trennungslinie zwischen unserer eigenen Identität und der Identität anderer Menschen (…). Der Einzelne hat eine Identität in Bezug zu den Identitäten anderer Mitglieder seiner gesellschaftlichen Gruppe"[41]. Das heißt, Sozialität und Indi-

---

32 Baumann 1992.
33 Hahn 2000: 75.
34 Rest 2006: 24.
35 Durkheim 1981: 54.
36 Simmel 1966: 15f.
37 Mead 1973.
38 Ebd.: 222f.
39 Berger/Luckmann 2004: 142.
40 Mead 1973: 142.
41 Ebd.: 206.

vidualität schließen sich nicht gegenseitig aus und sind in ihrer Entwicklung voneinander abhängig.[42]

Der Grad der Individualisierung wird daran bemessen, wie es dem Individuum gelingt, soziale Interaktionssysteme und die damit einhergehende Bildung von Wertmustern mit der eigenen Persönlichkeit zu verbinden.[43] Die dafür notwendigen sozialen Strukturen sind nicht innerlich oder äußerlich festgelegt, sondern bewirken aufgrund ihrer Ausdifferenzierungen eine Freiheit, zwischen zunehmenden sozialen Kreisen wählen zu können.[44] Ausdifferenzierende soziale Strukturen fördern die Herausbildung der eigenen Authentizität, weil das Individuum diese gesellschaftliche Differenzierung für eine individuelle Differenzierung der eigenen Persönlichkeit nutzen kann.[45] Dies ist eine theoretische Perspektive, nach der Gesellschaft weniger eine Begrenzung oder Beschädigung der Individualität Einzelner bedeutet, sondern vielmehr deren Voraussetzung darstellt.[46]

Die Soziologie analysiert ausgewählte Faktoren, anhand derer sie den Grad einer Individualisierung beurteilt: Wahlfreiheit, gestiegene Berufsperspektiven[47], Zunahme an Interaktionspartner*innen oder Rollen[48] und den Wechsel von Orten und eines Lebensstils[49] sind Beispiele für solche Beurteilungskriterien. Deren Übertragung auf die besondere Situation von pflegebedürftigen Sterbenden ist aufgrund ihrer sozialen Abhängigkeit von Hilfe und Pflege schwierig. Trotzdem bestehen Analogien zur Situation Sterbender, wie im Falle der Zunahme an Interaktionspartner*innen oder Rollen und Erwartungen anderer sozialer Kreise, die eine Übertragung machbar und sinnvoll erscheinen lassen. Ein Beispiel, welche Rollenerwartungen gegenüber Sterbenden bestehen, bietet das Phasenmodell von Elisabeth Kübler-Ross, das im professionellen Umfeld Sterbender im Hospiz- und Palliativumfeld breite Anwendung findet. Nach diesem Phasenmodell durchläuft ein gelungenes Sterben fünf Phasen: Nichtwahrhabenwollen, Zorn, Verhandeln, Depression und Akzeptanz.[50] Obschon das Phasenmodell früh aufgrund der starren Schematisierung der psychischen und emotionalen Verfassung Sterbender und seiner starken normativen

---

42 Ebd.: 207ff.
43 Kron/Horáček 2009: 28f., 38, 143.
44 Simmel 1992: 467.
45 Simmel 1966: 15f., 1992: 467; Kron/Horáček 2009: 45ff.
46 Scheer 2003: 138.
47 Durkheim 2012.
48 Goffman 2014; Simmel 1966.
49 Beck 1986.
50 Kübler-Ross 1969.

Wirkung als Grundlage von Leitfäden im Umgang mit Sterbenden kritisiert wurde,[51] ist die im Praxisfeld des Sterbens weiterbestehende Orientierung daran ein Beleg, dass von Sterbenden seitens des professionellen Umfelds soziales (Sterbe-)Handeln erwartet wird. Die Qualität von Sterbehandeln wird danach beurteilt, ob es Sterbenden und Pflegenden gelingt, sich
des Sterbens bewusst zu werden und das eigene Verhalten und Handeln
darauf einzurichten, sich gegenüber anderen auszudrücken, den Bewusst-
werdungsprozess anzustreben oder zu unterstützen. Es kommt zu einer
Rollenzuschreibung mit entsprechenden Rollenerwartungen an Sterbende.[52]

Individuelle Identität nicht nur als Zustand oder Eigenschaft, sondern
entstanden in einer prozesshaften Entwicklung liegt dann für Sterbende
vor, wenn sie ihr Sein gleichermaßen wie auch das Erscheinen anderer Individuen reflektieren und die sozialen Verhaltenserwartungen abwägen,
um zu entscheiden, mit welchen Personen aus dem sozialen Umfeld sie
sich aufgrund geteilter Moralvorstellungen identifizieren oder mit ihnen
interagieren möchten.[53] In einer durch zunehmende Pflegebedürftigkeit
bedingt fortlaufenden Neu-Organisation des Ichs, organisiert die sterbende
Person sich nach dem durch den Sterbeprozess ausgelösten Zerfall sozialer
Einheiten neu. Aufgrund hinzukommender Interaktionskreise mit pflegerischem und medizinischem Personal erweitert sie in sich das Repertoire
an gesellschaftlichen Regeln. Die Entwicklung von Palliativ- und Hospiz-
gesetzen zeigt, dass seitens der Gesellschaft Sterbenden (unabhängig von
den individuellen Möglichkeiten, dies einzufordern) das Recht zugespro-
chen wird, sich ihren Sterbeort oder Pflegedienst oder ihr medizinisches
Personal frei auswählen zu dürfen.[54]

Die Entstehung oder Zunahme von ambulanten oder stationären Hos-
piz- und Palliativversorgungseinrichtungen ist ein Zeichen neu gebildeter
Normen und Werte im Kontext des Sterbens und bewirkt eine Erweiterung des Repertoires an gesellschaftlichen Regeln, die es Sterbenden ermöglicht, mithilfe erweiterter sozialer Interaktionssysteme ihre eigenen
Wünsche mit dem Angebot von Diensten zu verbinden. Die Individualisierung des Sterbens ist dann erreicht, wenn es Sterbenden gelingt, innerhalb sich zunehmend ausdifferenzierender sozialer Strukturen des wach-
senden Hospiz- und Palliativangebots mit einer persönlichen Auswahl die

---

51 Corr 1992: 82; Gehring 2010: 183; Schmied 1985: 72ff.
52 Göckenjan/Dreßke 2002: 89; Wittkowski/Schröder 2008: 15; Schneider 2014: 67.
53 Mead 1973.
54 Parsons 1968: 243ff.

eigene Authentizität herauszubilden, indem Sterbende diese Optionsvielfalt zur Differenzierung von Wünschen und zur Realisierung des eigenen Sterbens nutzen. Dies kann bedeuten, die Angebote von Hospiz- und Palliativversorgung anzunehmen, abzulehnen oder eigene Lösungen zur Versorgung im Sterbeprozess zu entwickeln. Die durch eine neue Gesetzgebung und Sterbefinanzierung seitens der Sozialversicherer erreichte Vervielfältigung der Sterbeoptionen schaffen Individualitätsoptionen. Die vormals in den 1980er-Jahren auf individueller Ebene eingeschränkten Wahloptionen wurden von Personen im ehrenamtlichen und professionellen Umfeld Sterbender durch Veränderungen gesellschaftlicher Sterbestrukturen um ambulante und stationäre Hospiz-, Palliativ- oder andere Angebote erweitert.

3. Forschungsbedarf im Bereich der ambulanten Pflege Sterbender

Die Mitglieder eines Hospiz- und Palliativnetzwerks in einer mittelgroßen Stadt Deutschlands können durch ihre aktive, langjährige Tätigkeit helfen, den aktuellen Forschungsbedarf im Kontext des Sterbens heute zu ermitteln. Die hauptberuflich tätige Geschäftsführung des örtlichen Hospiz- und Palliativnetzwerks (GFHP) wurde im Februar 2014 angefragt, ob es möglich sei, aus der Praxis heraus eine Forschungsfrage zu entwickeln, die für sie selbst, für Sterbende und für die Gesellschaft relevant ist. Die Entscheidung, sich für ein soziologisches Forschungsprojekt an die GFHP zu wenden, diente dem Prinzip der Offenheit, um sich vom theoretischen Vorwissen zu lösen.[55] Das Interesse an einer Zusammenarbeit war groß und gemeinsam wurde die Leitfrage entwickelt, wie allgemeine ambulante Pflegedienste (AAPD) Sterbende pflegen.

In Deutschland bestehen unterschiedliche Angebote von ambulanter Pflege. Das können AAPD, Allgemeine Palliativversorgung (AAPV) oder Spezialisierte Ambulante Palliativversorger (SAPV) sein.[56] Diese unterschiedlichen Formen von Dienstleistungsanbietern in der ambulanten

---

55 Meinefeld 2000: 266ff.

56 Um Dienstleistungen der Hospiz- und Palliative Care erbringen zu können, ist es notwendig, dass ambulante Pflegedienste wie die AAPV sich an den SAPV-Richtlinien orientieren, die vom Gesetzgeber mit den §§ 132d und 37b SGB V und daran sich orientierenden Rahmenverträgen zwischen Krankenkassen und AAPV- und SAPV-Diensten geregelt sind: Integration des eigenen Dienstes in eine multiprofessionell vernetzte Versorgungsstruktur im regionalen Gesundheits- und Sozialsystem, schriftliche Konzepte und sächliche Ausstattung, personelle Anforde-

Pflege sind vom Gesetzgeber geregelt und unterscheiden sich u. a. in Umfang und Art der Dienstleistung, die sie Pflegebedürftigen und deren sozialem Umfeld anbieten können, in ihrer Zielsetzung, in ihren Zielgruppen, in ihrem Ausbildungsstatus, in der Anzahl vertretener Berufsgruppen, in der Zahl an Mitarbeiter*innen (MA) oder in dem finanzierten Zeitbudget für die Pflegeleistung.

Die einfachste Form ambulanter Pflege bieten AAPD an. AAPD unterstützen Pflegebedürftige ab Pflegestufe 2 und deren Angehörige bei der körperbezogenen Pflege, Ernährung und Bewegungsfähigkeit. Darüber hinaus erbringen sie pflegerische Betreuungsmaßnahmen, Hilfen bei der Haushaltsführung, häusliche Krankenpflege sowie Verabreichung von Medikamenten oder Verbandswechsel. Im Leistungsspektrum der AAPD sind aufgrund fehlender Qualifikation, personeller Ressourcen, Vernetzung und Organisationsstrukturen keine Hospiz- oder Palliativversorgung vorgesehen. MA der AAPD und das Hospiz- und Palliativnetzwerk kommunizieren, interagieren und kooperieren in der Stadt und Region der angefragten GFHP nicht miteinander und sind sich gegenseitig in Bezug auf Organisation und Leistungsspektrum nicht bekannt. Die GFHP stellte sich die Frage: „Wie machen die das? Die [AAPD, Anm. MT] haben die Voraussetzungen zum Teil nicht so wie die Spezialisierten [SAPV, Anm. MT], die [AAPD, Anm. MT] kriegen es nicht finanziert, die [AAPD, Anm. MT] haben die Schulungen nicht. Und trotzdem machen sie es [AAPD pflegen Sterbende, Anm. MT]."[57] Mein aus der ersten pragmatischen Fragestellung („Wie machen die das?) entwickeltes Forschungsinteresse zielt auf das soziale Handeln im Kontext der ambulanten Pflege Sterbender durch AAPD ohne SAPV ab.

Nach der Lehre vom interpretativen Verstehen, Auslegen oder Deuten suche ich nach dem Sinn, den beteiligte Akteur*innen ihren und den Handlungen anderer zuschreiben und der im Kontext des Sterbens eine Handlungsfähigkeit erzeugt. Die Versorgung Sterbender durch AAPD ist ein auf den Untersuchungsgegenstand (soziale Handlung im Kontext Ver-

---

rungen, eine Mindestzahl an diplomierten Pflegekräften, Ausbildungsniveau einer diplomierten Pflegekraft, vertragliche Einbindung von Sozialarbeiter*innen und -pädagog*innen, Psycholog*innen in das eigene Dienstleistungsangebot. Dies erfüllen AAPV zum Teil in stark reduzierter Form, indem z. B. ein Anteil an MA des AAPV eine Palliativzusatzausbildung nachweisen kann und die AAPV eng mit Palliativmediziner*innen und SAPV zusammenarbeiten. AAPD erfüllen keine der an SAPV oder AAPV gerichteten Anforderungen in Bezug auf Palliative Care.

57 Fokusgruppen-Interview 2. März 2015, Seite 1.

sorgung Sterbender zuhause) bezogener Ausschnitt der sozialen Wirklichkeit ambulanter Pflege Sterbender und der sie umgebenden Akteur*innen, wie er unmittelbar vorzufinden ist. In einem ersten Schritt des Forschungsprozesses erfolgt eine Konzentration auf die Darlegung individueller Perspektiven.[58] Sozialwissenschaftliche Forschung setzt an den Interpretations-, Verfremdungs- und Interaktionsprozessen an, die sich im Individuum während des sozialen Handelns vollziehen.[59] Die im Forschungsprozess entdeckten Erscheinungsformen des beobachteten sozialen Phänomens ‚Sterben zuhause durch Versorgung von AAPD ohne SAPV' werden in Interviews und anderen Befragungsmethoden der qualitativen Sozialforschung beschrieben und erfasst. Sie dienen als Arbeitsgrundlage weiteren Forschens: In welcher Weise zeigt sich die Institutionalisierung oder Individualisierung des Sterbens in Sinn- und Handlungsstrukturen der AAPD und liegt eine Individualisierung des Sterbens in der ambulanten Pflege Sterbender vor?

4. Wissenschaftliche Begleitung des Modellprojekts: Erhebungsformen und Teilergebnisse

Zur Evaluation des für die Versorgung Sterbender notwendigen Qualifizierungsbedarfs und -maßnahmen der AAPD war seitens der GFHP ein Assessment entwickelt, das nach einer Informationsveranstaltung im März 2015 bei Interesse mit den jeweiligen AAPD im Verlauf des Jahres durchgeführt wurde. Die Tools „Assessment" und „Systemische Weiterbildung" waren als Elemente vom „Modellprojekt zur Implementierung von Hospizkultur und Palliative Care in allgemeine ambulante Pflegedienste" integriert. Das Assessment wurde von mir wissenschaftlich begleitet.[60]

---

58 Glaser/Strauss 2005: 255ff.
59 Blumer 1979: ix.
60 Es wurde zwischen der Forschenden und den Organisator*innen des geplanten Modellprojekts eine sozialwissenschaftliche Begleitung mit Fragebogenbetreuung und -auswertung vereinbart. Die Datenerhebung fand unter den theoretischen und methodischen Vorgaben des Ansatzes der *Grounded Theory* nach Barney G. Glaser und Anselm L. Strauss (2005) statt. Die Grundoperation des Verstehens ist das möglichst genaue Nachvollziehen des von befragten Personen subjektiv Geäußerten und Gemeinten. Die Selbstdeutungen und Selbstdiagnosen der interviewten Person werden eins zu eins übernommen. Leitfragen der Analyse sind folgende: Was erzählt die Person? Welche Informationen enthalten ihre Ausführungen? Wie lassen sich diese Informationen verdichten, umschreiben, zusammenfassen

Das Sample an Befragten bilden Personen, die mit dem zu untersuchenden sozialen Phänomen mehr Erfahrung haben als andere und dazu Auskunft geben können.[61] Es setzte sich konkret aus Personen zusammen, von denen erwartet werden konnte, dass sie als Expert*innen aus dem Bereich der hausärztlichen Tätigkeit, als Sozialarbeiter*innen oder als Pflegedienstleister*innen über fundierte Einblicke in die Praxis der Sterbebegleitung durch die AAPD verfügen: drei Organisator*innen des Modellprojekts, drei Pflegedienstleitungen, deren Stellvertretungen und insgesamt 44 MA der drei teilnehmenden AAPD. Um die Perspektive auf das Sterben zuhause um weitere Innen- und Außenansichten zu erweitern, wurden Personen befragt, die in ihrem Beruf mit AAPD interagieren: drei Hausärzt*innen mit Palliativausbildung aus der Region, eine Sozialarbeiterin eines ortsansässigen SAPV-Zentrums, eine Sozialarbeiterin eines ortsansässigen Akutkrankenhaus, eine Pflegedienstleitung eines Altenheims sowie zwei Pflegedienstleitungen von zwei nicht teilnehmenden AAPD. Darüber hinaus erforderte die wissenschaftliche Begleitung zur Erschließung des Feldes und sich im Forschungsprozess entwickelnder Fragen zu ambulanter Pflege Sterbender weitere Datensammlung, wie z. B. innerhalb der Feldforschung zu AAPD eine postalische Befragung örtlicher AAPD aus der Modellprojekt-Stadt und der umliegenden Region.

4.1 Fokusgruppen-Interview mit den drei Organisator*innen des Modellprojekts

Ein erstes Erkenntnisziel fokussierte die Hintergründe und Zielvorstellungen des Modellprojekts. Die für die Koordination ambulanter Pflegedienste zuständige Person eines Wohlfahrtsverbandes äußerte, dass in Gesprächen mit anderen Akteur*innen im Kontext der AAPD „eine sehr hohe Unzufriedenheit mit der SAPV-Versorgung"[62] ausgedrückt worden sei. Die Unzufriedenheit wurde mit verschiedenen Umständen in der schon entwickelten ambulanten Palliativversorgung Sterbender durch die AAPV in der Region begründet und auf die Situation der AAPD übertragen, etwa dass der „AAPV quasi entsprechend die spezifischen Fälle alle weggeschnappt wurden durch die SAPV"[63]. Für Regionen, in denen keine SAPV vertreten ist, wurde der Wunsch geäußert, etwas „generell für ambulante,

---

oder auf den Punkt bringen? Die Sinnebene, auf die die Analyse abzielt, ist der gemeinte und intendierte Sinn: Was wird hier mitgeteilt?

61 Creswell 2007: 64, 156f.
62 Fokusgruppen-Interview 2. März 2015, Seite 1.
63 Ebd.

ganz normale ambulante Dienste"[64] [AAPD, Anm. MT] zu initiieren, um die Versorgungslücken zu schließen. Die Projektleitung eines in der Nachbarregion durchgeführten vergleichbaren Implementierungsprojekts bemerkte eine isolierte Fokussierung „aller" auf die SAPV, die zur Folge hatte, dass AAPD nicht die ihrer Verbreitung entsprechend notwendige Aufmerksamkeit erhielten. Mit dem Versuch, bei AAPD Hospizkultur und Palliative Care zu implementieren, wurde seitens der GFHP die Hoffnung verbunden, dass „damit die [AAPD, Anm. MT] für die meisten der Sterbenden einfach eine Pflege bis zuletzt gewährleisten können"[65].

Die Befragten empfanden es als ein Paradox, dass die originären ambulanten Dienste der AAPD, die über längere Zeiträume ihre Patient*innen gepflegt hatten, aus dem Individualisierungsprozess der ambulanten Versorgung Sterbender aufgrund der zunehmenden Institutionalisierung der SAPV ausgegliedert wurden. Dies widersprach aus ihrer Sicht der Intention der Individualisierung des Sterbens seitens der Hospizbewegung, wenn hier auf individuell etablierte Versorgungsstrukturen von Patient*innen mit AAPD keine Rücksicht genommen wird und Pflegedienste und -personen, wie vor Ort üblich, komplett ausgetauscht werden, sobald der Sterbeprozess als solcher mit einer SAPV-Verordnung seitens der behandelnden Hausärzt*innen oder Krankenhausärzt*innen deklariert wird.

4.2 Präsentation und Teilnehmer*innen des Modellprojekts

Ein erster Schritt bei der Implementierung des Modellprojekts war, dieses allen in der Stadt und Region agierenden AAPD vorzustellen.[66] Inhalte der Präsentation waren u. a. eine Darlegung der aktuellen Situation der Versorgung Sterbender zuhause, der Aufgaben und Grenzen von spezialisierten Hospiz- und Palliativangeboten, personellen Ausstattung in AAPD, Refinanzierung und Ziele.[67] Bei der Projektvorstellung waren ca. 80 Personen anwesend. Gemessen an der Zahl der Einladungen und im Vergleich

---

64 Ebd.
65 Ebd.
66 9. März 2015.
67 Die Phasen des Modelprojekts waren in eine Sensibilisierungsphase der MA, in eine Konzeptionierungsphase zur Profilerstellung, eine Phase der Steuerung und in eine Phase der Schulung aufgegliedert. Es war das Ziel, das Konzept der Implementierung von Hospizkultur und Palliative Care in AAPD mit diesem Vorgehen bedarfsgerecht als Bottom-Up-Maßnahme im Rahmen von Organisations- und Personalentwicklung über einen Zeitraum von einem Jahr umzusetzen.

zu anderen Vorträgen zum Thema war dies für die GFHP eine hohe Beteiligung.[68] Offenbar stufen die AAPD die ambulante Pflege Sterbender für sich als relevant ein, was den Schluss zulässt, dass sie häufig vor der Frage stehen, ob sie Sterbende ambulant pflegen oder nicht. Laut der vortragenden GFHP waren am gleichen Abend im Gespräch zehn Personen von verschiedenen AAPD an einer Teilnahme an dem Modellprojekt interessiert, fünf sagten in den Tagen darauf nach telefonischer Nachfrage durch die GFHP zu und drei AAPD nahmen definitiv teil. Einer der für das Modellprojekt zur Implementierung angemeldeten Dienste war ein reiner AAPD, einer ein AAPV und einer ein Pflegedienst, der alle drei Formen ambulanter Pflege (AAPD, AAPV und SAPV) in sich vereinte.

4.3 Feldforschung zu AAPD – Exkurs ambulante Pflege Sterbender

An die Aussage des Koordinators in dem Fokusgruppen-Interview anknüpfend, dass SAPV nicht mehr als zehn Prozent des Bedarfs abdecken würde und für eine Ausdehnung der ambulanten Pflege Sterbender stärker AAPD einbezogen werden müssten, ist zu überprüfen, ob sich dies quantitativ bestätigen lässt. Die GFHP vertritt in der Präsentation des Modellprojekts den Standpunkt: „Die meisten Menschen sterben in nicht spezialisierten Einrichtungen und in Begleitung von ambulanten Diensten."[69] Statistiken dazu, wie viele Sterbende durch AAPD in den unterschiedlichen Stadien des Sterbens versorgt werden, sind öffentlich nicht verfügbar. Um sich ein Bild über Sterbeorte und das mögliche Betätigungsfeld ambulanter Pflege Sterbender zu machen, dienen Sekundärdaten anderer Studien.[70] Im zeitlichen Vergleich ist die Anzahl zuhause Sterbender im Jahr 2011 mit 23 % niedriger als im Jahr 2009 mit 29 % und im Jahr 2000 mit 35 %. In einem weiteren Schritt können Sterbezahlen des Demografiemonitors der Modellprojekt-Stadt[71] herangezogen und die Zahl der ambulant Sterbenden vor Ort im Jahr 2015 entsprechend Ergebnisse genannter Studien zwischen 20 und 35 % geschätzt werden. Bei einer Gesamtzahl von 2.459 Sterbenden in der Modellprojekt-Stadt im Jahr 2015 sterben, wenn man die obigen

---

68 Es wurden laut GFHP alle Dienste (ca. 80) der Stadt und des Umlands eingeladen.
69 PowerPoint Präsentation am 9. März 2015: „Hospizkultur und Palliative Care in ambulanten Diensten Begleitung am Lebensende ohne Spezialisierung-wie kann das gelingen?", Folie 5.
70 Sauer et al. 2015; Dasch et al. 2015.
71 Demografiemonitor der Modellprojekt-Stadt anonymisiert.

Prozentzahlen zugrunde legt, zwischen 246 und 738 Personen zuhause. Die genaue Zahl ist nicht zu bestimmen und es bleibt auch unklar, wie viele der Verstorbenen zuvor von AAPD, AAPV oder SAPV ambulant versorgt wurden.

Auf schriftliche Anfrage im Jahr 2016 bei allen in der Modellprojekt-Stadt vertretenen 42 ambulanten Pflegediensten[72] gaben elf davon per Post eine Rückantwort. Demnach wurden in der Modellprojekt-Stadt 565 Sterbende von SAPV, 83 Sterbende von AAPV sowie 109 Sterbende von AAPD ohne andere Pflegedienste gepflegt. Den Antworten zufolge ist davon auszugehen, dass acht AAPD, zwei reine SAPV und zwei interdisziplinäre Pflegedienste, die AAPD, AAPV und SAPV unter einem Dach anbieten, antworteten. Von den im ländlichen Umland der Stadt befragten 39 Pflegediensten im Umkreis von dreißig Kilometern sendeten acht die Rückantwortkarte. Ein AAPD beschrieb ohne Angaben von Zahlen, warum sie Sterbende pflegen. Die restlichen sieben Dienste gaben an, dass 142 Sterbende von SAPV, 43 Sterbende von AAPV und 79 Sterbende von AAPD ohne andere Pflegedienste gepflegt wurden. Den Antworten zufolge ist davon auszugehen, dass darunter drei auf SAPV spezialisierte Pflegedienste sind, ein interdisziplinärer Pflegedienst, der AAPD, AAPV und SAPV anbietet, und ein weiterer interdisziplinärer Pflegedienst, der AAPV und SAPV anbietet. Die restlichen drei Rückantwortkarten lassen den Schluss zu, dass sie von drei reinen AAPD ausgefüllt wurden, die Sterbende ohne Inanspruchnahme weiterer Dienstleister*innen ambulant pflegen.

4.4 Assessment 1: AAPD und ambulante Pflege Sterbender

Zu Beginn des Assessments wurden bei den teilnehmenden drei ambulanten Pflegediensten die bis dato durchgeführten Maßnahmen in der Sterbebegleitung, die bestehenden Ressourcen sowie das Entwicklungspotenzial und der weitere Handlungsbedarf erhoben.

4.4.1 Offene Antworten: Die AAPD ohne Worte

Es sind wesentliche Gemeinsamkeiten im Antwortverhalten festzustellen. So wurden die offen gestellten Fragen nicht oder in wenigen Einzelfällen inhaltlich rudimentär beantwortet. Die Antworten waren mit wenigen

---

72 4 SAPV und 38 AAPD, die Anzahl AAPV konnte nicht bestimmt werden.

Worten als Zustimmung oder Verneinung, Angabe von „Ja" oder „Nein" auf ein Minimum verkürzt. In der an die sechswöchige Fragebogenphase anschließenden Nachbesprechung des Fragebogen-Assessments mit den Leitungskräften der teilnehmenden drei Dienste wurde dies damit begründet, dass die MA sich trotz Ermutigung durch die Leitung nicht zutrauten, die Fragen zu beantworten und eine Beantwortung an die Leitung delegieren wollten. Es habe durch die Arbeitsbelastung nicht genügend Zeit zur Verfügung gestanden und es seien Themenbereiche berührt gewesen, über die die MA keine schriftliche Auskunft zu geben bereit waren, weil sie innerhalb des eigenen Teams bleiben sollten und auch weil sie datenschutzrechtliche Bedenken hatten. In allen Fällen wurde zudem in den Nachbesprechungen zur Befragung angegeben, es sei schwergefallen, sich der unbewussten Routinen zu erinnern und diese schriftlich zu beschreiben.

Ein ähnliches Problem, Sterbebegleitung in AAPD und die Erfahrungen damit verbal zu artikulieren, fand sich in den einzelnen Interviews mit verschiedenen Expert*innen, Hausärzt*innen und Sozialarbeiter*innen. Obschon die Expert*innen-Interviews als Interviews mit der zentralen Problematisierung von AAPD und ambulanter Pflege Sterbender angekündigt waren und alle Interviewpartner*innen leitfadengestützt in Form des problemzentrierten Interviews[73] angeregt wurden, explizit über die Erfahrung mit Sterbebegleitung zu erzählen, gelang es ihnen nicht, ad hoc darüber Auskunft zu geben, wie Sterbende von AAPD versorgt werden. In den Antworten zielten *alle* Befragten spontan auf die Organisation und Sterbebegleitung mithilfe der örtlichen *stationären* Einrichtungen und der *SAPV* ab, wie das folgende Beispiel illustriert:

> „I: Ja. Wie meinen Sie das, dass die dann auch wieder stärker in den Fokus rückt, die Allgemeine [AAPD, Anm. MT]?
> D: (Hausarzt mit Palliativausbildung): [...] [Name örtliche SAPV, Anm. MT] ist in aller Munde. Ne? Aber, dass es auch ein all/ dass es auch ein leistungsfähiges allgemeines palliatives Netzwerk gibt, das von den Hausärzten hier um [Name, Anm. MT] und so weiter gestrickt ist, und auch mit entsprechenden Pflegediensten oder Pflegeeinrichtungen, die Heime, die da auch einige Bemühungen dann an den Tag legen, [...] Weil es sind halt eben viele, die nicht spezialisiert palliativ pflegebedürftig sind und die trotzdem auch gut versorgt sind.

---

73 Witzel 2000.

Ne? Jetzt gerade hier in den Heimen, die wir hier betreuen, da kann ich das schon auch bestätigen."[74]

Dass Sterbeversorgung den spezialisierten Diensten und nicht AAPD zugeschrieben wird, obwohl die Frage gar nicht auf stationäre oder spezialisierte Pflege Sterbender abzielte, kann so gedeutet werden, dass die Bewusstheit der Sterbeversorgung von Symbolen der stationären und ambulanten spezialisierten Versorgung Sterbender in der Form dominiert und eine Beteiligung der AAPD nicht vorstellbar ist.

4.4.2 Handlungsbedarf: Individuelle Perspektiven und Themenschwerpunkte

Die Ankreuzfelder im teilstandardisierten Fragebogen zu den notwendigen Handlungsbedarfen (HB) wurden von allen MA der Dienste genutzt. Dies ermöglicht, für jedes Thema das angegebene Ausmaß an HB zu erkennen und einen Vergleich zwischen den einzelnen MA innerhalb eines Dienstes und zwischen den drei Diensten insgesamt zu ziehen. MA eines in seinen Arbeitsabläufen innerhalb eines Qualitätsmanagementsystems einheitlich strukturierten Dienstes beurteilen aus ihrer eigenen Perspektive heraus anhand individueller Maßstäbe den notwendigen HB unterschiedlich. Ebenfalls fallen im Vergleich zwischen den Diensten die Gesamtdurchschnittswerte des HB unterschiedlich aus, was auf die zwischen den MA divergierend entwickelten Erfahrungen mit Hospizkultur und Palliative Care und deren Anwendung zurückgeführt werden kann. Auch zeigt sich, dass trotz bestehender oder fortgeschrittener Erfahrung und Kenntnis, der HB, sich in diesem Bereich weiterzuentwickeln, als weiter notwendig gesehen wird.

Der von den einzelnen MA des reinen AAPD eingeschätzte HB, sich in Hospizkultur und Palliative Care weiterzuentwickeln, lag im Vergleich zu den anderen beiden Diensten am höchsten. Der HB des Dienstes, der an ein Krankenhaus mit Palliativstation angeschlossen ist, lag an zweiter Stelle. Bei dem Dienst, in dem AAPD ein Teilbereich neben AAPV und SAPV ist, wird der HB im Vergleich zu den anderen beiden Diensten am niedrigsten eingeschätzt. Allen drei Diensten ist gemein, dass sich innerhalb des Dienstes unter den MA der eingeschätzte HB je MA nochmals stark unterschied. Gaben die einen MA insgesamt einen geringen HB an, konnten im gleichen Dienst der höchste angegebene HB einer anderen MA um

---

74 Expert*innen-Interview Hausarzt mit Palliativausbildung aus suburbaner Region mit ca. 5 km Entfernung zur nächsten mittelgrößeren Stadt, 5. Mai 2015, Seite 1f.

ein bis drei Punkte darüber liegen. Je weniger Erfahrung MA und der Dienst mit Hospizkultur und Palliative Care hatten, desto stärker unterschieden sich die Einschätzungen des HB unter dem MA innerhalb eines Dienstes.

In den Diensten insgesamt kristallisierten sich gemeinsame Themenfelder mit besonderem HB heraus. Führungskräfte gaben andere Themen als ihre MA an. Sahen die MA im Bereich der Seelsorge, bei der Einbeziehung von Angehörigen und in der Integration von Ehrenamtlichen einen erhöhten HB, erachteten die Leitungspersonen es eher für notwendig, sich im Bereich der Trauerkultur, bei der Zusammenarbeit mit Ärzt*innen sowie der Entwicklung von Leitlinien zur Sterbebegleitung weiterzuentwickeln. In Personal- und Organisationsentwicklung sahen Leitungspersonen und MA ähnlichen HB.

4.4.3 Gründe für Sterbebegleitung: Beziehung und Selbstbewusstsein

Eine weitere Gemeinsamkeit der drei Dienste liegt in der Reaktion auf die Befragung. Die jeweiligen Leitungspersonen geben in einer Nachbesprechung zur Fragebogenerhebung an, dass durch die MA in Einzelgesprächen mit Kolleg*innen oder in ad hoc-Gruppendiskussionen innerhalb des Teams erstmals reflektiert worden sei, wie überhaupt Sterbebegleitung im eigenen Dienst durchgeführt und welche Ressourcen dafür bisher genutzt wurden. Das führte zu einer verstärkten Wahrnehmung der vorhandenen Instrumente und zu einer intensiveren Interaktion im Team. Alle drei Leitungsgremien äußerten den Wunsch nach einem vermehrten Austausch mit anderen Diensten und nach vermehrten Kooperationen, um die Situation einer nicht gewollten Konkurrenzsituation zu vermeiden. Allen drei Diensten war trotz ihrer strukturellen Diversität in Hinblick auf Entwicklungsstand, Standort, vorhandener Infrastruktur, Unternehmensform, Organisationsstruktur, Größe, Ausbildungsstand der MA und des palliativpflegerischen Angebots gemein, dass sie seit ihrem Bestehen von Beginn an Palliativpflege streckenweise auch inoffiziell durchführten. Die Begründung des reinen AAPD für die ambulante Pflege Sterbender lässt sich aus folgendem Interviewausschnitt ablesen:

> „I: Können sie das nochmal so von ihrer Seite alles erzählen, warum sie auf das Modellprojekt zugekommen sind?
> E1 (Pflegedienstleitung eines AAPD): Gerne, ja also wir sind im Prinzip darauf aufmerksam gemacht worden, weil ich eine Mitarbeiterin hatte, die die Frau [Name der GFHP] persönlich kannte. Und wir uns

irgendwie überlegt haben, wie und was können wir tun im palliativen Bereich. Wo ich gesagt habe, ich möchte nicht in den SAPV-Bereich, das ist für mich grundsätzlich, möchte ich nicht, weil das einfach irgendwie, diese Auflagen von oben und da muss ich hier noch fünf Kräfte haben und ein komplettes Team und wenn mir dann einer wegbricht. Es ist einfach unheimlich schwer, normale Pflegekräfte zu finden mit einer vernünftigen Ausbildung und dann erst ausgebildete Palliativschwestern, das ist noch schwieriger. [...] Und dann noch die Auflagen, die von oben gesetzt werden, es ist eh schon schwierig genug. [...] Da steckt ein enormer Kranz dahinter, den man auch noch zusätzlich erfüllt und das geht einfach nicht. .../ also ich finde, so wie wir jetzt aufgestellt sind, passt es gut. Wir machen diese Palliativversorgung auch mit der Prämisse, dadurch weniger Geld zu kriegen beziehungsweise Geld eigentlich reinzustecken, aber da tun wir unseren Patienten einfach nur Gutes, wenn wir die halt quasi vernünftig begleiten können."[75]

An diese Aussage schließen sich auch die Aussagen an, die in der postalischen Befragung von sechs der 42 befragten AAPD gegeben wurden.[76] Vier AAPD aus dem ländlichen Umland gaben an, die Sterbenden in zwei Formen der ambulanten Pflege zu versorgen, entweder allein mit den Nahestehenden oder mit Nahestehenden in Zusammenarbeit mit SAPV. Zwei AAPD gaben ohne Angaben von Zahlen an, Sterbende ambulant zu pflegen. Obwohl befragt nach den Gründen, weshalb es ihnen möglich ist, Sterbende zu pflegen, wurde dies nicht benannt, sondern folgende Aussagen auf die Antwortkarte geschrieben: „Wir pflegen unsere Patienten, wenn möglich zu Hause bis zum Tode. Wir beauftragen dazu keinen Palliativdienst"[77]; „Sieben Pflegekräfte haben eine Palliative Care-Ausbildung und sind sehr motiviert. In unserem Einsatzgebiet sind motivierte Ärzte"[78]; „Wir pflegen Sterbende, weil wir ein motiviertes Team mit großen empathischen Fähigkeiten sind. Unser Team besteht, außer dem Leitungsteam,

---

75 Interview teilnehmender AAPD Nachbesprechung Fragebogen, 29. Mai 2015, Seite 4f., AAPD aus ländlicher Region D mit ca. 20 km Entfernung zur nächsten mittelgrößeren Stadt.

76 Um zu erkennen, aus welcher Region die anonymen Rückantwortkarten gesendet wurden, waren die dafür vorgesehenen Briefcouverts mit einer der entsprechenden Region zugewiesenen Briefmarke versehen.

77 AAPD aus ländlicher Region A mit ca. 20 km Entfernung zur nächsten mittelgrößeren Stadt.

78 AAPD aus ländlicher Region B mit ca. 13 km Entfernung zur nächsten mittelgrößeren Stadt.

aus Schwesternhelferinnen. Diese nehmen alle Fortbildungen gerne an und setzen neuerworbene Kenntnisse mit gutem Erfolg um."[79]

AAPD, die Sterbende pflegen, obwohl dies von Kostenträgern zu diesem Zeitpunkt nicht vorgesehen ist, geben an, erfolgreiche Sterbebegleitung aus altruistischen Motiven auf nichtstandardisierte Weise aufgrund individueller Beziehungen zu den Patient*innen und deren Familien durchzuführen. Dies wird von den Befragten damit begründet, hohen Ansprüchen an die Qualität der eigenen Arbeitsleistung nach persönlichen Krisenerlebnissen in der Sterbebegleitung in einer hochstandardisierten Pflegeberufswelt der universitären Intensivmedizin gerecht werden zu wollen. Die Befragten sind in der Lage, sich in juristischen Grauzonen zu bewegen, was ihnen aufgrund des hohen Grads des Ausbildungsniveaus der Intensiv-Pflegekräfte mit langjähriger Berufserfahrung im stationären Bereich oder durch die von Führungskräften vorgeschlagenen Fortbildungen sowie aufgrund der Kompetenz zur Selbstreflexion, ihrer Lebens- und Berufserfahrung und der damit möglichen Risikoabwägung möglich ist.

5. Fazit

Die hier vorgestellten Ergebnisse beschränken sich auf die Darstellung sozialer Phänomene im Kontext der ambulanten Pflege Sterbender innerhalb des Modellprojekts und seiner wissenschaftlichen Begleitung. Sie sind innerhalb dieses Rahmens interpretierbar und sie lassen sich nicht auf eine Situation ambulanter Pflege in einem anderen Kontext oder an einem anderen Ort übertragen. Das entspricht der Absicht qualitativer Sozialforschung, von innen heraus zu verstehen, welche sozialen Wirklichkeiten, Abläufe, Deutungsmuster und Strukturmerkmale vorliegen. Diese sind Nichtmitgliedern der hier in den Fokus genommenen sozialen Wirklichkeit (von AAPD in der ausgewählten Region) verschlossen, wie sie auch den Akteur*innen darin selbst oft nicht bewusst sind.[80] Die Untersuchung widmet sich diesem Unbekannten, um sich von der Vielfältigkeit des Sterbens ein konkretes Bild zu machen und zu verstehen, in welch verschiedenen Formen ambulantes Sterben in der Gesellschaft vorliegt.

Sterben in anderer Form als durch SAPV besitzt keine diskursive oder symbolische Bedeutung, weil sich SAPV im lokalen Diskurs des Untersu-

---

79 AAPD aus ländlicher Region C mit ca. 16 km Entfernung zur nächsten mittelgrößeren Stadt.
80 Flick et al. 2000: 14ff.

chungsfelds als Institution zur optimalen Versorgung Sterbender etabliert hat. Die ausgelassene Interaktion mit Anbieter*innen außerhalb von SAPV verhindert, interpretative Prozesse anzustoßen und Bedeutungszusammenhänge einer Sterbebegleitung außerhalb der Spezialisierung zu entwickeln oder zu modifizieren.

Die Ergebnisse verweisen auf eine Institutionalisierung und Individualisierung des Sterbens gleichermaßen. Deutliche Hinweise für eine Institutionalisierung des Sterbens sind, dass für die Befragten außerhalb wie innerhalb der AAPD, die ambulante Pflege Sterbender durch AAPD rational nicht fassbar ist. Das Antwortverhalten der befragten Ärzt*innen und Sozialarbeiter*innen zu Fragen nach AAPD, sich Sterben entweder im stationären Bereich oder zuhause unter Obhut einer vom Gesetzgeber institutionalisierten SAPV vorzustellen, deckt sich mit Berichten zu Automatismen einer SAPV-Verordnung im Alltag der befragten AAPD-MA durch die entlassenden Ärzt*innen der Krankenhäuser und Hausärzt*innen. Eine systematische Information oder Integration der bis zum Zeitpunkt der SAPV-Verordnung zuständigen AAPD ist nicht vorgesehen, obwohl seitens der Sterbenden und ihrer Angehörigen sowie der AAPD eine weitere Versorgung gewünscht und individuell machbar gewesen wäre. Die Schwierigkeiten, sich über ambulante Pflege außerhalb der SAPV bewusst zu sein, zeigen sich bei den MA der am Modellprojekt teilnehmenden Dienste. Sie verbalisieren ihre Bedürfnisse nicht in Textform, geben jedoch einen HB in Form von Zahlen an.

Eine GFHP stellt selbstreflektierend einen Mangel an Wissen über die ambulante Pflege Sterbender bei sich und anderen Akteur*innen im Hospiz- und Palliativnetzwerk fest. Sich in die Perspektive anderer versetzen zu wollen, kann als ein Zeichen von Individualisierung gedeutet werden, wenn Akteur*innen diesen Schritt bewusst vollziehen und durch den Austausch mit anderen Identitäten die eigene Identität erweitern. Dieses Bewusstsein bestand bei den Initiant*innen des Modellprojekts nicht von Beginn an, da eine Erweiterung des eigenen Handlungsrepertoires innerhalb des Hospiz- und Palliativnetzwerks im Gegensatz zu einer geplanten Handlungserweiterung bei AAPD nicht vorgesehen war. Beides kann als eine Institutionalisierung des Sterbens gedeutet werden. Der Grund dafür war, dass die örtlichen und regionalen AAPD nicht mit Akteur*innen des Hospiz- und Palliativnetzwerks interagierten und eine unbeabsichtigte Ausgliederung der AAPD aus dem SAPV-System aufgrund struktureller Bedingungen vorlag. Durch die fehlende Vernetzung der AAPD innerhalb des örtlichen Hospiz- und Palliativnetzwerks bleiben allen Beteiligten das gegenseitige Wissen voneinander, die vollzogenen Entscheidungswege, die darin bestehenden Sinnzusammenhänge und die angestrebten Handlungsziele der anderen vorenthalten. In einem etablierten Werte- und Normen-system wird eine Tradition der spezialisierten Pflege Sterbender ent-wickelt, der sich die beteiligten Akteur*innen nicht entziehen können. Die Legitimation, Sterbende ambulant zu pflegen, wird der SAPV zugespro-chen. Damit einhergehend vollzieht sich eine Positions- und Statusdiffe-renz der AAPD und derer, die von AAPD betreut werden möchten. Durch ein System von Regeln und Normen sowie von Leitvorstellungen oder Ide-en, die ursprünglich zum Ziel hatten, die soziale Interaktion und Vernet-zung zur Ermöglichung des Sterbens zuhause zu verbessern, wurde eine soziale Ordnung geschaffen, die die Beteiligten in ihrem Handeln ein-schnürt.[81] Die ursprünglich beabsichtigte Handlungserweiterung durch die SAPV-Gesetzgebung mündet in Einschränkungen der Sterbeversor-gung für AAPD und, aufgrund der daraus entstehenden Versorgungseng-pässe, in Einschränkungen für die SAPV. Es ist den meisten nicht vorstell-bar, dass AAPD ohne entsprechend vom Gesetzgeber in das System von Weiterbildung integriert zu sein, Sterbende ambulant pflegen können.

Für AAPD ist, wie der Beitrag klar gezeigt hat, die ambulante Pflege Sterbender relevant. Doch AAPD sind für die GFHP, bis auf eine Ausnah-me, für eine Implementierung von Hospizkultur und Palliativ Care nicht erreichbar. Selbst bei den Diensten, die am Modellprojekt teilnehmen, werden sich die MA erst im Austausch mit ihren Kolleg*innen über die ambulante Pflege Sterbender und der bestehenden Ressourcen bewusst. Das kann als Anzeichen von festgesetzten Denkmustern und Kennzeichen der Institutionalisierung gedeutet werden.

Der Schritt, sich als einzelner Dienst unter mehreren aus dem Denk-muster einer Trennung zwischen SAPV und AAPD herauszulösen und festzustellen, dass andere Möglichkeiten als erwartet bestehen, ist der schmale Grat zwischen der Institutionalisierung und Individualisierung des Sterbens. Trotz der Schwierigkeiten, die Pflege Sterbender in Worte zu fassen, beurteilen MA einen HB und das für sich selbst und je nach Dienst individuell unterschiedlich. Die Befragung setzt innerhalb der Teams Kommunikations- und Selbstreflexionsprozesse frei, in denen es zu einer Bestandsaufnahme bisher erfolgter Sterbebegleitung und bestehender Res-sourcen kommt, die sich von den Routinen der AAPD ablösen. Die Wei-terführung der Pflege Sterbender und die dafür notwendige Anpassungsfä-higkeit des AAPD spiegelt die Individualisierung des Sterbens wider. Es kommt zu einem frei von externen Vorgaben entwickelten Wissensma-nagement innerhalb der AAPD, durch welches besser vorgebildete MA,

---

81 Weber 1980: 571.

Leitungspersonen oder Hausärzt*innen ihr Wissen bedarfsgerecht unter-einander teilen und gegenseitig erweitern. Das entspricht den wesentli-chen Kennzeichen einer Individualisierung, wenn in einer Selbstreflexion soziale Verhaltenserwartungen durch das Hineinversetzen in die Perspekti-ve anderer interpretiert und mit den eigenen Vorstellungen, Ideen und Emotionen abgestimmt werden. Im Austausch mit anderen Identitäten wird die eigene Identität geschaffen.

Die Selbstreflexion erfordert eine Abgrenzung zwischen den Möglich-keiten, Sterbende innerhalb des eigenen AAPD zu pflegen, zu anderen Möglichkeiten, Sterbende zu pflegen. Die Motivation zur Pflege Sterben-der wird durch die Beziehung zu den Sterbenden und deren Umfeld gebil-det. Weiter ist die auf den Einzelfall bezogene Einschätzung, dafür kompe-tent zu sein, frei von standardisierten Mechanismen. In Anbetracht der ge-sellschaftlich-legitimierten Grauzone, in der sich AAPD bewegen, erfolgt die Selbsteinschätzung der Kompetenz und des Machbaren individuell auf Basis der Beziehung, Absprachen, Kooperation und des Vertrauens mit dem Ziel, den ihnen teils über mehrere Jahre bekannten Pflegebedürftigen das Sterben zuhause zu ermöglichen. Die angestrebte Autonomie der Handlungsentscheidung und -erweiterung seitens der AAPD kann erst durch ein für die Individualität notwendiges Maß an Selbstkontrolle und -verantwortung erreicht werden. Damit werden bewährte, anerkannte (im Sprachgebrauch des Institutionalisierungs-Individualisierungs-Diskurses: traditionelle) Muster der ambulanten Pflege durch SAPV in der Modell-projekt-Stadt und -Region aufgelöst. Parallel dazu vollzieht sich die Ein-gliederung der ambulanten Pflege Sterbender mit AAPD, frei von externen Regulierungen in bestehende Strukturzusammenhänge und es werden da-rin neue Handlungs- und Individualitätsoptionen geschaffen.

Die Soziologie verfolgt diesen Diskurs im Kontext des Sterbens, aller-dings besteht hier ein empirisches Forschungsdesiderat. Befunde der So-ziologie des Sterbens liegen bisher vor allem in soziologisch bekannten Kontexten des Sterbens, wie den Institutionen, im Privaten oder in der SAPV vor. Mit den präsentierten Untersuchungsergebnissen kann der In-dividualisierungs-Diskurs innerhalb der Soziologie um den Aspekt des in-dividualisierten Sterbens in der ambulanten Pflege erweitert und angesto-ßen werden. Es zeigt sich am Beispiel der Befunde in der AAPD dieser Re-gion, dass Individualität nicht nur auf individuellen Bedingungen Einzel-ner, sondern auch auf sozialen Strukturen beruht.

Selten ist das Credo der Selbstbestimmung und Individualität innerhalb der Gesellschaft so deutlich proklamiert, wie im Kontext des Sterbens, wo diese durch Richtlinien und Vorwörter zu Gesetzestexten zu Handlungs-maximen individueller und sozialer Akteur*innen festgeschrieben wird.

Um an dieser Stelle nochmals auf den Begründer der Soziologie, Max Weber, zurückzugreifen, bleibt die Frage offen, ob die zunehmende Bürokratisierung und Rationalisierung und die damit einhergehenden Phänomene von Standardisierungsprozessen, „die rationale fachliche Spezialisierung und Einschulung"[82] in der ambulanten Pflege Sterbender tatsächlich eine „rational-legale Herrschaftsform"[83] zur Verbesserung des Sterbens ist.

Literatur

Ariès, P (2005): Geschichte des Todes, 11. Auflage. München: Deutscher Taschenbuch Verlag.

Baumann, Z (1992): Mortality, Immortality and Other Life Strategies. Cambridge: Polity Press.

Berger, PL/Luckmann, T (2013): Die gesellschaftliche Konstruktion der Wirklichkeit: eine Theorie der Wissenssoziologie, 25. Auflage. Frankfurt am Main: Fischer.

Beck, U (1986): Risikogesellschaft. Frankfurt am Main: Suhrkamp Verlag.

Blumer, H (1979): Introduction to the Transaction Edition. In: Critiques of Research in the Sciences. An Appraisal of Thomas and Znaniecki's "The Polish Peasant in Europe and America". New Brunswick & New Jersey Transaction Publishers, v-xxxviii.

Bundesgesundheitsministerium (2020): Pflegedienst und Pflegefachleistungen. URL: https://www.bundesgesundheitsministerium.de/pflegedienst-und-pflegesachleistungen.html; 26.1.2020.

Corr, CA (1992): A Task-Based Approach to Coping with Dying. In: Omega, 24: 2, 81-94.

Creswell, JW/Poth, CHN (2007): Qualitative Inquiry & Research Design. Choosing among Five Approaches, 3. Auflage. Los Angeles, CA: SAGE.

Dasch, B/Blum, K/Gude, P (2015): Sterbeorte: Veränderung im Verlauf eines Jahrzehnts: Eine populationsbasierte Studie anhand von Totenscheinen der Jahre 2001 und 2011. In: Deutsches Ärzteblatt International, 112: 29-30, 496-504.

Demografieportal des Bundes und der Länder (2019): Zahlen und Fakten. Pflegebedürftige werden meistens zu Hause versorgt. URL: https://www.demografie-portal.de/SharedDocs/Informieren/DE/ZahlenFakten/Pflegebeduerftige_Versorgung.html; 25.10.2019.

Dejure.org Rechtsinformationssysteme GmbH (2020): Fünftes Buch Sozialgesetzbuch. Gesetzliche Krankenversicherung. § 37b Spezialisierte ambulante Palliativversorgung. URL: https://dejure.org/gesetze/SGB_V/37b.html; 24.1.2020.

---

82 Ebd.: 834.
83 Ebd.: 572ff.

Deutscher Hospiz- und PalliativVerband e.V. (2016): Stationäre Hospize für Erwachsene, stationäre Hospize für Kinder, Jugendliche und junge Erwachsene sowie Palliativstationen
in Deutschland. Daten zur Entwicklung und zum aktuellen Stand. URL: https://www.dhpv.de/tl_files/public/Service/statistik/20160411_Bericht_StatHospizePalliativ.pdf; 25.10.2019.

Deutscher Hospiz- und PalliativVerband e.V. (2019): Zahlen und Fakten. URL: https://www.dhpv.de/service_zahlen-fakten.html; 25.10.2019.

Dreßke, S (2005): Sterben im Hospiz. Der Alltag in einer alternativen Pflegeeinrichtung. Frankfurt am Main: Campus.

Dreßke, S (2008): Sterbebegleitung und Hospizkultur. In: Aus Politik und Zeitgeschichte. Beilage zur Wochenzeitung „Das Parlament", 4, 14-20.

Durkheim, É (1981): Frühe Schriften zur Begründung der Sozialwissenschaften. Neuwied: Luchterhand.

Durkheim, É (2012): Über soziale Arbeitsteilung: Studie über die Organisation höherer Gesellschaften, 6. Auflage. Frankfurt am Main: Suhrkamp Verlag.

Esser, H (2000): Soziologie. Spezielle Grundlagen. Band 5: Institutionen. Frankfurt am Main: Campus Verlag.

Flick, U/ Kardorff, E von/Steinke, I (2000): Was ist qualitative Forschung? Einleitung und Überblick. In: dies. (Hg.): Qualitative Forschung. Reinbek bei Hamburg: Rowohlt, 13-29.

Gehring, P (2010): Theorien des Todes zur Einführung. Hamburg: Junius.

Gemeinsamer Bundesausschuss (2018): Spezialisierte ambulante Palliativversorgung. URL: https://www.g-ba.de/institution/themenschwerpunkte/sapv/; 24.7.2018.

GKV-Spitzenverband (2012): Empfehlungen des GKV-Spitzenverbandes1 nach § 132d Abs. 2 SGB V für die spezialisierte ambulante Palliativversorgung vom 23.6.2008 in der Fassung vom 05.11.2012. URL: https://www.aok-gesundheitspartner.de/imperia/md/gpp/bund/pflege/palliativ/empfehlungen_sapv_05112012.pdf; 26.1.2020.

Glaser, BG/Strauss AL (2005): Grounded Theory. Strategien qualitativer Forschung, 2. Auflage. Bern: Hans Huber.

Göckenjan, G/Dreßke, S (2002): Wandlungen des Sterbens im Krankenhaus und die Konflikte zwischen Krankenrolle und Sterberolle. In: Österreichische Zeitschrift für Soziologie, 27: 4, 80-96.

Goffman, E (2014): Wir alle spielen Theater: Die Selbstdarstellung im Alltag, 14. Auflage. München: Piper.

Gronemeyer, R (2005): Hospiz, Hospizbewegung und Palliative Care in Europa. In: Knoblauch, H/Zingerle, A (Hg.): Thanatosoziologie. Tod, Hospiz und Institutionalisierung des Sterbens. Berlin: Duncker & Humblot, 207-220.

Hahn, A (2000): Tod, Sterben und der Glaube an ein Weiterleben in soziologischer Sicht. In: Sozialwissenschaftliche Informationen, 29: 2, 75-87.

Howarth, G (2007): Death & Dying. A Sociological Introduction. Cambridge: Polity Press.

Kellehear, A (2017): Current Social Trends and Challenges for the Dying Person. In: Jakoby, N/Thönnes, M (Hg.): Zur Soziologie des Sterbens. Wiesbaden: Springer VS, 11-27.

Kron, T/Horáček, M (2009): Individualisierung. Bielefeld: transcript Verlag.

Kübler-Ross, E (1969): On Death and Dying. New York, NY: Macmillan Publishing.

Lepsius, MR (1997): Institutionalisierung und Deinstitutionalisierung von Rationalitätskriterien. In: Göhler, G (Hg.): Institutionenwandel. Leviathan. Zeitschrift für Sozialwissenschaft, Sonderheft 16. Wiesbaden: VS Verlag für Sozialwissenschaften, 57-69.

Marcuse, H (1965): The Ideology of Death. In: Feifel, H. (Hg.): The Meaning of Death. New York, NY: McGraw-Hill Book Company, 64-76.

Mead, GH (1973): Geist, Identität und Gesellschaft. Frankfurt am Main: Suhrkamp Verlag.

Meinefeld, W (2000): Hypothesen und Vorwissen in der qualitativen Sozialforschung. In: Flick, U/Kardorff, E von/Steinke, I (Hg.): Qualitative Forschung. Reinbek bei Hamburg: Rowohlt, 265-275.

Miebach, B (2014): Soziologische Handlungstheorie. Eine Einführung, 4. überarbeitete und erweiterte Auflage. Wiesbaden: Springer VS Verlag.

Nassehi, A/Weber, G (1989): Tod, Modernität und Gesellschaft. Entwurf einer Theorie der Todesverdrängung. Opladen: Westdeutscher Verlag.

Parsons, T (1968): Sozialstruktur und Persönlichkeit. Frankfurt am Main: Europäische Verlagsanstalt.

Rest, F (2006): Sterbebeistand, Sterbebegleitung, Sterbegeleit. Handbuch für den stationären und ambulanten Bereich. Stuttgart: Kohlhammer.

Sauer, S/Müller, R/Rothgang H (2015): Institutionalisiertes Sterben in Deutschland. Trends in der Sterbeortverteilung: zu Hause, Krankenhaus und Pflegeheim. In: Zeitschrift für Gerontologie und Geriatrie, 48, 169-175.

Scheer, A (2003): Individuum/Person. In: Schäfers, B (Hg.): Grundbegriffe der Soziologie, 8. überarbeitete Auflage. Opladen: Leske/Budrich, 134-140.

Schmied, G (1985): Sterben und Trauern in der modernen Gesellschaft. Opladen: Leske/Budrich.

Schneider, W (2014): Sterbewelten: Ethnographische (und dispositivanalytische) Forschung zum Lebensende. In: Schnell, MW/Schneider, W/Kolbe, H (Hg.): Serie: Palliative Care und Forschung. Wiesbaden: Springer, 51-138.

Simmel, G (1966): Über sociale Differenzierung. Sociologische und psychologische Untersuchungen. Leipzig: Duncker und Humblot.

Simmel, G (1992): Soziologie. Untersuchungen über die Formen der Vergesellschaftung. Frankfurt a. M.: Suhrkamp.

Sozialgesetzbuch (2019): SGB XI. Elftes Buch. Soziale Pflegeversicherung. § 1 SGB XI Soziale Pflegeversicherung. URL: https://www.sozialgesetzbuch-sgb.de/sgbxi/1.html; 1.2.2019.

Streckeisen, U (2001): Die Medizin und der Tod. Über berufliche Strategien zwischen Klinik und Pathologie. Opladen: Leske + Budrich.

Streckeisen, U (2008): Legitime und illegitime Schmerzen. Ärztliche und pflegerische Strategien im Umgang mit invasiven Maßnahmen bei Sterbenden. In: Saake, I/Vogd, W (Hg.): Moderne Mythen der Medizin. Studien zur organisierten Krankenbehandlung. Wiesbaden: VS Verlag für Sozialwissenschaften, 191-213.

Thönnes, M (2011): Die Institutionalisierung des Sterbens. Eine Qualitative Analyse der Einstellung gegenüber Sterbeorten, unveröffentlichtes Working Paper.

Thönnes, M (2013): Sterbeorte in Deutschland. Eine soziologische Studie. Frankfurt am Main: Peter Lang.

Thönnes, M/Jakoby, N (2011): Wo sterben Menschen? Zur Frage des Sterbens in Institutionen. In: Zeitschrift für Gerontologie und Geriatrie, 44: 5, 336-339.

Thönnes, M/Jakoby, N (2012a): Betreuen Männer anders? Sterbebegleitung aus einer Gender-Perspektive. In: Die Hospiz-Zeitschrift. Fachforum für Palliative Care, 14: 54, 15-19.

Thönnes, M/Jakoby, N (2012b): Hard Times for the Dying? A German Example of Collective Action and Empowerment in Palliative Care. In: Berg, E/Barry, J/Chandler, J (Hg.): Dilemmas for Human Services. London: University of East London Press, 133-138.

Thönnes, M/Jakoby, N (2013): Where People Die. A Critical Review. In: Medical Sociology online, 7: 1, 8-19.

Thönnes, M/Jakoby, N (2016): Development of Hospice and Palliative Care Services in Germany. A Case Study. In: Palliative Medicine & Care, 3: 1, 1-5.

Verband der Ersatzkassen e.V. (2020): Nordrhein-Westfalen. Ambulante Pflege. URL: https://www.vdek.com/LVen/NRW/Service/Pflegeversicherung/Ambulante_Pflege.html; 29.1.2020.

Walter, T (2005): The Revival of Death, 2. Auflage. *New York, NY: Routledge.*

Weber, HJ (1994): Der soziale Tod. Zur Soziogenese von Todesbildern, Frankfurt am Main: Peter Lang.

Weber, M (1980): Wirtschaft und Gesellschaft, 5. Auflage. Tübingen: Mohr.

Wittkowski, J/Schröder, C (2008): Betreuung am Lebensende: Strukturierung des Merkmalsbereichs und ausgewählte empirische Befund. In: Wittkowski, J/Schröder, C (Hg.): Angemessene Betreuung am Ende des Lebens. Barrieren und Strategien zu ihrer Überwindung. Göttingen: Vandenhoeck & Ruprecht, 1-51.

Witzel, A (2000): Das problemzentrierte Interview. In: Forum: Qualitative Sozialforschung, 1: 1, Art. 22.

Teil 2:
Care am Lebensende

Care-Arbeit am Lebensende
Eine ethnomethodologische Perspektive auf die stationäre Hospizpflege

Lilian Coates

Inhaltsübersicht

1. Einleitung

Die Hospizarbeit widmet sich der Pflege und Begleitung des Lebensendes von Menschen mit unheilbaren und lebensverkürzenden Erkrankungen. Obwohl die Zahl der Menschen, die in hospizlicher Betreuung sterben, nach wie vor verhältnismäßig klein ist, kommt der Hospizarbeit als ‚Bewegung' und als Diskurs inzwischen eine erhebliche gesellschaftliche Bedeutung zu. Seit ihrer Entstehung in den sechziger Jahren hat sie sich von einer kleinen Bürgerbewegung zu einer (inter-)national gut organisierten und politisch durchsetzungsfähigen Lobby im Gesundheitswesen entwickelt, die letztlich die Maßstäbe einer gelungenen Sterbebegleitung vorgibt.

Während manche Stimmen in der soziologischen Forschung die Hospizarbeit unter dem Aspekt einer impliziten Fortsetzung der „Medikalisierung"[1] des Sterbens problematisieren, wird sie in der Regel als „individualisierende" und „Nähe"[2] stiftende Praxis verstanden, die sich signifikant vom medizinischen Umgang mit Sterbenden unterscheidet. In diesem Zusammenhang steht der Begriff ‚Care' für das Ziel der Hospizarbeit, objektivierende und klinische Praktiken zu überwinden, die den Tod bekämpfen und die individuellen Bedürfnisse von Sterbenden vernachlässigen.

Der Beitrag möchte demgegenüber Heuristiken der Ethnomethodologie erproben, um eine Perspektive auf die Care-Arbeit im stationären Hospiz zu erarbeiten, die dem Wechselspiel zwischen *professioneller Routine* und *Individualisierung* der Pflege und damit ihrer Heterogenität gerecht wird. Insbesondere werden zwei Thesen verfolgt: Die erste lautet, dass durch die kulturelle Auratisierung von Sterben und Tod auch die Hospizarbeit symbolisch aufgeladen und ‚besondert' worden ist. Entsprechend plädiert der Beitrag für eine ‚Normalisierung' der soziologischen Perspektive auf die Hospizarbeit, die jene Auratisierung des Feldes nicht reproduziert, sondern zum Gegenstand macht. Die zweite These ist, dass diese Sonderbehandlung der Hospizarbeit zu ihrer latenten Homogenisierung in der soziologischen Betrachtung führen konnte. Anstatt sie als ein Geflecht von Beziehungsmustern zu verstehen, das nach *einer* bestimmten Rationalität geordnet bzw. auf *ein* Ziel gerichtet ist, liegt der Fokus des Beitrags daher auf der Entfaltung ihrer Binnendifferenzierung und mehrdimensionalen Organisation.[3]

Nach einer Einführung in die Ziele der Hospizarbeit und in den soziologischen Diskurs zur „neueren Institutionalisierung des Sterbens", auf den sowohl die Argumentationslinie der *Individualisierung* als auch die der *Medikalisierung* verweisen, folgt ein kurzer Überblick der ethnomethodologischen Arbeitsprämissen. Eine zentrale Rolle spielen vor allem die ethnomethodologische Befremdung des Gegenstands sowie die Vermeidung von starken theoretischen Setzungen in Form übergeordneter gesellschaftlicher Rationalitäten. Mit Hilfe dieser Arbeitsprämissen und auf der Grundlage von ethnographischen Beobachtungen und Erfahrungen mit der stationären Hospizarbeit sollen stattdessen die ihr eigenen *praktischen Rationalitä-*

---

1 Vgl. Gronemeyer/Heller 2014.
2 Pfeffer 2005.
3 Vgl. Lynch 1993: 113.

ten reflektiert werden, wie sie sich im Vollzug ihrer alltäglichen Organisation darstellen.[4]

2. *Selbstverständnis und Zielsetzung der Hospizbewegung*

Die Hospizarbeit setzt sich für eine ganzheitliche Versorgung und Betreuung von Menschen am Lebensende ein. Grundlegend ist ihr Konzept des „totalen Schmerzes"[5] unheilbar kranker Menschen, den sie zu lindern versucht. Der totale Schmerz umfasst nicht nur physische Symptome, sondern auch die spirituellen, psychischen und sozialen Bedürfnisse eines Menschen im Angesicht des Todes. Kern des Hospizgedankens ist es, in Distinktion zu den als anonym und mechanisch begriffenen Behandlungs- und Sterbepraktiken in Kliniken, den Menschen hinter der Erkrankung zu würdigen. Dieser soll, wenn bereits alle Therapiemöglichkeiten ausgeschöpft wurden, nicht in starrer Orientierung auf Heilung weiter kurativ therapiert werden, sondern sich durch entsprechende Zuwendung und Pflege mit seinem Lebensende auseinandersetzen dürfen. Das Ziel ist, die Rahmenbedingungen für einen möglichst ‚guten Tod' zu schaffen, womit für die Hospizidee ein nach individuellen Wünschen gestaltetes und weitgehend schmerzfreies Sterben in ‚Selbstbestimmung' und ‚Würde' gemeint ist. Der so angestrebte fürsorgliche Charakter der professionellen und ehrenamtlichen Begleitung von Menschen am Lebensende wird im hospizlichen Kontext unter dem Begriff ‚Care' gefasst. Mit dem Motto „care not cure"[6] grenzt sich die Hospizbewegung von der heilungsorientierten Verhinderung des Sterbens und der angenommenen Tabuisierung des Todes in der Medizin ab, andererseits aber auch von einer Pflege, die lediglich Körper ‚versorgt'. Stattdessen steht das Hospiz für eine Haltung der individuellen und ganzheitlichen Zuwendung.[7]

Die Hospizarbeit, wie sie derzeit institutionalisiert ist und praktiziert wird, umfasst verschiedene Pflege- und Betreuungskonstellationen. Eine wichtige Säule sind zunächst Palliativstationen in Krankenhäusern, die gewissermaßen als klinische Vertreter des Hospizwesens betrachtet werden können. Ferner wird zunehmend auch die ambulante Hospiz- und Palliativversorgung ausgebaut, durch die terminal erkrankte Menschen zu Hau-

---

4 Vgl. Garfinkel 1967.
5 Baines 1993.
6 Vgl. Pfeffer 2005: 148.
7 Vgl. Pleschberger 2001.

se gepflegt und begleitet werden. Schließlich sind davon die stationären Hospize zu unterscheiden, auf denen der Fokus dieses Beitrags liegt. Allein in Deutschland ist die Anzahl der stationären Hospize in den letzten 20 Jahren von ca. 30 (i. J. 1996) auf 250 (i. J. 2019) gestiegen.[8] Stationäre Hospize sind Pflegeeinrichtungen mit ca. 8-16 Betten für schwerkranke Menschen am Lebensende, die nicht zu Hause versorgt werden können. Hospize sind im Vergleich zu Palliativstationen oft stärker pflegerisch als medizinisch ausgerichtet und deutlicher noch als Palliativstationen auf die Begleitung von Menschen bis zu ihrem Tod, also auf die Begleitung des Sterbeprozesses, spezialisiert.[9] Die Dauer der Hospizaufenthalte variiert stark von wenigen Stunden bis zu über einem Jahr. Die meisten ‚Gäste‘[10], wie die Bewohner*innen im Hospiz genannt werden, leben bis zu ihrem Tod noch einige Tage oder Wochen im Hospiz. Hospizliche und palliative Settings zeichnen sich, dem Anspruch der ganzheitlichen Zuwendung entsprechend, durch multi-professionelle Arbeitszusammenhänge (Pfleger*innen, Ärzt*innen, Seelsorger*innen, Therapeut*innen, Sozialarbeiter*innen) und eine feste Einbindung ehrenamtlicher Mitarbeiter*innen aus.

3. Die Hospizarbeit und die „neuere Institutionalisierung des Sterbens"

Die Hospizbewegung wird soziologisch oft im historischen Rahmen einer „neueren Institutionalisierung des Sterbens"[11] verortet. Im Gegensatz zu einer geläufigen These im Alltagsverständnis und zuweilen auch der Hos-

---

8   Deutscher Hospiz- und Palliativverband e.V. 2017.

9   Deutsche Gesellschaft für Palliativmedizin 2016.

10   Im Sinne einer analytischen Distanz zur Begrifflichkeit des Feldes spreche ich im Rahmen dieses Beitrags nicht von ‚Gästen‘, sondern von ‚Hospizbewohner*innen‘. Des Weiteren beziehe ich mich im Folgenden mit Wendungen wie ‚die Hospizpflege‘ und ‚das Hospiz‘ verallgemeinernd auf die *stationäre* Hospizarbeit. Dass stationäre Hospize untereinander große Unterschiede aufweisen können, steht außer Frage.

11   Streckeisen bezieht sich mit dem Ausdruck der *„neueren* Institutionalisierung des Sterbens" (2001: 38ff., Hervorhebung LC) auf die spätere Institutionalisierung des Sterbens im Vergleich zur zuvor entstandenen dreiteiligen Normalbiographie, die um das Erwerbsleben zentriert war und in der dem hohen Alter und dem Lebensende kaum Beachtung geschenkt wurde. Erst mit der „Destandardisierung des erwerbszentrierten Lebenslaufs" wurde das Lebensende dann als eigenständige Lebensphase erschlossen. Dieser Institutionalisierungsprozess umfasst u. a. Aspekte wie die Entstehung von Berufen und Organisationen, die auf das Sterben spezialisiert sind, sowie von normativen Erwartungen an das Sterben, etwa hinsichtlich der individuellen Verantwortlichkeit für die Gestaltung dieser Lebensphase. Ähn-

pizbewegung unterstellt die Rede einer *neueren* Institutionalisierung nicht, dass Tod und Sterben zuvor ein „gesamtgesellschaftliches Tabu" darstellten.[12] Dennoch ist mit dem Ausdruck eine Entwicklung bezeichnet, in der Themen rund um Sterben und Tod ab Mitte des 20. Jahrhunderts auf veränderte Weise wieder in den Fokus gesellschaftlicher und auch individueller Aufmerksamkeit gerückt sind, nachdem sie über einen längeren Zeitraum hinweg eine gewisse „Verrandständigung"[13] oder partielle Verdrängung aus öffentlichen Diskursen erfahren hatten. Dies wird häufig auf Prozesse der Säkularisierung und Medikalisierung des Sterbens zurückgeführt, aus denen insbesondere das Krankenhaus als zentrale, jedoch ambivalente Sterbeinstitution hervorgegangen war: Ab Mitte des 18. Jahrhunderts verloren religiöse Institutionen für die Bewältigung des Sterbens zunehmend an Bedeutung, während sich die Medizin im Laufe des 19. Jahrhunderts zum Bezugssystem für Krankheit und Sterben entwickeln sollte.[14] So sei der Glaube an ein Jenseits und an Rituale, um in ein ‚Leben nach dem Tod' überzugehen, sukzessive durch medizinische Diagnostik und Bemühungen um die Verlängerung des Lebens ersetzt worden.[15] Während das Sterben in der Vormoderne noch im Kollektiv bewältigt worden sei, sei es in der Moderne verstärkt ins Krankenhaus verlagert worden. Dies mündete jedoch in eine paradoxe Situation, denn die Medizin war (und ist) in ihrer Funktionslogik auf Leben und Heilen und gerade nicht auf das „Sterbenlassen" ausgerichtet.[16] Das Krankenhaus wurde damit zu einem der zentralsten Orte des Sterbens, konnte aber zugleich keinen „differenzierten Umgang"[17] mit dem Sterben ausbilden. So war es beispielsweise lange Zeit gängige Praxis, sterbende Menschen und ihre Angehörigen im Krankenhaus nicht über ihren nahenden Tod aufzuklären, oder sie räumlich und sozial zu isolieren.[18]

---

lich, jedoch mit noch stärkerer Herausstellung einer Individualisierung des Sterbens, spricht Walter von einem „revival of death" (Walter 1994: 2).

12 Vgl. Knoblauch/Zingerle 2005: 13.
13 Stadelbacher/Schneider 2016: 65.
14 Vgl. Pfeffer 2005: 50ff.
15 Vgl. Schneider 2005: 62ff.
16 Streckeisen 2001: 125; vgl. auch Stadelbacher 2017: 53.
17 Göckenjan/Dreße 2002: 82.
18 Vgl. Glaser/Strauss 1965: 12; vgl. Sudnow 1967: 56ff. Eben diese ‚verdrängenden' Umgangsweisen wurden von der Hospizbewegung angeprangert. Saake et al. 2019 reflektieren kritisch, ob sich die Situation mit dem aktuellen Ideal eines „bewussten Sterbens" nicht zum anderen Extrem hin entwickelt habe, indem die Hospizarbeit Menschen am Lebensende gewissermaßen aufdrängt, sich mit ihrem

Im Zuge der neueren Institutionalisierung des Sterbens wurde dieses „klinische", „anonyme" und „einsame" Sterben, im Kontext der Individualisierungstendenzen des 20. Jahrhunderts, zunehmend gesellschaftlich kritisiert.[19] Die Hospizbewegung wird hierbei als Effekt, aber auch als zentrale Akteurin und treibende Kraft dieses neueren Institutionalisierungsprozesses gedeutet. Mit ihrem Leitbild eines ‚guten Todes' hat sie wohl am explizitesten den gesellschaftlichen Bedarf nach einer aktiven Ausgestaltung und Begleitung des Sterbens herausgestellt.[20] Der Begriff der „neueren Institutionalisierung des Sterbens" hat es ermöglicht, komplexe historische Entwicklungen, die sich über mehrere Jahrhunderte erstrecken, in ihren Grundlinien zu rekonstruieren. Zugleich kann festgestellt werden, dass die nahtlose Einordnung der Hospizarbeit in dieses stark vereindeutigte und lineare Narrativ einen nicht unerheblichen Bias für ihre Erforschung mit sich brachte. So wird die Hospizarbeit als eine Arbeit, die sich dem Sterben widmet, nicht nur alltagsweltlich, sondern auch soziologisch stark ‚besondert'. Neben einer gewissen ‚Auratisierung' der Hospizarbeit ist damit u. a. gemeint, dass sie oft allein vor dem Hintergrund der Geschichte des Sterbens betrachtet und mit anderen Umgangsweisen mit Tod und Sterben verglichen wird. Sie wird jedoch selten als ein Fall unter vielen modernen körper- und familiennahen Dienstleistungsbeziehungen gesehen. Einen einschlägigen und aufschlussreichen Vergleichsfall könnte z. B. das Hebammenwesen darstellen, das in vielerlei Hinsicht frappierende Ähnlichkeiten zur Hospizarbeit aufweist. In ähnlicher Konkurrenz zu einer sich als technisch und hierarchisch darstellenden (Apparate-)Medizin arbeitet sie an einer individuellen und würdevollen Gestaltung von Schwangerschaft und Geburt sowie einer rationalistischen Entzauberung des Lebensanfangs entgegen.[21]

Stattdessen prägt die meisten Studien zur Hospizarbeit implizit oder explizit ein Vergleich, der auch für das Selbstverständnis der Hospizarbeit eine tragende Rolle spielt, nämlich der zwischen dem Umgang mit dem

---

Tod auseinanderzusetzen. Vgl. auch Gronemeyer/Heller 2014, die von einer „Nötigung zur Selbstbestimmung" sprechen.

19 Stadelbacher/Schneider 2016: 65.

20 Vgl. Nassehi 1992: 22; Pfeffer 2005: 26.

21 Vgl. etwa Müller/Zillien 2016. Im Hinblick auf manche ‚konservativen' Momente der Hospizarbeit wäre jenseits ihrer Einordnung in eine „neuere Institutionalisierung des Sterbens", der zuweilen ein modernisierungstheoretischer Bias innewohnt, durchaus auch eine Einordnung in Prozesse der „Retraditionalisierung" (Giddens 1995) möglich, dies wird aber selten verfolgt. Vgl. allgemein zur Retraditionalisierung von Sterben und Tod Schiefer 2007: 204ff.

Sterben in Krankenhäusern einerseits und in Hospizen andererseits. Entlang dieses Vergleichs lassen sich grob zwei Argumentationslinien in der Forschung unterscheiden, die je auf bestimmte Facetten der „neueren Institutionalisierung des Sterbens" verweisen: Einige wenige Stimmen sehen, entgegen dem Selbstverständnis der Hospizarbeit, in ihr Anzeichen für eine implizite Fortsetzung der *Medikalisierung* und *Professionalisierung* des Sterbens. Aus einer systemtheoretischen Perspektive lässt sich etwa argumentieren, dass Hospize nicht nur organisatorisch und finanziell Teil des Gesundheitswesens sind, sondern sich auch den professionellen „Semantiken"[22] des Gesundheitssystems fügen müssen. Eine weitere Argumentation kann befürchten, dass sich die Hospizarbeit mit immer „spezialisierteren" und „qualitätsgesicherteren" Maßnahmen der Sterbebegleitung zum befremdlichen Experten- und Optimierungsfeld gewandelt hat.[23] Ferner kann kritisch gefragt werden, inwiefern Hospize durch die räumliche Separierung von Sterbenden ihrerseits neue Ausschließungseffekte erzeugen.[24] Mit unterschiedlicher Begründung und in verschiedenem Ausmaß relativieren diese Perspektiven den ganzheitlichen Care-Anspruch der Hospizbewegung.

Der Großteil der soziologischen bzw. kulturwissenschaftlichen Studien zur Hospizarbeit lässt sich jedoch einer konträren Argumentationslogik zuordnen. Sie betonen eher die institutionellen Unterschiede zwischen Klinik und Hospiz, etwa die geringere Bettenzahl in Hospizen oder die Ausrichtung nicht auf Heilung, sondern auf Lebensqualität. Vor diesem Hintergrund wird dann beobachtet, wie der Care-Anspruch und das Ideal des ‚guten', also selbstbestimmten und authentischen Sterbens in der Alltagspraxis und in Pflegeinteraktionen umgesetzt werden.[25] Die Rationalität, die die Hospizarbeit aus dieser Perspektive informiert, ist dann meist die der *Individualisierung*. Das Hospiz erscheint hier als eine „Gemeinschaft", die häusliche und familienähnliche Strukturen ausbildet und in der durch praktische „Individualisierung" eine besondere affektive „Nähe" zwischen Hospizbewohner*innen und Pflegenden entsteht.[26]

Grundsätzlich kann der Vergleich zwischen Hospiz- und Klinikkulturen sowie ihren infrastrukturellen Voraussetzungen sehr erhellend sein.[27] Während solche Studien das Erleben der Menschen und den anspruchsvol-

---

22 Vgl. Winkel 2005.
23 Vgl. Gronemeyer/Heller 2014: 222ff.
24 Vgl. Lindner 2016.
25 Vgl. Pfeffer 2005; Dreßke 2005; Eschenbruch 2007.
26 Vgl. insbesondere Pfeffer 2005.
27 Vgl. etwa Göckenjan/Dreßke 2002; Pfeffer 2005; Dreßke 2005; Eschenbruch 2007.

len Arbeitsalltag der Pflegenden im Hospiz in bestimmten Hinsichten gut dokumentiert haben, lässt sich jedoch feststellen, dass sich das Hospiz in den jeweiligen Argumentationslinien oft entweder als verlängerter Arm der Klinik oder aber als ihre Antithese, also als familienähnliche Pflegeinstitution mit ‚alternativem‘ Charakter darstellt. Die Frage nach dem klinischen oder nicht-klinischen Charakter des Hospizes dominiert die Diskussion und beide Seiten erscheinen als in sich ‚homogene‘ institutionelle Zusammenhänge. Zudem schwingt im Vergleich zu ‚kalten‘ oder ‚technischen‘ Klinikpraktiken nicht immer, aber doch oft eine latent wertende Haltung mit, die die Hospizarbeit daraufhin befragt, ob sie als Weiterentwicklung und Modernisierungsschritt gegenüber der Klinik denn einen ‚besseren‘ oder ‚angemesseneren‘ Umgang mit Tod und Sterben findet. Damit werden bestimmte Maßstäbe des hospizlichen Ideals des guten Sterbens, das auf Individualität, Gemeinschaftlichkeit und De-Medikalisierung setzt, implizit als Meriten übernommen. So ist es bislang nur selten gelungen, eine Perspektive auf die Hospizarbeit zu entwickeln, die auf starke theoretische Setzungen hinsichtlich vermuteter gesellschaftlicher Prozesse oder Rationalitäten (in Form der Individualisierung o. ä.) verzichtet und in der Lage ist, ihre heterogenen Modi der Fürsorge und Versorgung anzuerkennen. Vor diesem Hintergrund soll nun versucht werden, die Hospizarbeit mit ihren *praktischen Rationalitäten* ernst zu nehmen, ohne sie zu idealisieren, und auf ihre Spezifik zu befragen, ohne sie dabei vorgängig zu ‚besondern‘. Der Beitrag exploriert zu diesem Zweck das Potenzial der Ethnomethodologie, insbesondere in ihrer Spielart der „Studies of Work and Science", deren Perspektive im Folgenden skizziert wird.

4. Grundzüge der ethnomethodologischen Blickführung

Die Ethnomethodologie ist eine phänomenologisch informierte Forschungsheuristik der Soziologie, in deren Fokus die Frage nach der Entstehung und Beständigkeit sozialer Ordnung steht.[28] Diese an sich klassische Frage wird in der Ethnomethodologie in verschiedener Hinsicht neu gestellt: Zum einen offenbart sich soziale Ordnung aus ethnomethodologischer Perspektive, anders als in vielen soziologischen Ansätzen, nicht erst durch statistische Verfahren oder andere methodische Erhebungen, die eine „Ordnung" aus zunächst unübersichtlichen und chaotischen sozialen

---

28 Vgl. Garfinkel 1967 und für einen deutschsprachigen Überblick Bergmann 1988; 2005.

Verhältnissen herausfiltern.[29] Stattdessen macht die Ethnomethodologie auf die erstaunliche *Ordentlichkeit* aufmerksam, die auch den unscheinbarsten und geläufigsten Situationen und Phänomenen unseres Alltags innewohnt.[30] Zum anderen führt sie den ordentlichen Charakter unserer Alltagswirklichkeit nicht auf spezifische gesellschaftliche Normen oder Diskurse zurück, die gewissermaßen von ‚außen‘ soziale Settings oder Situationen organisieren. Eine zentrale Prämisse der Ethnomethodologie ist, dass Situationsteilnehmer*innen, befähigt durch ein praktisches und implizites Wissen, fortwährend selbst damit befasst sind, soziale Ordnung mit- und füreinander herzustellen. Die Her- und Darstellung sozialer Ordnung als ein öffentlich verständliches und „rationales“ Geschehen ist damit Gegenstand pausenloser situativer Aushandlung, indem Menschen sich praktisch, also nicht nur verbal, sondern auch körperlich, gestisch und mimisch in konkreten interaktiven Vollzügen wechselseitig zu verstehen geben, was gerade vor sich geht.[31]

Die Interaktionsteilnehmer*innen sind darin vielfältigen Kontingenzen ausgesetzt, die sich während der Entfaltung einer Situation ergeben, und müssen ihre Aktivitäten entsprechend laufend engmaschig aneinander orientieren und anpassen.[32] Aufgrund der situativen Singularität („just here, just now“) und Erstmaligkeit („first time through“) lassen sich diese interaktiven „Leistungen“ („practical accomplishments“) nicht vollständig auf vorgängige Wissensvorräte zurückführen, wie sie für andere Sozialtheorien oft grundlegend sind.[33] Stattdessen liegt der Fokus auf der *improvisierten Produktion* dieser Ordnungen, wie sie sich im Fluss der Aktivitäten entfaltet.

Der Begriff „Work“ in „Studies of Work“ bezieht sich u. a. auf diese Aushandlungs- und Darstellungsprozesse als „praktische Leistungen“, jedoch auch auf ‚Arbeit‘ und ‚Berufe‘ im herkömmlichen Sinne. So werden spezifische Arbeitsformen und Aktivitäten auf die „embodied practices“ bzw. auf die fachlichen, körperlichen und sprachlichen „Fertigkeiten“, aus

---

29 Vgl. Garfinkel 2002: 169 ff.; Garfinkel et al. 1981: 132f.
30 Vgl. Garfinkel 1967: vii.
31 Ein einschlägiges Zitat in diesem Zusammenhang lautet: „Ethnomethodological studies analyze everyday activities as members' methods for making those same activities visibly-rational-and-reportable-for-all-practical-purposes, i.e. ‚accountable‘ as organizations of commonplace everyday activities“ (Garfinkel 1967:vii). Die Begriffe „members“ und „methods“ sind für die Ethnomethodologie zentral, werden jedoch auch kontrovers diskutiert (vgl. Lynch 1993). Aufgrund ihrer Mehrdeutigkeit habe ich sie hier ausgespart.
32 Vgl. Knoblauch/Heath 1999: 167.
33 Vgl. Garfinkel et al.1981: 134.

denen sie bestehen, untersucht.[34] Auch die Settings (Räumlichkeiten, Instrumente, Artefakte usw.), in denen eine Arbeit situiert ist, rücken als Materialitäten und Orte von Wissen und Wissensproduktion in den Fokus der Untersuchung.[35]

Eine letzte ethnomethodologische Arbeitsprämisse, die an dieser Stelle ausgeführt werden soll, betrifft die Empfehlung, es nach Möglichkeit zu vermeiden, spezifische Vorannahmen an den Gegenstand oder das Feld heranzutragen. Dies hat in zweifacher Hinsicht Implikationen für den vorliegenden Beitrag: Zum einen soll der Gegenstand der Untersuchung nicht durch zu starke soziologische Vorannahmen in Form methodischer oder theoretischer Setzungen verfremdet werden, sondern er soll gewissermaßen „für sich selbst" sprechen.[36] Die Annahme externer Rationalitäten ist aus ethnomethodologischer Perspektive nicht nur, wie oben angedeutet, überflüssig, weil soziale Ordnung sich selbst produziert und zeigt. Sie ist auch hinderlich, weil sie die praktische und eigene Rationalität, die sich im Vollzug der lokalen Organisation eines Feldes oder Phänomens entwickelt und sichtbar macht, gewissermaßen verdeckt.[37] Die praktischen Aushandlungen und Ordnungsvollzüge werden nicht als bloße Manifestation für ‚dahinterstehende' Diskurse, Prozesse und Rationalitäten betrach-

---

34 Vgl. ebd.: 132; Bergmann 2005.
35 Vgl. Garfinkel/Liberman 2007: 4.
36 Vgl. Lynch 1993: 148. Freilich handelt es sich bei der Annahme einer sich selbst organisierenden und darstellenden sozialen Ordnung um eine starke Setzung der Ethnomethodologie, die keineswegs so ‚theoriearm' ist, wie es ihre Vertreter*innen gerne für sich beanspruchen (vgl. etwa Rawls 2006). Für die Stoßrichtung des Beitrags ist jedoch entscheidend, dass die Setzung, gerade aufgrund ihrer Allgemeinheit und Einfachheit und im Gegensatz zu Konzepten wie der ‚Individualisierung', für die empirische Heterogenität und Eigenheit spezifischer Phänomene *sensibilisieren* soll. Zumindest ihrem Anspruch nach verweist sie im phänomenologischen Sinne „auf die Sachen selbst" bzw. darauf, wie ein „Phänomen" sich (im wörtlichen Sinne) „selbst offenbart" (vgl. Heidegger 1994: 11; Liberman 2013: 222). In der hier stark verkürzten Darstellung kann die Annahme eines ‚direkten' Zugangs zu Ordnungsvollzügen naiv wirken. Tatsächlich stützt sie sich auf eine umfangreiche epistemologische Diskussion, die u.a. an Schütz' Arbeiten (1960) zu intersubjektiver Verständigung sowie an Heidegger anschließt, der die erkenntnistheoretische Subjekt/Objekt-Dichotomie als philosophisches Scheinproblem herauszustellen suchte (vgl. Heidegger 2006: 57ff.). Die Ethnomethodologie blendet dabei nicht aus, dass wissenschaftliche Praktiken und Beschreibungen, auch ihre eigenen, ihren Gegenstand notwendig mitkonstituieren, sondern arbeitet sich systematisch, zuweilen beinahe obsessiv, an diesem Thema ab (vgl. Garfinkel 2002: 135ff.).
37 Vgl. Garfinkel et al. 1981: 133.

tet, sondern sollen als Wissensformen und „Phänomene eigenen Rechts" analytisch Geltung finden.[38]

Zum anderen soll das untersuchte Phänomen zwar nicht verfremdet, dafür aber doch als „anthropologically strange"[39] betrachtet, also analytisch *befremdet* werden. Dieser Hinweis hängt mit der Annahme zusammen, dass uns unsere Alltagswirklichkeit in gewissen Aspekten so urvertraut und naturgegeben erscheint, dass wir sie kaum noch als kontingente Herstellungsleistung erkennen können. Um sie als solche in den Blick nehmen zu können und dabei nicht die selbstverständlichen Alltagsannahmen zu reproduzieren, müssen wir diese „einklammern"[40], wie es etwa im Bereich der ethnomethodologischen Gender Studies bereits etabliert ist.[41] Anstatt das Wissen über eine natürliche Zweigeschlechtlichkeit als Untersuchungsschema oder als „Ressource" zu verwenden, wird es „zum Gegenstand gemacht".[42] So kann überhaupt erst sichtbar gemacht werden, welche voraussetzungsreichen Praktiken notwendig sind, um die Geschlechterdifferenz als grundlegend und wirklich hervorzubringen (ein Argument, das unter dem Slogan „Doing Gender"[43] zu größerer Bekanntheit kam). Auch Sudnow arbeitet in seiner Sterbeethnographie, eine Pionierstudie der Thanatosoziologie, mit dieser Heuristik. Demnach sind vergleichbar mit dem biologischen Geschlecht auch andere körperliche Tatbestände wie das Sterben oder das Verstorben-Sein nicht natürlich gegeben, sondern werden stets im Vollzug sozialer Praktiken erschlossen, entdeckt, kommuniziert und sind als „Tatsachen" untrennbar in diese praktischen Aktivitäten und Kontexte eingelassen.[44]

---

38 Vgl. Lynch 1993: 125.

39 Garfinkel 1967: 9; zur „Befremdung der eigenen Kultur" in der Ethnographie vgl. Amann/Hirschauer 1997.

40 Dieses „Einklammern" gilt theoriehistorisch häufig als ethnomethodologische Adaption der phänomenologischen Epoché (vgl. Heritage 1984: 140).

41 Vgl. Garfinkel 1967: Kap. 5; Kessler/McKenna 1978; Hirschauer 1993.

42 Zur Unterscheidung von „*topic*" und „*resource*" vgl. Zimmerman/Pollner 1971 und Hirschauer 1993: 24. Die Empfehlung der Einklammerung ist als loses Gedankenspiel zu begreifen, sie zielt nicht auf die (weder mögliche noch analytisch zielführende) ‚vollständige' Einklammerung unseres kulturellen Wissens.

43 West/Zimmerman 1987.

44 Vgl. Sudnow 1967: 9. Für diese Vorstellung einer sich praktisch und prozessual konstituierenden Realität, in der Sozialität, Materialität und Körperlichkeit untrennbar verwoben sind, hat sich in der deutschsprachigen Ethnomethodologie der Begriff der „Vollzugswirklichkeit" (Bergmann 1988: 52) etabliert.

5. *Überlegungen zu einer ethnomethodologischen Betrachtung der Hospizarbeit*

Die Forschungsperspektive der Ethnomethodologie eignet sich, wie im Folgenden gezeigt wird, für eine Neubetrachtung der Hospizarbeit.[45] Dabei wird empirisches Material fruchtbar gemacht, das auf Eindrücken und Erfahrungen aus einer (noch andauernden) mehrmonatigen teilnehmenden Beobachtung in der praktisch eingebundenen Rolle als Hospizhelferin in einem stationären Hospiz basiert. So sollen im Zusammenspiel einer ethnographischen Vertrautheit mit dem Feld und in ethnomethodologisch informierter Haltung programmatisch mögliche Perspektiven, Themen und Fragen für ein tieferes Verständnis der Hospizarbeit entwickelt werden.

Obwohl natürlich auch in anderen sozialwissenschaftlichen Perspektiven analytische Distanzierungen von lebensweltlichen Vorannahmen relevant sind, scheinen viele Aspekte des Sterbens und seiner professionellen Bearbeitung in Hospizen kulturell so tief verankert, dass sie bislang nicht systematisch befremdet bzw. auf ihre kontingente Hervorbringung befragt wurden. Insofern scheint eine erste Herausforderung für eine Neubetrachtung der Hospizarbeit darin zu liegen, mit bestimmten Selbstverständlichkeiten, die sie und das Sterben umgeben, analytisch zu brechen. Viele der hier dargestellten und auf Distanz zu bringenden Annahmen haben sich für die Hospizforschung als Arbeitshypothesen und als lebensweltliche Beschreibungen durchaus bewährt. So soll es hier nicht darum gehen, diese kulturellen Annahmen vollständig zu verwerfen, sondern darum, sie punktuell und hypothetisch zu suspendieren, um einen frischen und unvoreingenommen Blick auf vertraute Phänomene zu gewinnen.

5.1. *Die Hospizarbeit als „Ordinary Action"*

Ein erster Thesenzusammenhang, der die Erforschung der Hospizarbeit bislang stark zu informieren scheint, betrifft die oben bereits angesprochene *Besonderung des Sterbens und der Hospizarbeit*. So hat sich vielfach als

---

45 Es sei noch angemerkt, dass der Beitrag jedoch keine klassische ethnomethodologische Studie darstellt, in der Analysen am konkreten Datenmaterial, etwa in Form von Audio- oder Videoaufzeichnungen, eingefordert werden, um Vollzugswirklichkeiten detailliert und transparent nachvollziehen können. Demgegenüber wird der Beitrag auf der Grundlage einer ethnographischen Vertrautheit mit dem Feld konzeptionelle Überlegungen für weitere empirische Untersuchungen anstellen.

selbstverständlicher Ausgangspunkt von Untersuchungen die These etabliert, dass das Sterben einen ‚Bruch‘ in der sozialen Ordnung darstellt bzw. diese bedroht. Hospize scheinen implizit fortwährend soziale Ausnahmezustände und Krisen zu kompensieren. Eine naheliegende Frage lautet dann auch, welche Umgangsweisen Hospize angesichts der permanenten Konfrontation mit den existenziellen Situationen des Sterbens entwickeln. Von hier ist es nicht weit zur Annahme, dass die Care-Arbeit am Lebensende per se mit spezifischen emotionalen Belastungen einhergeht. In einer solchen Perspektive werden Hospize schnell zu mystischen oder gar „anderen“ Orten, etwa im Sinne einer „Heterotopie“[46], die gegenüber der ‚normalen‘ gesellschaftlichen Ordnung, in der der Tod etwa nicht zur Sprache kommen kann, eine Sonderordnung etablieren.

Sämtliche dieser Thesen sind intuitiv einleuchtend und reflektieren bestimmte ‚Wahrheiten‘ unserer Lebenswelt. Jedoch verhindern sie es, eine andere Perspektive auf Hospize zu entwickeln, die soziologisch ebenso ernst zu nehmen ist, nämlich die, dass Hospize zuweilen auch *ganz gewöhnliche Institutionen* sind. Mit dem hier vorgeschlagenen Verständnis der Hospizarbeit als „ordinary action“[47] ist dabei nicht in medizinkritischer Geste gemeint, dass sie in Wahrheit doch ‚nur‘ eine ganz normale Arbeit sei, obwohl sie mit ihrem Care-Anspruch vorgibt, mehr zu sein. Auch sollen die faktischen Herausforderungen der Arbeit nicht bezweifelt werden. Jedoch gilt es die soziologische Betrachtung von den oben skizzierten Annahmen und insbesondere von der ‚existentiellen‘ Wucht des Sterbens zu entlasten, weil sie sonst Gefahr läuft, sich auf Momente der Emotion, der Dramatik, der Symbolträchtigkeit und der Andersartigkeit zu fixieren. Das Schwergewicht der Sterbethematik verstellt den Blick und das Interesse für etliche Alltagspraktiken und -situationen, die ebenso zum Hospiz und zur Hospizarbeit gehören, aber zunächst andere Bezugsprobleme als das Sterben aufweisen.

Daher kann es sinnvoll sein, den Fokus vorerst nicht nur auf Sterbevorgänge im Hospiz zu legen, sondern ihn zu weiten. Entsprechend wäre die Leitfrage der durchgespielten Heuristik zunächst nicht, wie die Hospizar-

---

46 Vgl. Lindner 2016.

47 Der Beitrag orientiert sich hier insbesondere an Lynchs „Scientific Practice and Ordinary Action“ (1993). Auch bei der Wissenschaft handelt es sich, bei allen Unterschieden zur Hospizarbeit und zur Sterbethematik, um ein Feld, das soziologisch durch die Unterstellung einer ‚wissenschaftlichen Rationalität‘ lange eine gewisse Sonderstellung einnahm. Im Zuge der sogenannten Laborstudien wurde die Wissenschaft demgegenüber als alltägliche und mundane Praxis erschlossen (vgl. auch Garfinkel et al. 1981).

beit das ‚Ideal des guten Sterbens' umsetzt oder welche Lösung die Hospizarbeit für ‚das' gesellschaftliche Problem des Sterbens darstellt. Dies würde
das Sterben und den Tod erstens zu stark als übergeordnetes und allgemei-
nes Problem voraussetzen und zweitens die Hospizarbeit zu eng im Hinblick darauf fokussieren. Die ethnomethodologische Empfehlung wäre daher, voraussetzungsärmer anzusetzen: Wie ist die Hospizarbeit organisiert?
Welche vielfältigen Themen und Probleme werden in ihr bearbeitet? Welche Herausforderungen stellen sich in ihr jenseits derer, die man bereits
vermutet? Damit zerfällt die Hospizarbeit in verschiedene Praktiken und
Schauplätze und es ist zunächst eine offene Frage, auf welche vielfältigen
Ziele – etwa im Hinblick auf ein (gutes) Sterben, aber auch jenseits davon
– diese ausgerichtet sind. Hospize sind gleichzeitig Pflegeinstitutionen,
Wohngemeinschaften und Dienstleistungsort bzw. Betätigungsfeld ver-
schiedenster Professionen sowie diverser Formen ehrenamtlichen Engagements. In ihnen entstehen nicht nur Pflegebeziehungen zwischen Hospizbewohner*innen und Pflegenden, sondern auch Freundschaften, Leidens-
genossenschaften oder nachbarschaftliche Bekanntschaften zwischen den
Hospizbewohner*innen und Angehörigen untereinander, kollegiale Beziehungen zwischen haupt- und ehrenamtlichen Mitarbeiter*innen sowie
mehr oder weniger hierarchische Beziehungen zwischen Leiter*innen und
der Belegschaft. Hospize kooperieren ferner mit vielfältigen anderen Akteur*innen (Bestattungsinstituten, kirchlichen Organisationen, externen
Ärzt*innen und Therapeut*innen, Apotheken, Gebäudemanagement, Rei-
nigungskräften etc.) und sind ähnlich wie Krankenhäuser auch Ausbil-
dungsstätten und ‚Unternehmen', die wirtschaftlich haushalten müssen. In
gewissen Hinsichten sind sie also auch sehr ‚normale' Betriebe, in ihnen
herrscht eher selten und schon gar nicht dauerhaft Ausnahmezustand oder
Krisenstimmung und sie haben einen über weite Strecken routinierten,
pragmatischen und ruhigen Arbeitsalltag.

Aus einer ethnomethodologischen Perspektive sind auch die aus einer
lebensweltlichen Sicht eher trivialen oder langweiligen Aspekte dieser Arbeit potenziell von großem Interesse, erstens weil auch unscheinbare Aktivitäten sich bei genauerem Hinsehen als komplexe Leistungen entpuppen
können, und zweitens weil sie für die praktische Organisation der Arbeit
mitunter höchst relevant sein können.[48] So gibt es einige fundierende Ko-
ordinationsleistungen, auf denen die lokale Organisation der Arbeit und
auch des (guten) Sterbens aufruht, denen die Forschung bislang kaum
Aufmerksamkeit geschenkt hat. Hierzu gehören zunächst sehr basale Prak-

---

48 Vgl. Lynch 1993: 16.

tiken der audiovisuellen Koordination der Arbeit, insbesondere in den ‚öffentlichen' Räumlichkeiten (z. B. das Wohnzimmer) und mit verschiedenen technischen Apparaturen und Signalen des Hospizes (z. B. das Klingelsystem).[49] So hat sich die Forschung oft mit dem Nachvollzug von individuellen ‚Patientenkarrieren' befasst, seltener jedoch mit der praktischen Koordination des Tagesgeschäfts, die *ad hoc* angesichts konkreter Bedürfnisse verschiedener Hospizbewohner*innen gleichzeitig geleistet werden muss.

Eine weitere Grundierung der Care-Arbeit, der bislang kaum Aufmerksamkeit geschenkt wurde, besteht in der hospizlichen Beobachtungs- und Dokumentationspraxis, die Informationen transsituativ festhält und organisiert.[50] Dazu gehören diverse Formen der schriftlichen Dokumentation sowie ein feldeigener „Shop Talk"[51], der nicht nur in offiziellen Übergaben, sondern maßgeblich auch in beiläufigen Gesprächen zwischen den Pflegenden stattfindet. So stellen die Pflegenden im Rahmen ihrer Care-Arbeit umfassende Beobachtungen über die Verfassung und das Wohlergehen der Hospizbewohner*innen an. Neben körperlichen Zuständen und Veränderungen, Toilettengängen, Medikamenten- und Pflegedokumentationen, Nahrungs- und Flüssigkeitsaufnahme werden auch Gemütszustände, die familiären Beziehungen sowie der Stand bürokratisch-administrativer Angelegenheiten, die am Lebensende noch zu regeln sind, feingliedrig mitverfolgt. Die ‚Ganzheitlichkeit' der Care-Arbeit ist meist in Form von „Nähe", „Individualität" und „Symmetrie" erzeugenden Beziehungen zwischen Pflegenden und Hospizbewohner*innen in den Blick genommen worden.[52] Dieser „Vorderbühne"[53] der Care-Arbeit entspricht jedoch auch eine „Hinterbühne", auf der umfängliche Evaluationen und Beobachtungen der Bewohner*innen angestellt werden, die ebenfalls auf ihre Funktion, Bewerkstelligung und Effekte hin untersucht werden sollten.[54]

---

49 Vgl. Pfeffer 2005: 186.
50 Vgl. Garfinkel 1967: Kap 6; Berg 2008; Scheffer 2013.
51 Garfinkel et al. 1981: 139.
52 Vgl. Pfeffer 2005; Eschenbruch 2007.
53 Vgl. Goffman 1959: 22ff.; Dreßke 2005: 46ff.
54 Ohne deren wertende Implikation übernehmen zu wollen, sei etwa auf Gronemeyer/Heller verwiesen, die im Hospizwesen die Tendenz einer „medizinisch-pflegerisch-spirituellen Überwachung" (Gronemeyer/Heller 2014: 224) von Sterbenden identifizieren.

5.2. Die ‚Eigenrationalität‘ der Hospizarbeit zwischen Individualisierung und Medikalisierung

Ebenso wie bestimmte Situationen und Tätigkeiten nicht per se als irrelevant ausgeschlossen werden sollten, gilt es, die Perspektive nicht durch den dominanten Vergleich zur klinischen Praxis engführen zu lassen. Die Deutungs- und Erklärungsangebote der Individualisierung und Medikalisierung sind zwar schlüssig, können jedoch dazu verleiten, die Hospizarbeit zu homogenisieren und bestimmte Beobachtungen vorschnell als Manifestationen eines spezifischen Organisationsprinzips zu deuten.[55] Vollzieht man die Care-Arbeit im Hospiz als Alltagspraxis nach, wird aber schnell klar, dass sich ‚Individualisierung‘ und ‚Medikalisierung‘ keineswegs ausschließen. Im Hospiz findet man neben effizienter und körperorientier Pflege, medizinischen Hygienevorschriften, sachlicher Bürokratie sowie einer Routine des Sterbens auch Beziehungen persönlicherer Natur, sinnstiftende Rituale, Momente hoher affektiver Involvierung sowie gemeinschaftliche Strukturen. Viele der Aktivitäten lassen sich überhaupt nicht klar einer dieser Rationalitäten zurechnen, man denke etwa an die erwähnte Dokumentationspraxis, die die Hospizbewohner*innen gleichzeitig individualisiert und objektiviert.[56] Eine ähnliche Ambivalenz kommt darin zum Ausdruck, dass stationäre Hospize in Form begrünter Terrassen oder Gärten, privat anmutender Wohnzimmer oder dem „Raum der Stille" eine zwar häusliche, aber doch beinahe standardisierte Einrichtung aufweisen. Insgesamt scheint gerade das Changieren und Synthetisieren der Modi der professionellen Routine und Souveränität einerseits, und der familiär-konnotierten Individualität andererseits, charakteristisch für gegenwärtige Pflegebeziehungen der Care-Arbeit am Lebensende zu sein.

Keine der Facetten dieser Arbeit sollte dabei per se abgewertet werden, wie es insbesondere oft im Hinblick auf die Standardisierung oder Medikalisierung geschieht. Vielmehr wäre hier der Vorschlag, „indifferent"[57] zunächst davon auszugehen, dass es in der Eigenrationalität der Hospizarbeit „praktische Gründe" auch für standardisierende oder professionell-distanzierte Momente gibt.[58] Insofern sind die genannten Register (Individualisierung und Standardisierung, Professionalisierung und Familiarität, Me-

---

55 Vgl. Lynch 1993: 125.
56 Vgl. Foucault 1988.
57 Vgl. Lynch 1993: 141ff.
58 Vgl. Garfinkel 1967: 186ff. Die empfohlene „Indifferenz" soll nicht jede kritische Reflexion eines Feldes ausschließen, sie mahnt die Soziologie jedoch zur Vorsicht vor vorschnellen Verurteilungen, die sich an praxisfernen Maßstäben orientieren.

dikalisierung und Ganzheitlichkeit) auch nicht als die Praxis ‚von außen‘ organisierende Formationen oder Habitualisierungen zu betrachten. Stattdessen müssen sie als Organisations- und Darstellungsressourcen begriffen werden, die verschiedenen Aufgaben des Hospizes dienen, z. B. Tod und Sterben eines Menschen zu würdigen *und* zu ‚verwalten‘. Die Hospizarbeit ist in dieser Perspektive selbst permanent mit dem Austarieren ihrer eigenen Rationalität und Identität befasst. Vor diesem Hintergrund stellt sich die Frage, welche Funktionen („practical purposes")[59] die scheinbar gegenläufigen Register für die Organisation der verschiedenen Aufgaben der Hospizarbeit haben: Wann, wie und womit werden sie jeweils zur Darstellung gebracht, wie wird zwischen ihnen praktisch vermittelt und wie lässt sich jene Lebenswelt reflektieren und beschreiben, die für Hospizbewohner*innen, Angehörige und Mitarbeitende aus dieser praktischen Vermittlung entsteht?

5.3. Hospizbewohner*innen und Angehörige als „Unit of Care"

Ein Bereich, in dem sich dieses Austarieren der Care-Arbeit zwischen ‚Dienstleistung‘ und ‚Fürsorge‘ auf besondere Weise zeigt, ist der Umgang des Hospizes mit den Angehörigen von Hospizbewohner*innen. Hier liegt auch ein zentraler Anspruch, mit dem sich die hospizliche Praxis von einer klinischen Behandlung eines kranken Körpers distinguiert. Das Hospiz strebt an, für Menschen am Lebensende, aber auch deren Familien ‚da‘ zu sein und begreift den gesamten betroffenen sozialen Zusammenhang als „unit of care".[60]

Tatsächlich spricht auch aus soziologischer Perspektive Vieles dafür, die Einheit dieses sozialen Zusammenhangs zu betonen: Es ist vielfach zu beobachten, wie Angehörige von Hospizbewohner*innen im wahrsten Sinne des Wortes mitleiden und vom Fortschreiten der Erkrankung ergriffen werden. Es ist nicht nur im übertragenen Sinne ernst zu nehmen, dass mit dem Tod einer nahen Bezugsperson auch ein Teil des Angehörigen stirbt. In Anlehnung an „Co-Abhängigkeit"[61] und „Co-Schwangerschaft"[62] könnte man hier vorsichtig von Prozessen des ‚Co-Sterbens‘ sprechen.

---

59 Ebd.
60 Vgl. Pleschberger 2001: 16.
61 Rennert 1990.
62 Hirschauer et al. 2014.

Aus soziologischer Perspektive müssen jedoch auch Differenzierungen eingeführt werden gegenüber der Vorstellung, die die Hospizarbeit vom Verhältnis zwischen sich und den Angehörigen hat. Zum einen ist es wichtig, die familiären Einheiten in ihrer erlebten und dargestellten Verbundenheit nicht zu naturalisieren, sondern diese „unit of care" als voraussetzungsreiche Herstellungsleistung zu erforschen. In vielen Hinsichten erscheinen die familialen Einheiten im Hospiz nämlich alles andere als gegeben, sondern als prekäre und oft auch konfliktgeladene Zusammenhänge, die sich mit dem Einzug eines Menschen ins Hospiz auf spezifische Weise neu ordnen. Zum anderen sollte das Hospiz nicht nur, gemäß seiner Selbstdefinition, als ‚neues Zuhause' oder passiver Raum betrachtet werden, an dem familiale Beziehungen schlicht fortgesetzt werden. Vielmehr wird es selbst zu einem zentralen Akteur im Beziehungsgefüge. Es ist in höchstem Maße kontingent, welche Erwartungen und Zuständigkeiten sich für alle Beteiligten daraus ergeben. So gibt es aus Sicht des Hospizes Einheiten, die nicht zusammenfinden, wie sie sollen (Angehörige, die sich nicht ‚genug' kümmern), aber auch solche, die sich zu stark als Einheit begreifen (‚Helikopter'-Angehörige, die mit dem Hospiz um Zuständigkeiten konkurrieren). Freilich existieren auch ‚unproblematische' Fälle, die sich sehr organisch in die Hospizarbeit einfügen und aus hospizlicher Sicht ‚vorbildliche' Angehörige sind. In harmonischen wie krisenhaften Fällen muss das implizite Maß ‚angemessener' Anteilnahme und Fürsorge zwischen allen Beteiligten immer wieder aufs Neue erarbeitet und ausgelotet werden. Das Hospiz begibt sich auf eine komplexe Gratwanderung, nämlich einerseits individuelle Lebens- und Familienentwürfe zu respektieren und andererseits als verantwortliche, souveräne Pflegeinstanz organisatorische Ansprüche und Standards durchzusetzen. Dabei gewährt es den Angehörigen einen Rahmen für Betroffenheit, Trauer, Wut oder Verzweiflung (und damit zum Vollzug ihrer ‚Familiarität'), nimmt an diesen Gefühlslagen jedoch gerade nicht auf gleiche Weise teil, wodurch es sich seiner ‚Professionalität'[63] versichern kann.

Hier ließe sich noch konkreter nachspüren, *wie* entsprechende Situationen praktisch und interaktiv gerahmt und bewältigt werden, etwa durch implizit koordinierte Kurven der Dramatisierung und Ent-Dramatisierung, der Intimität oder der öffentlichen Anteilnahme sowie durch zeitlich ein-

---

63 Die ‚Professionalität' der Hospizarbeit steht dabei zugleich in einem Spannungsverhältnis zum Ziel der individuellen Fürsorge, die ein bestimmtes Maß an Anteilnahme verlangt (vgl. auch Pfeffer 2005: 125).

gegrenzte Phasen der Emotionalität und Gefasstheit.[64] Der Hospizalltag bearbeitet in einer solchen Perspektive nicht nur ‚natürliche' Gefühle, sondern gerät stärker auch als Praxis in den Blick, der bestimmte Momente der „Affektproduktion und -kontrolle"[65] innewohnen und die gewissermaßen ein ‚geordnetes' Sterben und Trauern ermöglicht.

5.4. Das Hospiz als ‚Ort des Sterbens'

Die Vielschichtigkeit der Hospizarbeit stellt kein Alleinstellungsmerkmal dar, sondern gilt in vergleichbarer Art für viele andere Settings. Auch in Altenpflegeheimen, Geburtshäusern, Kindergärten, der Obdachlosen- oder Suchthilfe und gerade auch in der sonst profilierten Distinktionsfolie ‚Krankenhaus' liegen Individualisierung und Standardisierung sowie emotionale Anteilnahme und professionelle Distanz eng beieinander. Doch insofern ist es soziologisch, gerade aus ethnomethodologischer Perspektive, von höchstem Interesse, was die Spezifik dieser Arbeit eigentlich „ausmacht".[66] Spätestens in diesem Fragezusammenhang muss die vorerst zurückgestellte Sterbethematik wieder eingeholt werden. Zwar unterscheidet sich die Hospizarbeit von anderen Pflegesettings auch nicht darin, dass sie mit dem Tod konfrontiert wird. Sie ist aber doch sehr dezidiert auf das Sterben bzw. auf die Begleitung des Sterbens und auf den Übergang zwischen Leben und Tod spezialisiert. Sie bearbeitet diese Themen auf eine ihr eigene, und im Vergleich zu anderen Feldern auch sehr explizite Weise. Der Tod und das Sterben gehören viel deutlicher zu ihrem Arbeitsalltag als dies in anderen Pflegeinstitutionen der Fall ist. Es hat gute Gründe, dass der Topos der Individualisierung im Rahmen der Hospizforschung bisher so viel Aufmerksamkeit erfahren hat. Es gibt tatsächlich ein besonderes gesellschaftliches Interesse und auch eine eigene Motivation, ihre mensch-

---

64 Vgl. Völkle (2018), die eine solche Beschreibung von Geburtssituationen leistet. Ein Beispiel für diese Art gemeinschaftlicher Situationsbewältigung und Affektkoordination im Hospiz liegt im Übergang von ‚Angehörigen' zu ‚Hinterbliebenen' beim Versterben von Hospizbewohner*innen. Durch eine bestimmte Konstellation von körperlichen Praktiken, Bewegungen und Blickführungen werden, etwa bei der ersten Begegnung einer Familie mit der*dem aufgebahrten Verstorbenen, neue Beziehungsgefüge zur Existenz und Darstellung gebracht.
65 Reckwitz 2018: 49.
66 Vgl. den Begriff „quiddity" bzw. „haecceity" bei Garfinkel et al. 1981 und Lynch 1993: 265ff.

lich-individualisierende Seite zu betonen und auszubilden, und medizinisch-standardisierende Aspekte performativ zurückzufahren.

Dieser Umstand kann soziologisch nicht, etwa mit einem impliziten Fortschrittsglauben, darauf zurückgeführt werden, dass das Sterben als existenzielles Geschehen eben einen besonders würdevollen und sensiblen Umgang verlangt bzw. dass die Hospizarbeit (im Gegensatz zur Klinik) das Sterben endlich auf eine Weise rahmt, wie es ihm ‚eigentlich‘ gebührt. Damit würden bestimmte Annahmen über das Sterben wieder zur Ressource einer Argumentation und nicht zum Gegenstand gemacht.[67] Nun ist es jedoch denkbar schwer, an einer intrinsischen Existenzialtät des Sterbens ‚vorbeizusehen‘. Das Sterben und der Tod sind gewissermaßen als anthropologische Konstante in allen Kulturen und zu allen Zeiten, trotz etwaiger Unterschiede im konkreten Umgang, von existenzieller Bedeutung. Schwer zu vernachlässigen sind auch die existenziellen Ängste und Nöte, die wir im Angesicht des eigenen Todes oder des Todes von Angehörigen unmittelbar erfahren. Schließlich sind Sterbesituationen ebenso wie Geburten existenzielle Situationen, insofern sie die Grenzen des Lebens und damit unserer Existenz markieren.

Heuristisch dürfen diese intuitiven Evidenzen bei der Erforschung der Hospizarbeit nicht als natürliche Eigenschaften des Sterbens verstanden werden. Vielmehr spiegeln sie einen kontingenten kulturellen Umgang mit dem Sterben und seiner professionellen Bearbeitung wider. In der hier vorgestellten Perspektive soll das Sterben also nicht per se als Krise der sozialen Ordnung oder als existenzielles Geschehen verstanden werden, sondern als Gegenstand einer praktischen Hervorbringung, an der die Hospizarbeit maßgeblich beteiligt ist. Dies macht das Sterben als ein existenzielles Geschehen nicht weniger ‚wirklich‘, sondern soll soziologisch die Frage nach den Konstitutionsbedingungen dieser Wirklichkeit eröffnen. Insbesondere öffnet es den Blick dafür, dass das Sterben im Hospiz durchaus sehr unterschiedlich erlebt wird, mal als existenzielles Geschehen, aber regelmäßig auch als pragmatische Aufgabe und als ein Faktor neben anderen im Arbeitsalltag. Die soziologische Gratwanderung besteht also darin, die Sterbethematik in all ihrem lebensweltlichen und existenziellen Gewicht ernst zu nehmen, dieses aber nicht zu naturalisieren oder als ständig präsentes Thema im Hospiz vorauszusetzen.

Eine Strategie, dieser Herausforderung zu begegnen, liegt darin, zu beobachten, *wie* sich der Hospizalltag im Vollzug entfaltet und zu fragen, *wie das Sterben in und durch diese Praxis selbst* zum Thema gemacht wird, je-

---

67 Vgl. Zimmerman/Pollner 1971.

doch regelmäßig auch wieder in den Hintergrund rückt. Auf welche vielfältigen Weisen manifestieren sich Tod und Sterben und wie werden sie in der Arbeit (ent-)fokussiert, (ent-)problematisiert und (ent-)dramatisiert?[68] So ließe sich jenseits konkreter Sterbeverläufe medien- und materialitätstheoretisch untersuchen, wie das Sterben und der Tod in der lokalen Hospizöffentlichkeit verschiedentlich repräsentiert werden. Zwar gibt es eine Infrastruktur im Hospiz, die auf Sterben, Tod und Trauer verweist. Diese präsentiert sich als diskrete Kulisse etwa im „Raum der Stille" oder in Form von „Erbauungsliteratur" in den Bücherregalen.[69] Hiervon sind die temporären, aber aufdringlicheren Marker zu unterscheiden, die nicht den Tod im Allgemeinen zum Thema haben, sondern das Versterben einer bestimmten Person im Hospiz anzeigen, etwa die Kerze im Eingangsbereich vieler Hospize, die angezündet wird, wenn ein*e Bewohner*in verstirbt, und wieder gelöscht wird, sobald der*die Bewohner*in durch den*die Bestatter*in abgeholt wurde.[70] Neben diesen Thematisierungen des Sterbens in der weiteren Hospizöffentlichkeit gibt es auch spezifische rituelle Zusammenkünfte, die die Aufmerksamkeit der Beteiligten auf das Sterben zentrieren. Zu denken wäre hier an die Trauer- und Abschiedsrituale, die im Hospiz für Mitarbeiter*innen und Angehörige in verschiedenen Konstellationen nach dem Tod von Bewohner*innen vollzogen werden. Sie veranlassen dazu, sich gedanklich und affektiv zu besinnen und *erzeugen* dadurch auch Gedanken und Gefühle, die die Vergänglichkeit des Lebens im Allgemeinen und den Tod eines bestimmten Menschen im Konkreten als existenzielles Geschehen erlebbar machen.[71] Als rituelle Zusammenkunft ebenso zentral für die Arbeit sind jedoch auch die eher nüchternen Fallbesprechungen, in denen entsprechende Gefühlslagen inhibiert werden und in denen das Sterben einer Person in ihren organisatorischen Aspekten besprochen wird. Nicht zu vergessen sind schließlich die vielen Situationen im Arbeitsalltag des Hospizes, in denen Tod und Sterben nicht im Zentrum der Aufmerksamkeit stehen.

---

68 Vgl. Hirschauer 2014a.

69 Vgl. Dreßke 2005.

70 Diese Kerze und vergleichbare Marker an Zimmertüren von verstorbenen ‚Gästen' können für die verschiedenen Teilnehmer*innen im Feld und situativ sehr unterschiedliche Bedeutung annehmen. Insbesondere Hospizbewohner*innen, die sich noch im Hospiz bewegen können, sowie Angehörigen, deren Familienmitglieder noch nicht gestorben sind, können sie eine sehr schmerzhafte Erinnerung daran sein, dass die Kerze in naher Zukunft auch für sie brennen wird. Dies ist zwar nicht notwendig durch das „Ideal des bewussten Sterbens" (Saake et al. 2019) motiviert, aber durchaus mit ihm kohärent.

71 Vgl. Reckwitz 2016.

Dieses Changieren zwischen Thematisierung und De-Thematisierung des Sterbens durch verschiedene Medien in unterschiedlicher Qualität und Dauer kann selbst wiederum auf seine *„practical purposes"*[72] hin befragt werden. So kann vermutet werden, dass es maßgeblich auch der Vermittlung zwischen dem Sterben als wiederkehrendem Ereignis einerseits und der Würdigung *bestimmter* verstorbener Personen bzw. aktueller Todesfälle anderseits dient. Insofern besteht die Aufgabe des Hospizes auch darin, die Außeralltäglichkeit des Sterbens gegen die Routine zu schützen; umgekehrt braucht es gerade die Entlastung durch die Arbeitsroutine, um es punktuell als Geschehen von existenziellem Gewicht hervortreten zu lassen.

Entgegen der allgemeinen Charakterisierung von Hospizen als ‚Orte des Sterbens' oder ‚Sterbeinstitutionen' ist also differenzierter zu fragen, wie, durch wen und zu welchen Zeiten und Anlässen, mit welchen Artefakten und Medien, wessen Tod und Sterben kommunikativ und praktisch hervorgebracht, bearbeitet, erlebt und repräsentiert werden. Nur so lässt sich ein komplexeres Verständnis davon gewinnen, wie das Hospiz das Sterben und den Tod konkret in seinen vielfältig binnendifferenzierten Alltag integriert bzw. durch welche zeitlichen, personalen, räumlichen und materiellen Differenzierungen es sich als ‚Ort des Sterbens' und seine Arbeit am Sterben prozessiert.

5.5. Die Rezentrierung des Sterbegeschehens

Nach der Dezentrierung und ‚Entauratisierung' der Perspektive auf das Sterben und den Tod sollen abschließend Vorschläge zu einer Rezentrierung des Sterbegeschehens im Hospiz angestellt werden. Da Sterbeprozesse und ihre hospizliche Begleitung lange im Mittelpunkt der Forschung standen, sind sie insgesamt sehr gut, jedoch nicht erschöpfend erforscht. Zunächst ist festzustellen, dass die Thanatosoziologie lange auf das Konzept von „Sterberollen"[73] zurückgegriffen hat, um den Umgang mit Hospizbewohner*innen (oder Krankenhauspatient*innen) zu reflektieren. Insbe-

---

72 Garfinkel 1967: vii.
73 Die „Sterberolle" ist in Anlehnung an Parsons „Arzt- und Patientenrollen" (1958) entstanden. Streckeisen interessierte sich dabei für die Implikationen des absehbaren Sterbens für Behandlungen, die nicht mehr durch das Ziel der Heilung legitimiert werden konnten (vgl. Streckeisen 2001: 67; Dreßke 2005; Dreßke/Göckenjan 2002).

sondere die normativen Erwartungen an Sterbende und ihre Sterbeverläufe ließen sich damit fruchtbar beschreiben.

Der klassische Rollenbegriff hat aus ethnomethodologischer Perspektive jedoch auch Beschränkungen.[74] Oft geht er mit der Annahme von institutionalisierten Verhaltensmustern und Beziehungsgefügen einher. In verschiedenen Situationen kann jedoch das, was es bedeutet, ein ‚Gast' im Hospiz zu sein, sehr unterschiedliche Qualitäten und Relevanzen annehmen.[75] Der Rollenbegriff differenziert gewissermaßen zu pauschal, er wird der Mehrdimensionalität der Unterscheidung spezifischer „Sorten"[76] von Menschen im Hospiz (‚Gäste', analog ‚Pflegende', ‚Angehörige') nicht immer gerecht und vernachlässigt auch ihre praktischen Konstitutionsbedingungen. So sind etwaige Veränderungen innerhalb der ‚Sterberolle' meist lediglich anhand des *Sterbeverlaufs* untersucht worden. Die Subsumption bestimmter Entwicklungen im Umgang mit dem ‚Gast' unter den Schirm *einer* sich verändernden Rolle erschwert es wiederum den *kategorialen Wechsel* zu fassen, der insbesondere mit einer spezifischen Unterscheidung während des Sterbeverlaufs einhergeht (der Rollenbegriff differenziert in diesem Fall also nicht stark genug). Hier ist insbesondere an eine zentrale hospizliche Differenzierung zu denken, die *zwischen* Bewohner*innen vorgenommen wird und sich daran orientiert, wie nahe sie ihrem Tod stehen. In der Regel sind zwar sämtliche Hospizbewohner*innen durch medizinische Diagnosen als Menschen definiert, die in absehbarer Zeit sterben werden. Nur wenige von ihnen sind jedoch zu einem gegebenen Zeitpunkt *im Sinne der Hospizarbeit* ‚sterbend', also Menschen, von denen erwartet wird, dass sie in wenigen Stunden oder Tagen sterben.[77] Verschiedene Studien konnten zeigen, dass der Übergang von Hospizbewohner*innen in die ‚terminale Phase' weitreichende Konsequenzen für den gesamten sozialen Zusammenhang hat und dass das Hospiz diese auf eine ganz eigene Weise ge-

---

74 Garfinkel 1967: 66f.

75 Vgl. (Hirschauer 2014a). Das Konzept der „Humandifferenzierung" verarbeitet neben anderen theoretischen Einflüssen und Wurzeln auch einen Grundgedanken der Ethnomethodologie: dass kategoriale Unterscheidungen von Menschen (und deren soziale Konsequenzen) in und durch ihren praktischen Vollzug existieren.

76 Hirschauer 2014a: 174.

77 Manche Hospizbewohner*innen sterben jedoch auch ‚unerwartet' und ohne zuvor in diesem Sinne ‚sterbend' gewesen zu sein, andere verweilen wiederum sehr viel länger als erwartet in diesem Zustand. Mit den sozialen Krisen, die mit einem zu ‚frühen' und zu ‚späten' bzw. ‚langwierigen' Sterben einhergehen können, beschäftigen sich u. a. Lawton (2000) und Dreßke (2005).

staltet.[78] Weitere und detailliertere Untersuchungen dieser Phase bzw. Differenzierung wären für ein tieferes Verständnis der Hospizarbeit zielführend und könnten folgende Themen berücksichtigen:

1. Die Fokussierung von Sterbeverläufen betrachtet zuweilen recht eng Behandlungsmaßnahmen bzw. den Umgang mit Bewohner*innen. Dies ließe sich noch ergänzen durch detaillierte Beschreibungen der Manifestation und Darstellung dieser Unterscheidung in der breiteren Hospizöffentlichkeit. So wird insbesondere der Raum eines ‚sterbenden‘ Menschen sukzessive durch Duftöle, Lichtdämmung oder die Umstellung des Betts bearbeitet. Hierbei entwickelt sich das ‚Gäste-‘ zu einem „Sterbezimmer"[79] und es entstehen eine spezifische Atmosphäre und ‚Ruhe‘, die das Sterben im oben beschrieben Sinne als ‚existenzielles Geschehen‘ rahmen. Weiterhin sei auch nochmals an die Notwendigkeit einer soziologischen Untersuchung nicht nur einzelner Sterbeverläufe in ihrer *Chronologie*, sondern der *synchronen* Organisation der Care-Arbeit für verschiedene Bewohner*innen und der Implikation des ‚Sterbend-Seins‘ für diese Organisation erinnert.

2. Innerhalb sozialkonstruktivistischer Argumentationen herrscht gewissermaßen Konsens darüber, dass der körperliche bzw. physiologische Sterbeverlauf kaum von seiner sozialen Gestaltung und Bearbeitung zu unterscheiden ist. Dennoch besteht die Gefahr einer latenten Naturalisierung der körperlichen Zustände, wenn man nur den sozialen Umgang mit, nicht aber die Symptome des Sterbens selbst kontingent setzt. Demgegenüber sollen die körperlich-materiellen Dimensionen des Sterbens nicht in einem (falsch verstandenen) radikalen Konstruktivismus aufgelöst werden. Vielmehr geht es um einen mikrologischen Nachvollzug der Prozesse und Praktiken, in denen durch die Beobachtung, Relevantsetzung, Behandlung und Einschätzung bestimmter körperlicher oder verhaltensspezifischer Merkmale auf die Tatsache geschlossen wird, dass jemand im hier gemeinten Sinne sterbend ist.[80] Diese besondere Form des hospizlichen Erkennens ist (im Kontrast zur härteren klinischen Diagnostik) u. a. als „Intuiti-

---

78 Während pauschale Vergleiche zwischen Hospiz und Krankenhaus eingangs kritisiert wurden, können sie gerade bei der Betrachtung dieser Sterbephase durchaus fruchtbar sein und interessante Kontraste zwischen hospizlichen und klinischen Kontexten herausstellen (vgl. Dreßke/Göckenjan 2002; Streckeisen 2001; Pfeffer 2005).

79 Stadelbacher/Schneider 2016: 79; vgl. Pfeffer 2005: 241ff.

80 Vgl. Sudnow 1967: 9; Mol 2002; Lindemann 2002. Vgl. insbesondere auch Lawton (2000) und Dreßke (2005), die sehr fruchtbare Beiträge zu dieser Thematik liefern, deren retrospektive Beschreibungen jedoch noch um genauere Situations- und Praxisanalysen ergänzt werden könnten.

on"[81] beschrieben worden. Begreift man sie mit einer nur kleinen Akzent-
verschiebung als „praktische Expertise"[82], eröffnet sich die Möglichkeit
ihrer soziologischen Erforschung.

3. Schließlich bleibt noch die Frage offen, in welchem Verhältnis dieses
‚Sterbend-Sein‘ zum erwarteten Ereignis des Todeseintritts, dem ‚eigentlichen‘ Sterben also, steht. Die Feststellung, dass jemand gestorben ist (ihrerseits eine kontingente Praxis), wird als völlige Verwandlung der Person
und damit all ihrer Sozialbeziehungen erlebt und gerahmt. Das ‚Sterbend-
Sein‘ im Hospiz scheint hierbei einerseits bestimmte Charakteristika des
Todes vorweg zu nehmen und gewissermaßen abzufedern, andererseits jedoch bei den Beteiligten eine Erwartungshaltung und damit einen Kontext
zu erzeugen, in dem der Tod als Ereignis sein gewaltiges existenzielles Gewicht entfalten kann.[83] Dieser Themenkomplex schließt auch an die vielfältigen Diskurse um den Tod als „Grenze des Sozialen"[84] an. Im Feld der
Hospizarbeit scheint sich, im Vergleich zu manchen klinischen Kontexten,
weniger die Frage nach einer Grenzlinie zwischen Leben und Tod zu stellen, entsprechend verliert auch der genaue Todes*zeitpunkt* in diesem Feld
an Relevanz.[85] Vielmehr organisieren und überlagern sich zeitlich, sozial
und auch räumlich verschiedene *Grenzgebiete* und verschiedene *Phasen* um
das Sterben herum, die soziologisch noch weiter zu ergründen sind.

---

81 Vgl. Pfeffer 2005: 271.
82 Lynch 1993: 170. Pfeffer (2005: 271) rahmt dieses Wissen jedoch bewusst als „In-
    tuition", weil sie gerade auf die Diffusität und Unwägbarkeiten des Zustands ‚ster-
    bend‘ aufmerksam machen will. Während es hierfür gute Gründe gibt, vermute
    ich, dass damit ein ‚implizites Wissen‘ und eine Art ‚praktische Gewissheit‘, die
    im Hospiz im Umgang mit moribunden Menschen existieren, noch unterbelich-
    tet geblieben sind.
83 Im Hinblick auf die Generierung einer kollektiven „Erwartungshaltung" ähnelt
    das ‚Sterbend sein‘ damit den ‚Wehen‘ vor einer Geburt (vgl. Hirschauer et al.
    2014: 256ff.; Völkle 2018).
84 Vgl. Lindemann 2002; Stadelbacher 2017; Hitzler 2017.
85 So verzichten Hospize in der Regel auf den Einsatz technischer Artefakte, die den
    Todeszeitpunkt zu bestimmen helfen. Auf Intensivstationen und insbesondere in
    (überspitzten) filmischen Darstellungen der Populärkultur markiert etwa der
    Herzmonitor mit seinem rhythmischen Piepen, das plötzlich in einen durchge-
    henden Ton übergeht, dramatisch den Eintritt des Todes.

6. Zusammenfassung und Ausblick

Dieser Beitrag erprobte Heuristiken der ethnomethodologischen Studies of Work für konzeptuelle Überlegungen zur Hospizarbeit und ihrer weiteren soziologischen Erforschung. Dazu betrachtete er sie dezidiert nicht vor dem Hintergrund einer übergeordneten Rationalität oder eines spezifischen gesellschaftlichen Prozesses, sondern klammerte diese analytisch aus. Dies sollte die Perspektive auf die Hospizarbeit ‚entauratisieren' und verschiedene Facetten der ‚praktischen Rationalität' ihrer eigenen Her- und Darstellung offenlegen. Die Ethnomethodologie zeigte sich in diesem Zusammenhang besonders wegen ihres Vermögens, selbstverständliche Seh- und Denkgewohnheiten zu hinterfragen, als produktive Beobachtungslinse. Abschließend soll auch umgekehrt reflektiert werden, inwiefern das Feld der Hospizarbeit Potenziale birgt, eine ethnomethodologische Perspektive zu „irritieren"[86].

Die Ethnomethodologie wirft vielen Ansätzen vor, Situationen nicht in ihrer Eigenlogik ernst zu nehmen. Sie selbst zeigt zuweilen jedoch Schwierigkeiten, situative Vollzüge in Beziehungsgefügen und institutionellen Kontexten zu verorten sowie in ihrer Historizität und in ihren Implikationen für die Zukunft zu reflektieren.[87] Ferner hat die ethnomethodologische Fokussierung auf *öffentlich sichtbare* Ordnungsbildung lange verhindert, dass sie sich mit Emotionen nicht nur in ihrer Expressivität, sondern im Sinne des affektiven Erlebens beschäftigt. Beide Aspekte sind für die Praxis der Hospizarbeit in höchstem Maße relevant. Eine zentrale Herausforderung ist schließlich auch die ungewöhnliche argumentative Ähnlichkeit zwischen Hospizarbeit und qualitativer Sozialforschung, gerade auch praxeologisch-phänomenologischen Ansätzen wie der Ethnomethodologie.[88] Diese ideelle Verwandtschaft ist zwar schon oft anekdotisch bemerkt, jedoch nicht systematisch in ihren Konsequenzen für die Forschung reflektiert worden. Das Verhältnis zwischen dem soziologischen Diskurs und dem (nicht nur reflektierten, sondern auch soziologisch informierten) Feld der Hospizarbeit ist komplex. Für den auch in diesem Beitrag erprobten ethnomethodologischen Kniff, bestimmte Wissensbestände heuristisch zu befremden und zum Gegenstand zu machen, kann dies eine Herausforde-

---

86 Vgl. Lindemann 2008: 114.
87 Vgl. Hirschauer 2014b.
88 Vgl. Eschenbruch 2007.

rung darstellen. Eine genauere Auslotung des Verhältnisses zwischen der Hospizarbeit und ihrer soziologischen Beforschung steht also noch aus.[89]

Literatur

Amann, K/Hirschauer, S (1997): Die Befremdung der eigenen Kultur. Ein Programm. In: Hirschauer, S/Amann, K (Hg.): Die Befremdung der eigenen Kultur. Zur ethnographischen Herausforderung soziologischer Empirie. Frankfurt am Main: Suhrkamp Verlag, 7-52.

Baines, M (1993): Dem totalen Schmerz begegnen. In: Saunders, C (Hg.): Hospiz und Begleitung im Schmerz. Wie wir sinnlose Apparatemedizin und einsames Sterben vermeiden können. Freiburg: Herder Verlag, 41-54.

Berg, M (2008): Praktiken des Lesens und Schreibens. Die konstitutive Rolle der Patientenakte in der medizinischen Arbeit. In: Saake, I/Vogd, W (Hg.): Moderne Mythen der Medizin. Studien zur organisierten Krankenbehandlung. Wiesbaden: VS Verlag für Sozialwissenschaften, 63-85.

Bergmann, J (1988): Ethnomethodologie und Konversationsanalyse. Studienbrief mit drei Kurseinheiten. Hagen: Fernuniversität GHS Hagen.

Bergmann, J (2005): Studies of Work. In: Rauner, F (Hg.): Handbuch Berufsbildungsforschung. Bielefeld: W. Bertelsmann Verlag, 639-646.

Deutsche Gesellschaft für Palliativmedizin (2016): Definitionen zur Hospiz- und Palliativversorgung. URL: https://www.dgpalliativmedizin.de/images/DGP_GLOSS AR.pdf; 16.2.2020.

Deutscher Hospiz- und Palliativverband e.V. (2017): Zahlen und Fakten. URL: https://www.dhpv.de/service_zahlen-fakten.html; 16.2.2020.

Dreßke, S (2005): Sterben im Hospiz. Der Alltag in einer alternativen Pflegeeinrichtung. Frankfurt am Main: Campus Verlag.

Eschenbruch, N (2007): Nursing Stories: Life and Death in a German Hospice. New York, NY: Berghahn Books.

Foucault, M (1988): Die Geburt der Klinik. Eine Archäologie des ärztlichen Blicks, 8. Auflage. Frankfurt am Main: Fischer-Taschenbuch-Verlag.

Garfinkel, H (1967): Studies in Ethnomethodology, 12. Auflage. New Jersey, NJ: Englewood Cliffs.

Garfinkel, H (2002): Ethnomethodology's Program. Working out Durkheim's Aphorism. Maryland, MD: Rowman & Littlefield.

Garfinkel, H/Liberman, K (2007): Introduction: The Lebenswelt Origins of the Sciences. Human Studies, 30: 1, 3-7.

---

89 Zimmerman/Pollner 1971.

Garfinkel, H/Livingston, E/Lynch, M (1981): The Work of a Discovering Science Construed with Materials from the Optically Discovered Pulsar. In: Philosophy of the Social Sciences, 11: 2, 131-158.

Giddens, A (1995): Konsequenzen der Moderne. Frankfurt am Main: Suhrkamp Verlag.

Glaser, B/Strauss, A (1974): Interaktion mit Sterbenden. Beobachtungen für Ärzte, Schwestern, Seelsorger und Angehörige. Göttingen: Vandenhoeck & Ruprecht.

Göckenjan, G/Dreßke, S (2002): Wandlungen des Sterbens im Krankenhaus und die Konflikte zwischen Krankenrolle und Sterberolle. In: Österreichische Zeitschrift für Soziologie, 27: 4, 80-96.

Goffman, E (1959): The Presentation of Self in Everyday Life. New York, NY: Anchor Books.

Gronemeyer, R/Heller, A (2014): In Ruhe Sterben. Was wir uns wünschen und was die moderne Medizin nicht leisten kann. München: Pattloch Verlag.

Heidegger, M (1994): Prolegomena zur Geschichte des Zeitbegriffs (Sommersemester 1925), (GA 20), Petra Jaeger (Hg.), 3. Auflage. Frankfurt am Main: Klostermann.

Heidegger, M (2006): Sein und Zeit, 19. Auflage. Tübingen: Max Niemeyer Verlag.

Heritage, J (1984): Garfinkel and Ethnomethodology. Oxford: Polity Press.

Hirschauer, S (1993): Die soziale Konstruktion der Transsexualität. Frankfurt am Main: Suhrkamp Verlag.

Hirschauer, S (2014a): Un/doing Differences. Die Kontingenz sozialer Zugehörigkeiten. In: Zeitschrift für Soziologie, 43: 3, 170-191.

Hirschauer, S (2014b): Intersituativität. Teleinteraktionen und Koaktivität jenseits von Mikro und Makro. In: Zeitschrift für Soziologie, Sonderheft ‚Interaktion, Organisation und Gesellschaft revisited, 109-133.

Hirschauer, S/Heimerl, B/Hoffman, A/Hofmann, P (2014): Soziologie der Schwangerschaft. Explorationen pränataler Sozialität. Stuttgart: Lucius&Lucius.

Hitzler, R (2017): Leben lassen – Sterben machen. Zum Umgang mit Menschen mit schwersten Hirnschädigungen. In: Kahl, A/Knoblauch, H/Weber, T (Hg.): Transmortalität. Organspende, Tod und tote Körper in der heutigen Gesellschaft. Basel: Beltz Juventa, 170-194.

Kessler, S/McKenna, W (1978): Gender – An Ethnomethodological Approach. New York, NY: Wiley.

Knoblauch, H/Heath, C (1999): Technologie, Interaktion und Organisation. Die Workplace Studies. In: Schweizerische Zeitschrift für Soziologie, 25: 2, 163-181.

Knoblauch, H/Zingerle, A (2005): Thanatosoziologie. Tod, Hospiz und Institutionalisierung des Sterbens. Berlin: Duncker & Humblot.

Mol, A (2002): The body multiple: Ontology in medical practice. London: Duke University Press.

Lawton, J (2000): The Dying Process: Patients' Experiences of Palliative Care. New York, NY: Routledge.

Liberman, K (2013): More Studies in Ethnomethodology. New York, NY: SUNY press.

Lindemann, G (2002): Die Grenzen des Sozialen. Zur sozio-technischen Konstruktion von Leben und Tod in der Intensivmedizin. München: Verlag Wilhelm Fink.

Lindemann, G (2008): Theoriekonstruktion und empirische Forschung. In: Kalthoff, H/Hirschauer, S/Lindemann, G (Hg.): Theoretische Empirie. Zur Relevanz qualitativer Forschung. Frankfurt am Main: Suhrkamp Verlag, 107-128.

Lindner, D (2016): Einschluss der Ausgeschlossenen. Konturen des Sterbens im Hospiz. In: Benkel, T (Hg.): Die Zukunft des Todes. Heterotopien des Lebensendes. Bielefeld: Transcript Verlag, 85-106.

Lynch, M (1993): Scientific Practice and Ordinary Action: Ethnomethodology and Social Studies of Science. Cambridge: University Press.

Müller, M/Zillien, N (2016): Das Rätsel der Retraditionalisierung. Zur Verweiblichung von Elternschaft in Geburtsvorbereitungskursen. In: KZfSS Kölner Zeitschrift für Soziologie und Sozialpsychologie, 68: 3, 409-433.

Nassehi, A (1992): Sterben und Tod in der Moderne zwischen gesellschaftlicher Verdrängung und professioneller Bewältigung. In: Nassehi, A/Pohlmann, R (Hg.): Sterben und Tod. Probleme und Perspektiven der Organisation von Sterbebegleitung. Hamburg: Lit Verlag, 11-26.

Parsons, T (1958): Struktur und Funktion der modernen Medizin. In: König, R/Tönnesmann, M (Hg.): Probleme der Medizin-Soziologie (Kölner Zeitschrift für Soziologie und Sozialpsychologie, Sonderheft 3). Wiesbaden: VS Verlag für Sozialwissenschaften, 10-57.

Pfeffer, C (2005): „Hier wird immer noch besser gestorben als woanders". Eine Ethnographie stationärer Hospizarbeit. Studien zur Gesundheits- und Pflegewissenschaft. Bern: Verlag Hans Huber.

Pleschberger, S (2001): Palliative care: Ein Versorgungskonzept für sterbende Menschen. Bielefeld: IPW.

Rawls, A (2006): Seeing Sociologically. The Routine Grounds of Social Action. London: Paradigm Publishers.

Reckwitz, A (2016): Praktiken und ihre Affekte. In: Schäfer, H (Hg.): Praxistheorie. Ein soziologisches Forschungsprogramm. Bielefeld: Transcript Verlag, 163-180.

Reckwitz, A (2018): Die Gesellschaft der Singularitäten. In: Busche, H/Heinze, T/Hillebrandt, F/Schäfer, F (Hg.): Kultur. Interdisziplinäre Zugänge. Wiesbaden: Springer VS, 45-62.

Rennert, M (1990): Co-Abhängigkeit. Was Sucht für die Familie bedeutet. Freiburg: Lambertus.

Saake, I/Nassehi, A/Mayr, K (2019): Gegenwarten von Sterbenden. In: KZfSS Kölner Zeitschrift für Soziologie und Sozialpsychologie, 71: 1, 27-52.

Saunders, C (1993): Wenn Patienten sagen, dass sie sterben wollen. In: dies. (Hg.): Hospiz und Begleitung im Schmerz. Wie wir sinnlose Apparatemedizin und einsames Sterben vermeiden können. Freiburg: Herder Verlag, 117-124.

Scheffer, T (2013): Die trans-sequentielle Analyse – und ihre formativen Objekte. In: Hörster, R/Köngeter, S/Müller, B (Hg.): Grenzobjekte. Wiesbaden: Springer VS, 89-116.

Schiefer, F (2007): Die vielen Tode: Individualisierung und Privatisierung im Kontext von Sterben, Tod und Trauer in der Moderne. Wissenssoziologische Perspektiven (9). Münster: LIT Verlag.

Schneider, W (2005): Der „gesicherte" Tod. Zur diskursiven Ordnung des Lebensendes in der Moderne. In: Knoblauch, H/Zingerle, A (Hg.): Thanatosoziologie. Tod, Hospiz und Institutionalisierung des Sterbens. Berlin: Duncker & Humblot, 55-80.

Schütz, A (1960): Der sinnhafte Aufbau der sozialen Welt. Wien: Springer.

Stadelbacher, S/Schneider, W (2016): Zuhause Sterben in der reflexiven Moderne. Private Sterbewelten als Heterotopien. In: Benkel, T (Hg.): Die Zukunft des Todes. Heterotopien des Lebensendes. Bielefeld: Transcript Verlag, 61-84.

Stadelbacher, S (2017): Das Lebensende als Randgebiet des Sozialen? Zur Praxis des ‚guten' Sterbens zu Hause am Beispiel der ambulanten Hospiz- und Palliativarbeit. In: Jakoby, N/Thönnes, M (Hg.): Zur Soziologie des Sterbens. Aktuelle theoretische und empirische Beiträge. Wiesbaden: Springer VS, 49-70.

Streckeisen, U (2001): Die Medizin und der Tod. Über berufliche Strategien zwischen Klinik und Pathologie. Opladen: Leske & Budrich.

Sudnow, D (1967): Passing On. The Social Organization of Dying. New Jersey, NJ: Englewood Cliffs.

Völkle, L (2018): Geburten im Kreissaal. Eine Ethnographie emotionalisierter Situationen. Hausarbeit zur Erlangung des akademischen Grades „Master of Arts" in Soziologie, vorgelegt dem Fachbereich 02 – Sozialwissenschaften, Medien und Sport der Johannes Gutenberg-Universität Mainz (Unveröffentlichtes Manuskript).

Walter, T (1994): The Revival of Death. London: Routledge.

West, C/Zimmerman, D (1987): Doing Gender. In: Gender & Society, 1: 2, 125-151.

Winkel, H (2005): Selbstbestimmt Sterben. Patient(inn)enorientierung und ganzheitliche Schmerztherapie als Koordinationskoordinaten in der Hospizarbeit. Eine systemtheoretische Perspektive. In: Knoblauch, H/Zingerle, A (Hg.): Thanatosoziologie. Tod, Hospiz und Institutionalisierung des Sterbens. Berlin: Duncker & Humblot, 169-188.

Zimmerman, D/Pollner, M (1971): The Everyday World as a Phenomenon. In: Douglas, J (Hg.): Understanding Everyday Life. Towards a Reconstruction of Sociological Knowledge. London: Routledge & Kegan Paul, 80-103.

Palliative Praxis im Spannungsfeld zwischen Interaktion und Reflexion: Erfahrungen von Palliative-Care-Pflegenden im Umgang mit ekelerregenden Situationen

Inhaltsübersicht

1. Einleitung

In der Versorgung Sterbender kommen Pflegende mit Körperflüssigkeiten und Ausscheidungen, Gerüchen oder exulzerierenden Wunden in Kontakt. Es liegt nahe, dass ekelerregende Situationen zur Alltagspraxis gehören. Doch weder in der pflegewissenschaftlichen Forschung noch in der

Pflegepraxis kann Ekel als ein viel beachtetes Thema identifiziert werden, auch wenn mittlerweile erste Forschungsbeiträge vorliegen.[1]

Die pflegewissenschaftliche Forschungsarbeit, die diesem Aufsatz zu Grunde liegt, richtete den Blick gezielt auf die palliative Alltagspraxis und die Erfahrungen der Pflegenden im Umgang mit ekelerregenden Situationen in der Fürsorge Sterbender. Basierend auf dem Datenmaterial, der transkribierten Geschichten und Erfahrungen der Teilnehmerinnen[2], werden die Interaktionsräume eines Hospizes nachgezeichnet, die Aufschluss über die Dynamiken des pflegerischen Alltags geben. Zudem wird die Relevanz von Reflexionsräumen in der pflegerischen Praxis aufgezeigt und diskutiert.

Folgende Fragen stehen dabei im Fokus: Wie sieht die derzeitige Gestaltung der Interaktionsräume in der palliativen Alltagspraxis aus? Wie gelingt den Pflegenden der Umgang mit komplexen Gefühlen wie dem Ekel? Welche Rolle spielen Reflexionsräume in der Fürsorge um die Sterbenden? Was bedeutet das Spannungsfeld zwischen Interaktion und Reflexion für die palliative Alltagspraxis?

Einen Überblick gibt der vorliegende Aufsatz zunächst über den Forschungsstand zum Thema Ekel, wobei hier insbesondere der pflegewissenschaftliche Bezug im Fokus steht. Es folgt die Darlegung der methodologischen Hintergründe und des methodischen Vorgehens. Das ontologische Verständnis von Erfahrungen steht im Zentrum des dritten Kapitels. Der pflegerische Interaktionsraum und die praktischen Erfahrungen im Umgang mit Ekelerregendem werden im vierten Kapitel diskutiert. Die empirischen Ergebnisse geben einen Einblick in die konkrete palliative Alltagspraxis. Vor dem Fazit wird im fünften Kapitel der Wert der Reflexion im Spannungsfeld zur Interaktion herausgestellt. Die Erkenntnisse aus der Forschung werden in konkrete Ausgestaltungsmöglichkeiten für die Praxis überführt. Das Aufzeigen der Reflexionsräume verweist auf die Verantwortung von Praxis und Wissenschaft gegenüber den Sterbenden und ihren Begleiter*innen.

---

1 Holmes et al. 2006; Krey 2011; Muggleton et al. 2015.
2 Die Teilnehmerinnen der zu Grunde liegenden Forschungsarbeit waren ausschließlich Frauen.

2. Hintergrund und Forschungsstand

Ekel in der Pflege ist ein bislang wenig beforschtes Thema. Während Bezugswissenschaften wie die Psychologie, Philosophie oder Anthropologie zahlreiche Arbeiten zum Phänomen des Ekels vorweisen[3], existieren nur einige wenige Arbeiten zum Thema Ekel in der Pflegewissenschaft. Sie werden im Folgenden unter Einbindung bezugswissenschaftlicher Erkenntnisse dargestellt, um die Tragweite und Relevanz des Ekelgefühls für die Pflegepraxis präzisieren zu können.

Ekelgefühle gelten als überlebenswichtige, körperliche Reaktionen, die laut dem Verhaltenspsychologen Gerhard Roth als Schutzfunktionen einzuordnen sind und mit Fluchtgedanken und Fluchtreaktionen einher gehen können.[4] Diese Suche nach der Distanz zum Ekelerregenden stuft der Emotionspsychologe Caroll E. Izard wiederum als eine ablehnende Reaktion ein.[5] Das heißt: die biologisch-psychologischen Wirkmechanismen weisen bereits auf den Einfluss von Ekelgefühlen auf die zwischenmenschlichen Interaktionsdynamiken hin. Diese wurden von der Pflegewissenschaftlerin Christine Sowinski untersucht. Sie hebt die pflegerische Interaktion als „die kunstvolle Vermittlung zwischen Nähe zum Menschen und Distanz zum Leid"[6] hervor und konkretisiert, dass insbesondere durch alle Ausscheidungen, die mit dem Mund in Verbindung stünden, Ekelgefühle hervorgerufen würden. Da der Mund eigentlich Lebendiges und Wohltuendes suggeriere, gehe der Ekel mit Vernichtungsängsten einher, wenn Pflegende mit Erbrochenem, Sputum oder sogar dem Essen von Kot konfrontiert werden.[7] Roth vertritt die Auffassung, die inneren Regungen könnten nach außen verborgen werden. Dies bedürfe allerdings eines intensiven Trainings. Weiter bemerkt er: je häufiger emotionale Zustände erlebt werden, desto geringer sei die neuronale Aktivierung und es komme zu einem Abstumpfungsprozess.[8] Passend dazu beobachtet die Pflegewissenschaftlerin Hiltrud Krey, dass Auszubildende ihrem Ekelempfinden durch räumliche oder gedankliche Trennung aus dem Weg zu gehen versuchen würden.[9] Vor dem Hintergrund neurobiologischer Abstumpfungsprozesse des Gehirns falle der Umgang mit Ekelgefühlen durch Routine

---

3 Zum Beispiel: Kolnai 2008; Lupton 2014; Roth 2001; Izard 1981.
4 Roth 2001.
5 Izard 1981.
6 Sowinski 1991: 186.
7 Ebd.; Winter/Matzawrakos 2009.
8 Roth 2001: 270.
9 Krey 2011.

und Erfahrung leichter.[10] Die Anthropologin Els van Dongen unterstreicht dies, indem sie festhält: Die Pflegenden würden an der Akzeptanz des ‚Selbst‘, des Alternden, der Gewohnheit, der Nähe und der Intention, mit welcher sie sich im Umgang mit dem Ekelerregenden auseinandersetzen müssen, reifen.[11]

Insgesamt ist zu konstatieren, dass die Gewöhnung an ekelerregende Situationen nach derzeitigem Forschungsstand möglich zu sein scheint, um die Handlungsfähigkeit im pflegerischen Interaktionsraum zu erhalten. Gleichzeitig laufen physiologische Bearbeitungsprozesse im Gehirn ab, sodass ekelerregende Situationen dennoch als belastend empfunden und erlebt werden können.

Die Diffusität der Emotionen, die gerade durch die körpernahe Pflege an die Oberfläche gebracht werden, spricht van Dongen an. Sie beobachtet, dass Pflegende ihre Gefühle oft nicht eindeutig beschreiben können. Die Widersprüche in der Bedeutung, dem Umgang und im Ausdruck der Gefühle erschweren die Definition des Ekels.[12] Joshua Muggleton et al. heben in ihrer Untersuchung hervor, dass aufsteigende Ekelgefühle von den Pflegenden als überfordernd wahrgenommen werden. Zudem würden sie ihre emotionalen Bedürfnisse häufig vernachlässigen. Woraus sich dann die Gefahr ergebe, die eigenen Gefühle auf die der Patient*innen zu übertragen.[13]

Es bleibt festzuhalten, dass neben der Intensität des Ekelgefühls dessen Diffusität und Unterdrückungsmöglichkeit eine konkrete und bewusste Auseinandersetzung erschweren. Der konkrete pflegerische Umgang mit ekelerregenden Situationen, der Rückschlüsse auf Bewältigungs- und Unterstützungsangeboten ermöglicht, wird von der Forschung bisher kaum beleuchtet.

Pflegerische Erfahrungen ins Zentrum einer Untersuchung zu stellen, verfolgt dementsprechend das Ziel, dem Umgang mit ekelerregenden Situationen konkret nachgehen zu können und Aufschluss über die Interaktionsräume palliativer Praxis zu bekommen. Das narrative und reflexive Vorgehen wird im folgenden Kapitel theoretisch fundiert, indem die methodische Ausrichtung dargelegt wird.

---

10 Ebd.
11 Van Dongen 1999.
12 Ebd.
13 Muggleton et al. 2015.

3. Methodische Ausrichtung

Die Methode der *Narrative Inquiry* ermöglicht, individuelle Erfahrungen zu untersuchen. Sie wurde von den kanadischen Bildungswissenschaftler*innen Jean D. Clandinin und Michael F. Connelly (1990) entwickelt. Ihrem wissenschaftstheoretischen Verständnis folgend, kann die *Narrative Inquiry* nicht nur als Methode, sondern auch als Methodologie verstanden werden, die sich fundamental an der Untersuchung der Erfahrungen ausrichtet und über die bloße methodische Anwendung, beispielsweise narrativer Interviews, hinausgeht.[14]

Im Folgenden wird die methodologische Ausrichtung präzisiert. Ebenso wird der methodische Zugang, das *storytelling*, verdeutlicht. Pflegerische Erfahrungen als implizites und intuitives Wissen zu verstehen, soll abschließend begründen, weshalb es sinnvoll ist, den Untersuchungsgegenstand – das Gefühl des Ekles – anhand persönlicher und individueller Erfahrungen zu beforschen.

3.1 Methodologische Einbettung von Erfahrungen

Der Untersuchung liegt eine Methodologie zugrunde, die Erfahrungen einer transaktionalen ontologischen Kategorie zuordnet und in John Deweys pragmatischer Philosophie verwurzelt ist.[15] Das heißt: Dinge, die in der Welt passieren und zur Welt dazugehören, egal ob physisch oder sozial, werden durch die Interaktion mit und zwischen den Menschen in Erfahrungen umgewandelt. Es geht darum, die unmittelbaren Erfahrungen als die erste und fundamentale Wirklichkeit zu verstehen.[16] Die Vertreter*innen der *Narrative Inquiry*, Clandinin und Jerry Rosiek, schreiben: „[...] what you see (and hear, feel, think, love, taste, despise, fear, etc.) is what you get. That is all we ultimately have in which to ground our understanding. And that is all we need."[17]

Das heißt: was wir sehen, hören, fühlen, denken, lieben, schmecken, missachten oder befürchten ist das, was wir wahrnehmen. Unsere Erfahrungen wachsen aus unserer unmittelbaren Wahrnehmung und dem, was um uns herum geschieht. Erfahrungen in einem zeitlichen Kontinuum zu

---

14 Clandinin/Rosiek 2007; Connelly/Clandinin 1990.
15 Dewey 1938.
16 Ebd.
17 Clandinin/Rosiek 2007: 10.

verstehen, ist folglich ebenso relevant, wie die Berücksichtigung des sozialen Gefüges. Phänomene wie den Ekel im Deutungszusammenhang zwischen persönlichen Erfahrungen und zwischenmenschlicher Interaktion zu verstehen, ist entsprechend das Ziel der *Narrative Inquiry*.[18]

3.2 Erfahrungen der Pflegepraxis

Personenbezogenen Erfahrungen werden aufgrund tradierter rational-analytischer Denk- und Handlungsmuster westlich sozialisierter Gesellschaften, die sowohl in der Wissenschaft als auch in der Versorgungspraxis verankert sind, wenig Bedeutung beigemessen.[19] Jedoch schöpfen Pflegende wertvolles Handlungswissen aus gefühlsgeleitetem Erleben. In der Literatur wird zwischen implizitem, praktischem, intuitivem, emotionalem oder verkörpertem Wissen differenziert.[20] Schlussendlich vereint alle Wissensbestände jedoch ihre zwingende Bindung an eine Person und ihre individuelle Erfahrung. Neben dem rational-analytischen Wissen, welches beispielsweise auf naturwissenschaftlicher Evidenz beruht, gilt es auch das individuelle, kontextgebundene Erfahrungswissen der Praxis in Sinnzusammenhänge der Wissenschaft zu transportieren. Die Erfahrungen der Pflegenden werden folglich als persönliches, ästhetisches, narratives, praktisches, verkörpertes oder intuitives Wissen verstanden.[21]

Palliative Pflege unterscheidet sich fundamental von anderen Formen der Pflege. Vitalparameter und Laborwerte werden nicht mehr kontinuierlich gemessen und bildgebende Verfahren nicht mehr durchgeführt. Das Hineinschauen in das Körperinnere der Patient*innen verliert in der Palliative Care an Bedeutung. Stattdessen wird das akribische Wahrnehmen der Körperoberfläche, des Sichtbaren und Spürbaren zentral.[22] Alle Sinne der Pflegenden kommen zum Einsatz, um die Veränderungen im Sterbeprozess beobachten und angemessene Unterstützung rechtzeitig anbieten zu können. Während der Zerfall des menschlichen Körpers Gefühle des Ekels evozieren kann,[23] sind die Pflegenden in der Interaktion den Sterbenden zugewandt, um ihnen sorgend beizustehen. Ekelgefühle zu untersuchen bedeutet zwangsläufig, Interaktionsdynamiken zwischen Pflegen-

---

18 Clandinin 2006.
19 Clandinin/Connelly 2004.
20 Johnson 1991.
21 Asamoah Ampofo 2013.
22 Pfeffer 2005.
23 Lawton 1998.

den und Sterbenden in den Blick zu nehmen. Im Rahmen der Untersuchung wurden Gesprächsräume eröffnet, um die persönlichen Erfahrungen des Hospizalltags (zunächst) aus der Perspektive der Pflegenden, erfassen und reflektieren zu können.

3.3 Methodischer Zugang: Storytelling

Methodisches Herzstück der *Narrative Inquiry* ist, neben dem *living alongside*, das *storytelling*.[24] Es geht darum, mittels des storytellings Erfahrungen nacherzählen und nacherleben zu können. Clandinin & Connelly (2006) gehen davon aus, dass das tägliche Leben der Menschen sowohl durch die eigenen persönlichen Geschichten als auch durch die Geschichten anderer Menschen gestaltet wird. Das heißt: die erzählten Geschichten der Teilnehmer*innen werden in der *Narrative Inquiry* nicht isoliert, sondern eingebettet in einen mehrdimensionalen Kontext verstanden. Das soziale Umfeld der Teilnehmer*innen und die örtlichen Gegebenheiten finden Berücksichtigung und gelten als strukturgebende Dimensionen in Erhebung und Analyse. Zudem wird davon ausgegangen, dass die Erfahrungen und Geschichten der Vergangenheit, die gegenwärtigen und zukünftigen Erfahrungen der Menschen beeinflussen. Das zeitliche Kontinuum ist folglich eine weitere Dimension, die zur *Narrative Inquiry* gehört und diese charakterisiert.[25]

Gerade im Forschungssetting Hospiz kommen Pflegende ohne eine kontextuelle Einbettung der individuellen Bedürfnisse der Patient*innen nicht aus. Das heißt: der Bezug zu früheren Erfahrungen spielt ebenso eine Rolle, wie das Erleben des gegenwärtigen Moments. Mittels der Methode des *storytellings* wurde ein Gesprächsraum geschaffen, in dem die Teilnehmerinnen von ihren aktuellen und vergangenen Erfahrungen im Umgang mit ekelerregenden Situationen erzählen konnten.[26]

Das Forschungsdesign sah zudem vor, mit den Teilnehmerinnen mehrere Gespräche über einen längeren Zeitraum zu führen. Dadurch hatten sie die Möglichkeit auf bereits erzählte Geschichten noch einmal zurückzugreifen und an neue Erfahrungen im Laufe des Untersuchungsprozesses anzuknüpfen. Die vier Gespräche, die je ungefähr eine Stunde dauerten, fanden in einer geschützten Atmosphäre außerhalb des Hospizes statt. Zur

---

24 Clandinin/Caine 2013.
25 Ebd.
26 Kaiser 2017.

Unterstützung der Gespräche wurden unterschiedliche kreative methodische Zugänge genutzt. Eine *timeline* ermöglichte den Teilnehmerinnen, ihre Erfahrungen an zentralen Geschehnissen abzubilden und biografisch einzuordnen. Neue Zugangswege zum gegenwärtigen Phänomen des Alltags wurden auch durch den Einsatz einer Einmalkamera gesucht. Die Erfahrungen und Gefühle im Umgang mit dem Ekel auf unterschiedliche Weise einzufangen und auszudrücken, unterstützten das *storytelling*.

Aus den transkribierten Gesprächen gingen dann in einem ersten Analyseschritt sogenannte *Narrative Accounts* hervor, die in einem weiteren Schritt in Form von *Narrative Threads* in die Ergebnisdarstellung mündeten.[27] Die Teilnehmerinnen wurden in den gesamten Forschungsprozess eingebunden. Das heißt, in welcher Form die persönlichen Geschichten am Ende veröffentlicht werden, wurde gemeinsam ausgehandelt. Dies vor dem Hintergrund forschungsethischer Verantwortung zu berücksichtigen, ist ein zentraler Bestandteil der *Narrative Inquiry*.[28]

4. Interaktionsraum: Ekel in der Palliative-Care-Praxis

Der Interaktionsraum zwischen Pflegenden und Sterbenden ist durch Nähe gekennzeichnet. Neben Sowinski (2001) beschreibt auch Christine Pfeffer die Aushandlungsprozesse zwischen Nähe und Distanz als „Gratwanderung".[29] Sie unterteilt die Nähe in strukturelle und persönliche Nähe und verweist zudem auf die Bezogenheit und Zuwendung der Pflegenden zum Sterbenden,[30] welche dem Selbstverständnis palliativer Sorge zu Grunde liegt. Die Fürsorge Sterbender gehe unweigerlich mit ekelerregenden Situationen durch den Zerfall des menschlichen Körpers einher.[31] Für die Pflegenden sei neben dem aktiven Handeln, beispielsweise dem Anlegen von Wunderverbänden oder dem Beseitigen von Ausscheidungen, auch das Aushalten und Geschehen lassen[32] der Situation – des Sterbens und der damit einhergehenden Gefühle, zentral.

In den folgenden drei Unterkapiteln wird der Interaktionsraum zwischen Pflegenden und Sterbenden aus der Perspektive der Teilnehmerinnen beleuchtet. Ihre Erfahrungen geben einen Einblick in die palliative

---

27 Kaiser 2017.
28 Clandinin et al. 2018.
29 Pfeffer 2005:180 ff.
30 Baumann/Kohlen 2018.
31 Lawton 1998.
32 Pfeffer 2005:187ff.

Praxis und den Umgang mit Gefühlen des Ekels. Neben ‚der Stille' kontextualisieren ‚der Schutz' und ‚die Grenzen' die Erfahrungen der Palliative-Care-Pflegenden und ihre Gefühle des Ekels.

4.1 In der Stille

Das folgende einleitende Gedicht ist ein *Found poem*[33]. Es wurde aus Satzbausteinen der transkribierten Interviews und Feldnotizen zusammengesetzt. Die Mehrdeutigkeit und fehlende Greifbarkeit des Ekelgefühls soll durch die semantische Dichte und abstrakte Ausdrucksform einen Anknüpfungspunkt bieten, um möglicherweise eigene persönliche Erfahrungen in Erinnerung rufen zu können.

***Ekel in der Stille*[34]**
Ekel wird nicht ausgesprochen,
nicht erklärt,
nicht gezeigt,
nur gefühlt.
Ekel bleibt verborgen,
unsichtbar,
still.

Das Gefühl des Ekels kann sehr intensiv sein und sowohl die direkte Interaktion mit den Patient*innen beeinflussen als auch im Gedächtnis der Pflegenden verbleiben. Gefühle des Ekels wurden dennoch kaum verbalisiert und stattdessen oft im Verborgenen gehalten. Die transkribierten Geschichten der Teilnehmerinnen verweisen auf die ausbleibende Versprachlichung des Ekels, die das Gedicht illustriert. Ekelerregende Situationen wurden mit Worten wie unangenehm, seltsam, komisch oder widerlich umschrieben. Der Begriff des Ekels tauchte kaum in den Gesprächen auf. Die Teilnehmerinnen meinten, dass das Verbalisieren des Ekels etwas *Wertendes* beinhalte[35] und dies zu einer respektvollen Pflegebeziehung nicht beitrage.

Der Soziologe Norbert Elias sieht das Phänomen der Gefühlskontrolle als Folge auf das Ineinandergreifen sozialer Strukturen und bezeichnet es

---

33 Butler-Kisber 2002.
34 Kaiser 2017.
35 Kaiser 2017: 58.

als gesellschaftliches Erzeugnis.[36] Dave Holmes et al. erläutern zustimmend, dass das Zurückhalten des Ekelgefühls auf das sozial und professionstheoretisch konstruierte Bild der Pflegenden zurückzuführen sei.[37] Die Diskrepanz zwischen dem tatsächlich empfundenen Ekel und einem sozial erwünschten, positiven Gefühlsausdruck diskutiert Krey (2003). Die Krankenpflegeauszubildenden in ihrer Untersuchung meinten, dass es schwer sei, über solch ein ‚unappetitliches Thema' zu sprechen und bezogen dies auf die soziale Unerwünschtheit.[38] Das heute dominierende Menschenbild des rational-analytischen und mechanisch funktionierenden Wesens unterstreicht diese Begründung.[39]

Auf Grund ihres Verständnisses von einer unbedingten wertfreien Sorgebeziehung zum Sterbenden folgen die teilnehmenden Palliative-Care-Pflegenden einem weiter gefassten Menschenbild. Fürsorge und Bezogenheit ebenso wie Sinn- und Beziehungsfragen liegen dem Konzept der Palliative Care zu Grunde.[40] Es zeichnet sich eine Dilemma-Situation für die Pflegenden ab. Denn während schlüssige naturwissenschaftliche und soziologische Begründungen das Einhergehen von Ekelgefühlen mit Vernichtungsängsten, Abwehrreaktionen oder Unterdrückungsmechanismen erklären,[41] verpflichten sich Pflegende, der unbedingten Bezogenheit und Zuwendung zum Schwerstkranken und Sterbenden. Folglich liegt das Bewahren des ‚Ekels in der Stille' im Fürsorgeverständnis der Pflegenden begründet.

Wissenschaftliche Ergebnisse aus der Psychologie deuten darauf hin, dass Ekel mimisch zum Ausdruck kommt, noch bevor er bewusst wahrgenommen werden kann.[42] Ausgehend von dieser Erkenntnis, verdeutlicht sich die Komplexität des Interaktionsraumes und folgende Fragen ergeben sich: Wie erleben Patient*innen ekelerregende Situationen? Spüren Patient*innen, dass Pflegende sich ekeln? Wann verspüren Patient*innen selbst Gefühle des Ekels? Was hilft ihnen in diesen Situationen? Eine multiperspektivische Ausrichtung des Interaktionsraumes, die ebenso das Erleben der Patient*innen und Angehörigen im Blick hat, kann weiter Aufschluss über die Wirkung von sowie den Umgang mit aufkommenden Ekelgefüh-

---

36 Elias 1976.
37 Holmes et al. 2006.
38 Krey 2003; ebenso Sowinski 1991.
39 Maio 2008.
40 Baumann/Kohlen 2018.
41 Vgl. hierzu Kap. 2.
42 Krause 1988.

len geben und sollte daher zum Gegenstand von Folgeuntersuchungen werden.

4.2 Zum Schutz

Im Erfahrungsaustausch kristallisierte sich zweitens eine enge Verknüpfung zwischen ekelerregenden Situationen und Schutzmechanismen heraus. Die beiden Bestandteile der Aussage einer Teilnehmerin: „Manchmal schützen wir uns selbst. Und manchmal schützen wir die anderen"[43] verdeutlichen die doppelseitige Anforderung an die Pflegenden. Während diese sich auf der einen Seite in einer schützenden Rolle gegenüber den Patient*innen und Angehörigen verstehen und Ekelerregendes teilweise bewusst beseitigen, bevor die Angehörigen ins Zimmer kommen, erzählten die Pflegenden auf der anderen Seite auch von ihrem persönlichen Umgang mit ekelerregenden Situationen und den Erfahrungen, die sie als schützend erleben.[44]

> „Ja aber du willst das ja auch gar nicht so nah an dich ranlassen. Ich fühl mich zum Beispiel sehr beschützt durch meinen Kittel. Und ich merke, wenn jemand ... also letztens, hat Frau Birkenfeld[45] sich verschluckt und mich komplett angespuckt, da musste ich, weil ich mich geekelt habe, runter gehen und mir einen neuen Kittel anziehen. Obwohl das ´ne halbe Stunde vor Dienstschluss... aber das war... musste ich machen. Ich musste runter gehen und mir ´nen neuen Kittel anziehen, weil ich das eklig fand. Und dann war es besser. Ich fühl mich aber geschützt dadurch. Außerdem sind das ja nicht schöne saubere Sterbende, sondern wie gesagt, die sind eben voll mit Schläuchen und Ausflüssen, und Sekret...und alles...muss man ja. Man muss sich davor schützen irgendwie. Hab ich das Gefühl. Finde ich."[46]

Pflegende erleben demnach in der direkten Interaktion ihre Arbeitskleidung oder auch das Tragen von Handschuhen als eine Schutzhülle, die sie beispielsweise vor ekelerregenden Ausscheidungen schützen. Zudem beschreiben sie ihre persönlichen Rituale, welche sie außerhalb des institutionellen Kontextes zu Hause praktizieren.

---

43 Kaiser 2017: 61.
44 Kaiser 2017: 55ff.; Kaiser et al. 2019: 4ff.
45 Alle Namen aus den Interviewtranskripten sind fiktiv und somit anonymisiert.
46 Kaiser 2017: 61.

Sarah: Aber ich merk zum Beispiel nach jedem Dienstschluss, also heute nicht weil ich bei dir bin, ich geh immer in die Badewanne kurz.
Marie: Ich geh immer ganz kurz duschen...
Sarah: IMMER! IMMER! [lauter, und deutlich betont] Immer nach dem Dienst wasch ich mich ab zu Hause. Und dann ist gut. Und dann ist gut. Dann hab ich, dann ist mein Dienst auch weg und dann ist gut.
Marie: Ja siehst du ich gehe gerne duschen. Und wenn ich vorher irgendwie andere Termine hab, dann geht das auch, aber es ist schön wenn man trotzdem kurz duschen kann.
Sarah: Ja jetzt ist das ok, dass man jetzt hier ist, das ist vollkommen in Ordnung, ich fühl mich jetzt auch nicht schmutzig irgendwie, aber eigentlich ist das bisschen mein Ritual, dass ich das mache.
Marie: Mein Ritual ist das nach sieben Diensten, komplett schruppen. [lachen][47]

Die Teamarbeit, welche der Pflegeprofession als ein Charakteristikum zugeschrieben werden kann, stellte sich – dies ein weiteres Ergebnis der Untersuchung – als eine weitere relevante Ressource im Umgang mit Ekelerregendem heraus. Die Teilnehmerinnen stellten fest:

> „In diesen Momenten konnten die Gefühle auf mehrere Schultern verteilt werden und das gemeinsame Bezwingen einer herausfordernden Situation schweißte uns noch enger zusammen."[48]

Die Zusammenarbeit mit Kolleg*innen ermöglicht auf der einen Seite das Ekelgefühl im gemeinsamen Tätigsein, in der aktiven Pflegehandlung, zu verorten. Auf der anderen Seite eröffnet die Zusammenarbeit auch die Möglichkeit, über die Erfahrungen in der konkreten Situation zu sprechen, die Gefühle zu verbalisieren und konkret zum Ausdruck zu bringen. Das heißt: Während die Teilnehmerinnen erzählten, wie schwer es ihnen oft falle, die pflegerischen Alltagsgeschichten mit nach Hause zu nehmen, weil dort oft die Nachvollziehbarkeit fehle, würden Gespräche mit Kolleg*innen hingegen als sehr hilfreich eingestuft.[49] Demnach ist zu konstatieren: Die Nachvollziehbarkeit durch die Gesprächspartner*innen erleichtert die Reflexion des Interaktionsmoments und des Gefühlserlebens.[50]

---

47 Kaiser 2017: 54.
48 Ebd.: 59.
49 Ebd.
50 In Kap. 5 wird auf die Reflexionsräume differenziert eingegangen.

4.3 Die Grenzen

Den Begriff der Grenzen metaphorisch einzuordnen, ermöglicht, pflegerische Erfahrungen im Umgang mit Ekelgefühlen zu versinnbildlichen. Vor dem Hintergrund von Körper-, Lebens-, und Raumgrenzen können pflegerische Aushandlungsprozesse verstanden und die Auseinandersetzung mit dem Ekelerregenden in unterschiedlichen Dimensionen stattfinden.[51]

Die Untersuchung von persönlichen Erfahrungen verdeutlichte, dass Ekelgefühle eine andere Intensität einnehmen, je nachdem, ob sie innerhalb des institutionellen pflegerischen Settings oder außerhalb, im öffentlichen Raum, erlebt werden. Zum Beispiel gehen die Teilnehmerinnen unangenehmen Situationen in der U-Bahn bewusst aus dem Weg. Eine Teilnehmerin meinte, dass sie, wenn sie sich in der Bahn ekle, aussteige und die nächste Bahn nehme.[52] Durch den Erfahrungsaustausch wird deutlich, dass sich die Teilnehmerinnen im institutionellen Raum geschützt fühlen.[53] Denn während sich die Menschen im öffentlichen Raum in der Regel nicht kennen und ekelerregende Momente eher plötzlich und unerwartet auftreten, können sich Pflegende im institutionellen Raum eher auf Ekelerregendes einstellen. Sie bewegen sich in einem vertrauten Umfeld und können routinierte Abläufe in die situative und individuelle Fürsorge einbinden. Zudem werden Ekelgefühle trotz der körperlichen Nähe weniger intensiv wahrgenommen.[54] Ein Grund dafür ist, dass sie meist nicht plötzlich und unerwartet auftreten. Das heißt: Während die Teilnehmerinnen in der U-Bahn ekelerregende Situationen mit Ohnmachtsgefühlen verbinden, gelingt die Überwindung ähnlicher ekelerregender Situationen in der Institution gerade durch die körperliche Nähe zum Sterbenden.[55] Das ständige Beobachten und Wahrnehmen physischer, psychischer und seelischer Veränderungen[56] hilft dabei, Ekelerregendes im pflegerischen Handeln zu verorten.[57]

Gerade beim Verbinden einer exulzerierenden Tumorwunde kann die pflegerische Handlung das Ekelerregende aktiv beseitigen oder verdecken. Die Psychologen Christoph Demmerling und Hilge Landwehr heben hervor, dass Ekel dann zum Vorschein komme, wenn Grenzen überschritten

---

51 Kaiser 2017: 63ff; Lawton 1998.
52 Kaiser 2017: 63.
53 Ebd.
54 Ebd.
55 Sowinski 1990; Lawton 1998.
56 Pfeffer 2005.
57 Kaiser et al. 2019.

würden, die den eigenen Körper oder den eines anderen beträfen.[58] Diese Erfahrungen teilen die Pflegenden. Sie erzählten, dass der Anblick einer blutenden Tumorwunde zwar erst einmal Ekelgefühle hervorrufe, diese dann aber durch das Anlegen eines Verbandes überwunden werden könnten. „Es kann richtig wohltuend sein, einen schönen Verband anzulegen!",[59] meinte eine Pflegende während einer Fortbildung zum Thema. Die Grenzen des Körpers können durch das Verbinden einer Wunde sozusagen wiederhergestellt werden.

In den Erzählungen der Pflegenden wird zudem deutlich, dass die Beziehung zwischen Pflegenden und Patient*innen eine zentrale Rolle in der Bewältigung des Ekels spiele. Wenn ein*e Patient*in als sympathisch wahrgenommen wird, fällt es leichter, mit dem Ekel umzugehen, weil dieser in den Hintergrund rückt.[60] Ekelgefühle werden limitiert, indem sie einer Erkrankung zugeschrieben werden und nicht der/dem Patient*in als Person. Diese Person, die sich hinter ihren physischen Grenzen verbirgt, tritt folglich in den Vordergrund.

Die Vernichtungsgewalt lebensbedrohlicher Erkrankungen bleibt dennoch eine Herausforderung für Pflegende in der Palliative Care, da sie über die Auflösung der Körpergrenzen[61] hinausgeht und die Lebensgrenzen hervorhebt. Eine spirituelle Haltung und Reflexion des eigenen Lebens wird durch die Fürsorge Sterbender geradezu herausgefordert und steht charakteristisch für Palliative Care.[62] Einen Reflexionsraum eröffnet das folgende *Found Poem*. Den Zerfall des Körpers vor dem Hintergrund menschlichen Lebens habe ich mittels Transkript-Sequenzen lyrisch aufgearbeitet. Aus Worten und Satzbausteinen der Teilnehmerinnen entstand folgendes Gedicht:

Grenzenlos[63]
Krebs
Verletzlichkeit
Gebrechlichkeit
Vergänglichkeit

Wo ist die Schönheit des Lebens?

---

58 Demmerling/Landweer 2007: 93ff.
59 Vgl. dazu auch Kaiser et al. 2019: 1ff.
60 Kaiser 2017: 48.
61 Lawton 1998.
62 Pleschberger 2006: 25ff.
63 Kaiser 2017: 49.

Der Körper als Hülle
Der Körper als Grenze
…wird grenzenlos.

Ich bin ich
Und du bist du.
Aber wir sind wir!
Wo führt das hin?
Dort führt das hin!

Grenzenlos.

Die spirituelle Dimension, die im Palliative-Care-Setting zum Tragen kommt, schließt die Akzeptanz des natürlichen Sterbeprozesses und den Zerfall des menschlichen Körpers mit ein.[64] Abscheulichkeit, Unsicherheit und Ekel hindern Pflegende im Palliativbereich nicht daran, sich den Patient*innen zuzuwenden. Denn es geht darum, sich nicht von jenen abzuwenden, die Fürsorge brauchen.[65]

5. Reflexion im Spannungsfeld zum Interaktionsraum

Das komplexe Bild des pflegerischen Interaktionsraums, welches auf Grundlage der Erfahrungen der Teilnehmerinnen gezeichnet werden konnte, verdeutlicht die Signifikanz von Reflexionsräumen innerhalb der palliativen Praxis. Denn während die Methode des *storytelling* innerhalb der empirischen Untersuchung einen Zugang zum Untersuchungsgegenstand, dem Ekel, bietet, verdeutlicht das narrative Forschungsvorgehen die Relevanz von Sprachräumen. Sie machen Gefühle, wie das des Ekels, erst fass- und nachvollziehbar.[66]

Im palliativen Setting sind neben einem multiprofessionellen Team die Familien und Angehörigen in die Fürsorge der Patient*innen eingebunden. Das bedeutet zunächst, dass ständige Interaktionen den Praxisalltag verdichten. Neben der Bezogenheit zum Sterbenden und der direkten Interaktion brauchen die Begleitenden[67] der Sterbenden aber auch Rück-

---

64 Pfeffer 2005.
65 Van Heijst 2011.
66 Kaiser 2017; Kaiser et al. 2019.
67 Diese sind folglich neben den Pflegenden auch die anderen Professionen des Teams und die Angehörigen.

zugs- und Gesprächsräume. Gerade das Gefühl des Ekels, so meint Andreas Stähli, könne durch fehlende Reflexion langfristig nicht toleriert werden und somit zu dauerhafter Belastung führen.[68] Je konkreter Gefühle und Konflikte, aber auch damit einhergehende Ziele, Wünsche und Hoffnungen in Reflexionsräumen ausgehandelt und transparent gemacht werden können, desto einfacher wird die schnelle situative Einschätzung von Veränderungen und die Gestaltung einer fürsorglichen Beziehung. Dazu meinen Dorothee Becker et al. allerdings, dass gerade:

> „[...] der Austausch über gefühlsgeleitetes Erleben in Bezug auf eine konkrete Situation oder eine erlebte Grenzerfahrung immer schwieriger möglich ist und damit an Wert verliert. Orte für die Besprechung sind dann bestenfalls die persönliche Bearbeitung in der Supervision oder der nicht formalisierte Austausch.“[69]

Subsumiert man die Reflexion von Erfahrungen und Gefühlen unter Gefühlsarbeit[70], so unterstreichen die Beobachtungen von Krey die Relevanz von Gesprächsräumen. Sie argumentiert, dass Gefühlsarbeit dann erforderlich werde, wenn das eigene Empfinden Impulse auslöse, die nicht mit den Anforderungen und der pflegerischen Haltung und Fürsorge übereinstimmen würden.[71] Ethische Fallbesprechungen oder Supervisionen können einen unterstützenden Gesprächsraum darstellen, wenn dort gefühlsbedingte Konflikte hinterfragt und beleuchtet würden. Neben formalen Gesprächsräumen können auch informelle Gespräche Entlastung im Umgang mit Gefühlen wie dem Ekel schaffen. Auf die Bedeutung formaler und nicht formaler Gesprächsräume wird in den folgenden Unterkapiteln eingegangen. Zudem wird in diesem Zusammenhang der Frage nachgespürt, *wie* diese Räume gestaltet und zum integralen Bestandteil palliativer Praxis werden können.

---

68 Stähli 2004: 82.
69 Becker et al. 2019: 73.
70 In der Literatur wird teilweise zwischen Gefühlsarbeit und Emotionsarbeit unterschieden. Im Kontext der vorliegenden Untersuchung schließt Gefühlsarbeit sowohl die Auseinandersetzung mit den Patient*innen als auch die eigene persönliche Reflexion der Pflegenden ein.
71 Dazu meint auch der Soziologe Badura: „Interaktionsstress liegt [...] immer dann vor, wenn ein Widerspruch besteht zwischen tatsächlichen negativen Gefühlen zwischen Alter Ego (z. B. Angst, Feindseligkeit, Scham- oder Schuldgefühl) und erwarteten, beruflich erzwungenen bzw. zwingend gebotenen Leistungen emotionaler Zuwendung und sozialer Anerkennung und wenn dieser Widerspruch als das eigene Gefühls- und Interaktionsvermögen beeinträchtigend erlebt wird“ (Badura 1990: 320).

5.1 Informelle Reflexionsräume Palliativer Praxis

Der nicht formale Austausch zwischen Kolleg*innen wurde von den Teilnehmerinnen als wichtig eingestuft. Insbesondere vor dem Hintergrund der Teamarbeit,[72] welche charakteristisch für die gesamte Pflegepraxis steht und im Setting der Palliative Care durch die multiprofessionelle Zusammenarbeit noch stärker zum Tragen kommt, sind Absprachen untereinander von besonderer Relevanz. In Anbetracht des Ekels wurde dies unterstrichen, da jede*r sich anders ekelt und die gegenseitige Unterstützung deshalb besonders wichtig ist.[73]

> Sarah: [...] Ich weiß zum Beispiel, dass Tanja manche Patienten nicht nehmen kann und sie sagt das. Ich kann nicht mit dem, sagt sie dann. Mach du mal. Das sagt sie auch. Find ich normal. Und ich find gut, dass sie das sagen kann. Und von daher...ist das jetzt nicht so... Kann ich den Schnodder eben nicht ab! Aber andere Sachen kann sie dann nicht ab. Das ist ganz unterschiedlich find ich. Was jeder so aushalten kann und was nicht. Glaube ich. Ich glaub nicht, dass es Krankenschwestern gibt, die alles aushalten können und nichts... [Pause] das glaub ich einfach nicht. Kann ich mir nicht vorstellen. Aber normalerweise spricht man ja tatsächlich nicht so drüber. Wir sprechen [jetzt] drüber, oder ich hab auch schon zu anderen gesagt, oh das find ich jetzt aber echt eklig. [Aber] ich mein, ich mach das dann ja [oft trotzdem]. Du gehst da dann rein und lächelst, aber ich find's halt eklig - dat dann...das geht mir schon so.[74]

Während in diesem Transkriptauszug noch einmal deutlich wird, wie schwer es Pflegenden fällt, über Ekel zu sprechen, kommt gleichzeitig auch zum Ausdruck, dass die gegenseitige Unterstützung erst durch die Abstimmung, das ‚darüber Sprechen', möglich wird. Erfolgen informelle Gespräche, können diese oft zeitnahe Entlastung mit sich bringen. Sie setzen neben einer vertrauensvollen Beziehung aber auch voraus, dass Zeit und ein ruhiger Rückzugsort vorhanden sind. Eine weitere Teilnehmerin erzählte davon, welche Bedeutung für sie die Gespräche in kleinen Pausen mit Kolleg*innen haben.

> Marie: Ja wegen der emotionalen Belastung, und dass man sich besser reflektieren kann mit Kollegen auf dem Balkon, dass man da für sich

---

72 Vgl. hierzu auch Kapitel 4.
73 Kaiser 2017: 59.
74 Ebd.; Transkriptmaterial/Anlagenband: 64ff.

auch sein kann. Durchpusten kann, dass das so ein Gemeinschaftsgefühl auch ist.

Jetzt wo wir nicht mehr miteinander rauchen [dürfen], ist das ja auch so, dass die Übergabe…dass ich vor der Übergabe und nach der Übergabe allein mit mir nur noch rauche, ganz traurig… Und gar keinen mehr habe um die Dienste zu reflektieren.[75]

Während auf der einen Seite der Wunsch nach informellen Gesprächsräumen deutlich gemacht wird, zeigt sich auf der anderen Seite, wie schwer es ist, diese im Praxisalltag zu finden. Deutlich wird zudem, dass das Bewusstsein für den Wert nicht formaler Gesprächsräume gestärkt werden muss. Ferner ergibt sich daraus die Aufgabe für die Pflegepraxis, diese Gesprächsräume in den Alltag zu integrieren und Rückzugsmöglichkeiten zu schaffen. Etwas leichter könnte es möglicherweise sein, formale Gesprächsräume strukturell zu verankern.[76]

5.2 Formale Reflexionsräume Palliativer Praxis

Formale Gesprächsräume, die sich in der palliativen Praxis wiederfinden, sind beispielsweise Supervisionen oder (ethische) Fallbesprechungen. Die Auseinandersetzung mit Gefühlen wie dem Ekel können und sollten, wie die Befunde dieses Aufsatzes unterstreichen, auch in diesen formalen Gesprächsräumen platziert werden. Es gilt zum einen Gefühle im persönlichen Zusammenhang zu reflektieren, aber zum anderen eben auch den damit einhergehenden ethisch-moralischen Fragen, beispielsweise in ethischen Fallbesprechungen, Aufmerksamkeit zu schenken. Denn innerhalb dieser können Ängste und Probleme Pflegender ebenso zum Gesprächsthema werden, wie Konflikte, die sie mit Patient*innen und Angehörigen austragen. Allerdings sieht, wie auch Hans Schottky feststellt, die Realität derzeit größtenteils anders aus und Probleme beim Essen und Trinken am Lebensende nehmen wohl am meisten Raum in den Fallbesprechungen ein.[77] Unter den situationsbezogenen und mitarbeiterbezogenen Gründen, die Margit Gratz und Traugott Roser als Besprechungsindikation aufführen,[78] bleibt die Thematisierung konfliktreicher Gefühle ebenso unbedacht, wie in der überwiegenden einschlägigen Literatur.

---

75 Ebd.
76 Riedel 2018: 121ff.
77 Schottky 2010: 6.
78 Gratz/Roser 2019.

Die untersuchten Gespräche heben ferner die Relevanz der Platzierung konfliktreicher Gefühle innerhalb einer (ethischen) Fallbesprechung hervor. Denn es wurde deutlich, dass dort manche ‚Fälle' von den Teilnehmerinnen immer wieder zur Sprache gebracht werden, die Pflegenden ähnliche Gefühle teilen und die Gefühle und Erfahrungen vor allem im ‚Gedächtnis bleiben'. Das heißt: palliative oder ethische Fallbesprechungen können und müssen auch genutzt werden, um intensive Gefühle reflektieren zu können. Die Stärke der interprofessionellen Auseinandersetzung sollte in der Transparenz, der steigenden Nachvollziehbarkeit und der gemeinsamen Suche nach Entlastungs- und Unterstützungsmöglichkeiten liegen.

Während die Fallbesprechung folglich den Raum für die multiperspektivische Beratung schafft, kann die Supervision einen Gesprächsraum eröffnen, der die persönlichen Bedürfnisse und Perspektiven der Pflegenden in einem geschützten und intimen Rahmen in den Fokus rückt.[79] Dies wird gerade vor dem Hintergrund der potentiellen Verdrängung und Überforderung mit aufkommenden Ekelgefühlen relevant.[80] Die Bewältigung der diffusen Gefühle kann durch die persönliche Reflexion als auch die Reflexion der Wechselwirkungen zwischen allen Beteiligten,[81] die sich im Interaktionsraum bewegen, gelingen. Je nachdem, welche Konflikte und Bedürfnisse im Vordergrund stehen, können Supervisionen im Team, als Gruppe oder für Einzelpersonen stattfinden.[82]

Dabei ist neben der situativ angemessenen Ausgestaltung der Reflexionsräume die sensible Erfassung von Gefühlen und Konflikten zentral. Die Nachvollziehbarkeit von pflegerischen Entscheidungen und Handlungen ist sowohl Merkmal als auch Bedingung professioneller palliativer Fürsorge. Denn die professionelle pflegerische Interaktion setzt voraus, dass Pflegende keine moralischen Belastungen mit sich tragen und Konflikte in reflexiven Räumen bearbeitet werden können.[83]

---

79 Stähli 2004.
80 Muggleton et al. 2015; Krey 2011.
81 Becker et al. 2019; Deutsche Gesellschaft für Palliativmedizin e.V. (DGP) et al. 2009.
82 Deutsche Gesellschaft für Palliativmedizin e.V. (DGP) et al. 2009.
83 Riedel 2018: 122.

6. Fazit

Die Untersuchung der Erfahrungen der Pflegenden ermöglichte es, ein konkretes Verständnis zum Umgang mit Gefühlen des Ekels in der palliativen Pflegepraxis zu entwickeln und Aufschluss über die Interaktionsdynamiken, die mit der Begleitung von Sterbenden einhergehen, zu gewinnen. Gerade die Methode der *Narrative Inquiry* erlaubte es, Erfahrungswissen zu explizieren und die verborgenen Anteile der Palliative-Care-Alltagspraxis zu beforschen. Die gelebten Gefühle des Ekels an Erfahrungen zu knüpfen, schaffte die Möglichkeit, rationales Wissen mit irrationalem, emotionalem Wissen zu vereinen.

Das Bewahren des Ekels in der Stille hebt die komplexe Beziehungsarbeit der Pflegenden hervor, die die Bezogenheit zu den Sterbenden im Zentrum der Fürsorge verstehen. Zudem übernehmen die Pflegenden im Interaktionsraum Verantwortung gegenüber den Angehörigen, aber auch den Kolleg*innen und dem multiprofessionellen Team. Die Zuwendung und Bezogenheit geht, so zeigt sich in den Erfahrungen der Teilnehmerinnen, jedoch auch mit Grenzen und Schutzmechanismen einher, die im impliziten praktischen Wissen verankert liegen und in der Untersuchung expliziert werden konnten. Folglich werden neben der Zusammenarbeit mit Kolleg*innen und dem Bewältigen einer ekelerregenden Situation im aktiven Pflegehandeln, die Reflexionsräume als eine zentrale Unterstützung und Entlastung erlebt. Während diese zum einen die Funktion des Rückzugs aus dem dichten Interaktionsraum haben, ermöglichen sie darüber hinaus, die erlebten Gefühle zu verbalisieren und zu teilen. Die Signifikanz von Reflexionsräumen ist Produkt des methodischen Vorgehens und hebt in der Konsequenz die Bedeutung der Integration von Reflexionsräumen in der palliativen Praxis hervor, weil sie den professionellen Umgang mit Gefühlen wie dem Ekel unterstützen und den individuellen Erfahrungen Bedeutung beimessen, ohne die die Fürsorge am Lebensende nicht auskommt.

Reflexionsräume in der palliativen Praxis auszugestalten heißt, sie in die Routinen des Alltagsgeschehens einzubeziehen und möglichst vielschichtig – sowohl in Form formaler als auch informeller Gesprächsräume – zu verankern. Neben Rückzugsmöglichkeiten gelten teambildende Fort- und Weiterbildungsmöglichkeiten als unterstützend, da das tragende Element gelingender Reflexion eine vertrauensvolle Beziehung innerhalb des multiprofessionellen Teams ist. Diese vertrauensvolle Beziehung in den Reflexionsräumen auszugestalten, kann dann zum befruchtenden Element des Interaktionsraums und der Fürsorge Sterbender werden.

Die gegenwärtige Rationalität des Lebensendes setzt Reflexionsräume in einen subjektbezogenen Kontext und rückt die betroffenen Menschen in den Mittelpunkt. Die Menschen, die palliativ umsorgt werden oder Palliative Care leisten, nicht aus dem Blick zu verlieren, kann in der Pflegewissenschaft durch partizipativ ausgerichtete Forschungsmethoden gelingen. Auf diese Weise kann die Praxis in die Forschung aktiv eingebunden werden und das gemeinsame Ziel einer gelingenden palliativen Praxis ausgehandelt werden. Mit der Auswahl kreativer methodischer Zugänge wie der *Narrative Inquiry* können zudem gesellschaftskritischen Begriffen wie der ‚Institutionalisierung' oder ‚Mechanisierung' wichtige Impulse entgegengesetzt werden. Denn gerade im institutionellen Kontext zählen das Engagement und die Initiative der Menschen, die im interaktiven Gefüge das Lebensende der Menschen mitgestalten.

7. Literatur

Asamoah Ampofo, E (2018): A Narrative Inquiry into Ghanaian Midwives' Experiences of Caring for Women during Labour. Doctor Thesis of Philosophy. Edmonton: University of Alberta.

Badura, B (1990): Interaktionsstress - Zum Problem der Gefühlsregulierung in der modernen Gesellschaft. In: Zeitschrift für Soziologie, 19: 5, 317-328.

Baumann, M/Kohlen, H (2018): „Zeit des Bezogenseins" als Merkmal einer sorgeethisch begründeten palliativen Praxis. In: Bergemann, L/Hack, C/Frewer, A (Hg.): Entschleunigung als Therapie. Zeit für Achtsamkeit in der Medizin. Würzburg: Könighausen & Neumann. 95-119.

Becker, D/Schwermann, M/Carlen, F (2019): Intuition und Wahrnehmung als Grundlage in der palliativen Pflege – das Konzept der leiblichen Phänomenologie in Praxis und Bildung. In: Zeitschrift für Palliativmedizin, 20: 3, 73-78.

Butler-Kisber, L (2002): Artful Portrayals in Qualitative Inquiry: The Road to Found Poetry and Beyond. In: The Alberta Journal of Educational Research, 3, 229–239.

Clandinin, DJ/Caine, V/Lessard, S (2018): The Relational Ethics of Narrative Inquiry. New York, NY: Routledge.

Clandinin, DJ/ Caine, V (2013): Narrative Inquiry. In: Trainor, AA/Graue, E (Hg.): Reviewing qualitative research in the social sciences. New York, NY: Routledge. 166-179.

Clandinin, DJ (Hrg)/Rosiek, J (2007): Mapping a Landscape of Narrative Inquiry: Borderland Spaces and Tentions. In: Handbook of Narrative Inquiry. Mapping a Methodology. Thousand Oaks, CA: Sage Publication. 35-75.

Clandinin, DJ/Connelly, M (2004): Knowledge, Narrative and Self-Study. In: Loughran JJ/Hamilton ML/LaBoskey VK/Russell T (Hg.): International Handbook of Self-Study of Teaching and Teacher Education Practices. Dordrecht: Springer Verlag.

Clandinin, J (2006): Narrative Inquiry: a methodology for studying lived experience. In: Research Studies in Music Education, 27, 44–54.

Connelly, FM/Clandinin, DJ (1990): Stories of Experience and Narrative Inquiry. In: Educational Researcher, 5, 2–14.

Demmerling, C/ Landweer, H (2007): Philosophie der Gefühle: Von Achtung bis Zorn. Stuttgart: Metzlerverlag.

Dewey, J (1938): Experience and education. New York, NY: Collier Books.

Deutsche Gesellschaft für Palliativmedizin e.V. (DGP)/ Deutscher Hospiz- und Palliativ-Verband e.v. (DHPV)/ Deutsche Gesellschaft für Supervision e.V. (DGSv) (2009): Supervision – ein Beitrag zur Qualitätsentwicklung in den Arbeitsfeldern Hospiz und Palliative Care. Eine Empfehlung der Deutschen Gesellschaft für Palliativmedizin e.V. (DGP) und des Deutschen Hospiz- und PalliativVerband e.v. (DHPV) mit freundlicher Unterstützung der Deutschen Gesellschaft für Supervision e.V. (DGSv), URL: https://www.dgpalliativmedizin.de/images/stories/pdf/downloads/VS%20091127%20Anlage%2012.2%20AK%20Supervision%20Empfehlung%20Qualitaetsentwicklung.doc, 11.12.2019.

Dongen, E van (1999): It isn't Something to Yodel about, but it Exists! Faeces, Nurses, Social Relations and Status within a Mental Hospital. In: Aging & Mental Health, 5: 3, 205–215.

Elias, N (1976): Über den Prozess der Zivilisation. Soziogenetische und psychogenetische Untersuchungen. Frankfurt a. M.: Suhrkamp Verlag.

Gratz, M/Roser, T (2019): Palliative Fallbesprechung. In: Zeitschrift für Palliativmedizin, 5: 20, 235-240.

Heijst, A van (2011): Professional Loving Care: An Ethical View of the Healthcare Sector. Leuven: Peters.

Holmes, D/Perron, A/O'Byrne, P (2006): Understanding Disgust in Nursing: Abjection, Self, and the Other. In: Research and Theory for Nursing Practice, 20: 4, 305–315.

Izard, CE (1981): Die Emotionen des Menschen. Eine Einführung in die Grundlagen der Emotionspsychologie. Weinheim: Beltz Verlag.

Johnson, JL (1991): Nursing Science: Basic, Applied, or Practical? Implications for the Art of Nursing. In: Advanced Nursing Science, 14: 1, 7-16.

Kaiser, M (2017): Einsichten in den Ekel: Eine Narrative Inquiry zu den Erfahrungen von Palliative Care Pflegenden. Masterarbeit. Vallendar: Philosophisch-Theologische Hochschule Vallendar.

Kaiser, M/Kohlen, H/ Caine, V (2019): Explorations of Disgust: A Narrative Inquiry into the Experiences of Nurses Working in Palliative Care. In: Nursing Inquiry. 1-7.

Kolnai, A (2008): Ekel, Hochmut, Haß. Zur Phänomenologie feindlicher Gefühle, 2. Auflage. Frankfurt a. M.: Suhrkamp Verlag.

Krause, R (1988): Eine Taxonomie der Affekte. In: Psychoter Psychosom Med Pschol, 38, 77-86.

Krey, H (2011): Ist Ekel in der Pflegearbeit wirklich okay?. In: Psychologie und Gesellschaftskritik, 35:1, 87-108.

Lawton, J (1998): Contemporary Hospice Care: The Sequestration of the Bnbounded Body and 'Dirty Dying'. In: Sociology of Health & Illness, 20: 2, 121–143.

Lupton, D (2014): The Pedagogy of Disgust: The Ethical, Moral and Political Implications of Using Disgust in Public Health Campaigns. In: Critical Public Health, 25: 1, 1-10.

Muggleton, J/Guy, H/Howard, R (2015): Breaking the Taboo: An Interpretative Phenomenological Analysis of Healthcare Professionals' Experience of Caring for Palliative Patients with Disgusting Symptoms. In: BMJ supportive & palliative care, 5: 2,189–195.

Pfeffer, C (2005). "Hier wird immer noch besser gestorben als woanders": Eine Ethnographie stationärer Hospizarbeit. Bern: Huber Verlag.

Pleschberger, S (2006): Die historische Entwicklung von Hospizarbeit und Palliative Care. In: Knipping C (Hg.): Lehrbuch Palliative Care. Bern: Hans Huber. 24–29.

Riedel, A (2018): Ethikberatung und ethische Kompetenz in der Altenpflege mit Blick auf das Sterben. In: Lilie, U/Beer, W/Dorste, E/Giebel, A (Hg.): Würde und Selbstbestimmung sichern. Esslingen: Hospizverlag. 120-153.

Roth, G (2001): Fühlen, Denken, Handeln. Die neurobiologischen Grundlagen des menschlichen Handelns. Frankfurt a. M.: Suhrkamp Verlag.

Schottky, H (2010): Ethische Fallbesprechungen – eine Methode zum Umgang mit Konflikten im Gesundheitsbereich und in der Altenhilfe. In: Die Hospiz-Zeitschrift, 45: 3, 4-7.

Stähli, A (2004): Umgang mit Emotionen in der Palliativpflege. Ein Leitfaden. Stuttgart: Kohlhammer Verlag.

Winter, S/Matzawrakos, A (2009): Ekel in der Pflege. Auswertung eines Fragebogens. In: Psychotherapie im Alter. 6:3, 353-362.

Zettl, S (2019): „Einfach nur ekelhaft!". Zum Umgang mit einem schwer erträglichen Gefühl. In: Zeitschrift für Palliativmedizin, 20:3, 119-123.

Who cares?
Rationalitäten der spezialisierten ambulanten Palliativversorgung am Beispiel Zeit

Sabine H. Krauss

Inhaltsübersicht

1. Einleitung: Spezialisierte ambulante Palliativversorgung (SAPV) in Deutschland

Alle Versicherten der gesetzlichen Krankenversicherung haben in Deutschland seit 2007 unter bestimmten Bedingungen Anspruch auf spezialisierte ambulante Palliativversorgung.[1] Voraussetzung für eine solche Versorgung ist laut der Richtlinie des Gemeinsamen Bundesausschusses zur Verordnung von spezialisierter ambulanter Palliativversorgung (SAPV-RL), dass ein „Bedarf nach einer besonders aufwändigen Versorgung besteht"[2], zum Beispiel durch besonders hohe Schmerzen oder Atemnot, aber auch Bedarf für psychosoziale Unterstützung, also eine insgesamt besonders schwierige Symptomlage.

Mit der SAPV wurde ein neuer Anspruch auf Leistungen geschaffen, der sowohl eine Erweiterung der palliativen Versorgungsmöglichkeiten darstellt, als auch im Zusammenhang mit Kosteneinsparungen steht, denn die SAPV entspricht dem Prinzip „ambulant vor stationär"[3]. So ist ein immer wiederkehrendes Motiv für die Verordnung von SAPV die Vermeidung von Krankenhauseinweisungen und -aufenthalten[4]. Neben den Kosten ist dabei auch eine Verbesserung der Versorgung von Schwerstkranken und Sterbenden im Blick, denn viele von ihnen möchten in ihrer gewohnten Umgebung versorgt werden[5]. Schon seit den 1970ern befasst sich die Gesundheitspolitik in Deutschland mit den steigenden Kosten und in den 1990ern erfolgte ein grundlegender Umbruch: Kosten sollen seitdem über markt- und wettbewerbsförmige Strukturen gesenkt werden, die auch für Patient_innen[6] vorteilhaft sein sollen – unter anderem durch eine höhere Qualität der Leistungen.[7] In einem Gutachten für das Zentralinstitut für die kassenärztliche Versorgung in Deutschland (Zi) wird daher explizit von einem „Einklang" zwischen Patientenwünschen und dem Wirtschaftlichkeitsgebot gesprochen, der mit dem Grundsatz „ambulant vor stationär" des SGB V geschaffen werde.[8]

Bereits anhand dieser kurzen Ausführung wird deutlich, in welchem Spannungsfeld sich die SAPV befindet, sie ist gleichzeitig sowohl ein *Mehr* an Versorgung als auch ein *Weniger*, denn im Vergleich zu Krankenhaus-

---

1 Vgl. z. B. Stadelbacher et al. 2015: 8. An dieser Stelle ein herzliches Dankeschön an alle, die mich mit hilfreichen Anmerkungen und ihrer Kritik bei der Erstellung des Beitrags unterstützt haben.
2 Gemeinsamer Bundesausschuss 2010, § 4 S. 1.
3 SGB V (2019) § 39 Abs. 1 S. 2; für Sozialhilfeempfänger_innen auch SGB XII (2019) § 13 Abs. 1 S. 2.
4 Vgl. z. B. Schneider et al. 2015: 11.
5 Nagel et al. 2017: 10.
6 Im Beitrag wird eine nicht-sexistische Sprachverwendung durch die Form eines Unterstrichs signalisiert, eine Ausnahme bilden direkte Zitate.
7 Vgl. Wendt 2009: 97-100; Manzei et al. 2014; Gerlinger 2014.
8 Nagel et al. 2017: 10.

aufenthalten sind An- und Zugehörige[9] – sofern vorhanden – an der Versorgung zu Hause mit beteiligt, werden aber darin wiederum von der SAPV unterstützt, denn laut der Richtlinie ist die „Beratung, Anleitung und Begleitung"[10] der Angehörigen ein Bestandteil der Leistungen innerhalb der SAPV. Die SAPV-RL benennt außerdem als Ziel, dass die „individuellen Bedürfnisse und Wünsche der Patientin oder des Patienten sowie die Belange ihrer oder seiner vertrauten Personen [...] im Mittelpunkt der Versorgung"[11] stehen. SAPV adressiert somit eine *unit of care* aus Patient_innen und ihren Angehörigen, diese sind für die ambulante Palliativversorgung jedoch zugleich auch „zentrale Akteure im Versorgungsnetzwerk"[12]. Die Grenzen zwischen der Sichtweise auf Angehörige als Versorgende und der Sichtweise, dass diese selbst der Sorge bedürfen, sind dabei fließend.[13] Es kommen also widersprüchliche Logiken in den Blick, die das Gesundheitssystem prägen und auch für die SAPV von Bedeutung sind.

Der Beitrag nimmt Bezug auf das Rahmenthema dieses Bandes, indem er die SAPV unter dem Blickwinkel von *Rationalitäten* analysiert. Forschungsleitend sind die beiden Fragen, was Rationalität in Bezug auf die SAPV bedeuten kann und wie die Praxis der SAPV unter dem Blickwinkel der Rationalität gedeutet und verstanden werden kann. Der Aspekt *Zeit* wird fokussiert, weil er sich im empirischen Material sowohl für die Praxis der SAPV als wesentlich erweist als auch eine große Bandbreite an Einstellungen und Deutungen dazu im Material sichtbar ist. Dabei stellt sich für das Verstehen der Darstellungen von SAPV-Mitarbeiter_innen zum Thema Zeit die Verortung der SAPV als Teil der Gesundheitsversorgung als bedeutsam heraus. Der Beitrag geht daher einerseits für die Makroebene auf das Gesundheitssystem als wichtiger Kontext der SAPV ein, andererseits werden für die Meso- und Mikroebene am Beispiel *Zeit* die unterschiedlichen Rationalitäten aufgezeigt, die in der Praxis der SAPV eine Rolle spielen.

Der Beitrag gliedert sich in zwei Teile. Im ersten Teil (Kapitel 2) werden die Rahmenbedingungen der deutschen Gesundheitsversorgung ausgelotet und dabei in drei Unterkapiteln verschiedene Perspektiven auf die SAPV als Teil des Gesundheitswesens eingenommen. Zunächst wird dafür der

---

9 Im Folgenden werden die Begriffe „An- und Zugehörige" und „Angehörige" synonym verwendet.

10 Gemeinsamer Bundesausschuss 2010, § 5 Abs. 1 S. 2 und Abs. 3.

11 Ebd., § 1, Abs. 5, S. 1.

12 Schwabe et al. 2017: 90.

13 So lassen sich z. B. Schwabe et al. 2017; Mühlensiepen et al. 2019; Kreyer/Pleschberger 2018 und Menzel-Begemann et al. 2015: 111 interpretieren.

Begriff der Rationalität definiert und seine inhaltliche Uneindeutigkeit in Bezug auf den Wohlfahrtsstaat aufgezeigt. Danach werden für das Feld der Palliativversorgung relevante Orientierungsmuster dargestellt und anschließend in Zusammenhang mit den forschungsorientierten Fachbegriffen *Dienstleistung* und *Care* gebracht. Mit diesem ersten Teil wird auch die Verortung des Beitrags verdeutlicht. Im zweiten Teil (Kapitel 3) werden die Ergebnisse einer Sekundärauswertung von Interviews vorgestellt, die im Rahmen eines an der Universität Augsburg durchgeführten Projekts erhoben wurden und die ein breites Spektrum an Umgangsweisen mit der *Zeit* zeigen.

2. Die SAPV als Teil der Gesundheitsversorgung

2.1 Rationalitäten und der Wohlfahrtsstaat

Max Weber unterscheidet zwischen zwei Idealtypen des Handelns, die er explizit als *rational* bezeichnet: das zweckrationale und das wertrationale Handeln. Beim zweckrationalen Handeln soll ein bestimmtes Ziel erreicht werden, und zwar mit gezielt gewählten Mitteln und unter Abwägung z. B. von Nebenfolgen.[14] Dieses Handeln kann als Nutzenmaximierung bezeichnet werden.[15] Wertrationales Handeln dagegen stellt die Art der Handlung selbst in den Mittelpunkt, ohne auf die Folgen oder den Erfolg zu zielen, leitend sind dabei eigene Überzeugungen dessen, was geboten oder gefordert ist, z. B. Pflicht, Würde oder Pietät. Damit macht Weber deutlich, dass es idealtypisch verschiedene *Rationalitäten* gibt. Weitere Idealtypen des Handelns nach Weber sind außerdem das affektuelle und das traditionale Handeln.[16] Die SAPV-RL folgt primär einer zweckrationalen Logik: „Die Leistungen müssen ausreichend und zweckmäßig sein, dürfen das Maß des Notwendigen nicht überschreiten und sind wirtschaftlich zu erbringen."[17]

Rationalitätskriterien sind nach Claus Wendt[18] allerdings nicht allgemein gültig. Sie spielen zwar eine zentrale Rolle für die Bildung einer Institution, z. B. für die Gesundheitsversorgung, gleichzeitig ist es dafür je-

---

14 Weber 1922: 12-13.
15 Vgl. Etzrodt 2006: 262.
16 Weber 1922: 12-13.
17 Gemeinsamer Bundesausschuss 2010, § 5 Abs. 2 S. 4.
18 Wendt 2009: 30-33.

doch nötig, spezifische Kriterien zu institutionalisieren, „die den Grad und die Richtung der Rationalität festlegen."[19] So gibt es zum Beispiel verschiedene wohlfahrtsstaatliche Prinzipien, um zu bestimmen, wer Hilfe erhält. Angelehnt an den deutschen Soziologen M. Rainer Lepsius unterscheidet Wendt zwischen den drei unterschiedlichen Prinzipien der Fürsorge, Versicherung und Versorgung. Das Fürsorgeprinzip ist dadurch geprägt, dass die Bedürftigkeit geprüft wird, es zielt auf besonders arme oder beeinträchtigte Personen, die nicht selbst für sich sorgen oder vorsorgen können. Das Versicherungsprinzip funktioniert über eine spezifisch definierte Zugehörigkeit zu einer Solidargemeinschaft, z. B. zu bestimmten Erwerbstätigen. Das Versorgungsprinzip sieht Solidarität innerhalb einer größeren Gruppe, üblicherweise der Wohnbevölkerung eines Staates vor, der verantwortliche Staat gibt die Ziele vor.[20]

Für Deutschland als konservativem Wohlfahrtsstaat bleibt allerdings die Familie hauptverantwortlich für die Sorge der Hilfsbedürftigen, obwohl die zugrunde liegenden Prämissen des konservativen Wohlfahrtsstaates häufig nicht (mehr) gegeben sind.[21] Denn aus dem sozialen Wandel, insbesondere dem Wandel der Familienstrukturen und der Zunahme der Erwerbstätigkeit von Frauen bei gleichbleibender Erwerbstätigkeit der Männer, ergeben sich für Deutschland in den letzten Jahren neue Herausforderungen in Bezug auf Pflege- und Sorgetätigkeiten, also die Tätigkeiten, für die heute der Begriff *Care* gebräuchlich ist. Eva Senghaas-Knobloch[22] beschreibt zwei grundsätzliche Herangehensweisen, wie Wohlfahrtsstaaten diesem sozialen Wandel begegnen können. Entweder, indem soziale Ungleichheit akzeptiert wird und Care an unterbezahlte, oft durch Migration zusätzlich benachteiligte Frauen ausgelagert wird („Low-Road", z. B. in den USA), oder indem gut bezahlte Arbeitsplätze mit hohem qualitativen Anspruch an die Dienstleistungsarbeit geschaffen werden („High-Road", z. B. Skandinavien). Deutschland befindet sich aktuell in einer Position dazwischen, denn während die Pflege alter Menschen zu Hause weiterhin zu einem großen Teil unbezahlt von vorwiegend weiblichen Angehörigen geleistet wird[23], steigt einerseits der Anteil an Haushalten, die unterbezahlte Pflegekräfte vorwiegend aus Osteuropa beschäftigen[24], andererseits zeigt

---

19 Ebd.: 32.
20 Ebd.: 51-60.
21 Vgl. z. B. Lutz/Palenga-Möllenbeck 2010: 146-147. Die Typisierung von Wohlfahrtsstaaten geht auf Esping-Andersen (1990) zurück.
22 Senghaas-Knobloch 2008: 125-126.
23 Vgl. z. B. Kohlen 2018: 254-255.
24 Lutz/Palenga-Möllenbeck 2010: 143.

das Beispiel SAPV, dass hier eine Versorgungsform mit hoch qualifizierten Beschäftigten geschaffen wurde.

2.2 *Sterben und der Wandel im Gesundheitssystem*

Das Sterben wurde innerhalb des Gesundheitssystems lange vernachlässigt, weil bei sterbenden Menschen kurative medizinische Maßnahmen keinen Sinn mehr machen.[25] Sterben ist eine besondere Situation, und zwar nicht nur für jeweils Betroffene, sondern auch für ihre Umgebung. Ein Aspekt ist die schwierige Definition der Situation, sobald sich der oder die Sterbende nicht mehr äußern kann. Nach Werner Schneider ist der Sterbeprozess aus Sicht des Sterbenden „nur solange methodisch-systematisch rekonstruierbar, wie interagiert und kommuniziert werden kann."[26] Auch wenn Schneider mit dieser Feststellung insbesondere die Schwierigkeit verdeutlicht, zu diesem Thema sozialwissenschaftlich zu forschen, bezieht er diesen Befund explizit auf alle (Weiter-)Lebenden. Auch mit einem durch eigene Lebenserfahrung gewonnenen Wissen sei in dieser Situation kein besseres Verstehen möglich, da Sterben einen Endpunkt darstelle – niemand habe es persönlich erfahren. Für den praktischen Umgang der Gesellschaftsmitglieder mit solchen Unsicherheiten, also unter anderem für die Versorgung Sterbender, stellt die Institutionalisierung eine Lösung dar. Institutionen verringern Komplexität und erhöhen daher Deutungs- und Handlungssicherheit. Beispiele hierfür sind u. a. die Palliativstation, das Sterben im Altenheim und das Sterben zu Hause mit Unterstützung durch die spezialisierte ambulante Palliativversorgung – aber auch das stationäre Hospiz.[27] Der soziologische Begriff der Institution und Institutionalisierung ist damit ein anderer als derjenige, der mit der Kritik an der Institutionalisierung gemeint ist, die von einem Teil der Hospizbewegung geäußert wird, welche die SAPV als Schritt hin zur *Institutionalisierung* ihrer Idee sieht und damit als eine problematische Entwicklung hin zur Professionalisierung, Ökonomisierung und Einbettung in rechtliche Rahmenbedingungen. Die Hospizbewegung entstand als Gegenentwurf zum rein medizinisch-pflegerischen Umgang mit Sterbenden und grenzt sich explizit von den im Gesundheitsbereich dominierenden zweckrationalen Ideen ab, ihr Engagement war insbesondere anfangs stark wertrational und religiös

---

25 Vgl. z. B. Kränzle 2006a; Hayek 2006: 9.
26 Schneider 2014: 65.
27 Ebd.: 65-67.

motiviert – und damit auch traditional und affektuell. Die Eingliederung ins Gesundheitssystem ist für die Hospizbewegung daher widersprüchlich, da einer Verbesserung vorhandener Strukturen die Infragestellung wesentlicher Merkmale und Forderungen der Hospizbewegung gegenübersteht, wie z. B. das nicht an ökonomischen Kriterien ausgerichtete Tätigsein.[28] Die Hospizbewegung entstand als Bürgerbewegung, die von Ehrenamtlichen getragen wird und somit als Alternative zu den bestehenden Professionen und Organisationen. Daher gibt es Befürchtungen, Kernaspekte wie z. B. die Kreativität, Kraft und Zeit der in der Sterbebegleitung Engagierten zu verlieren, wenn Bestandteile hospizlichen Handelns in anderen Zusammenhängen, also insbesondere in Institutionen der regulären Gesundheitsversorgung, genutzt werden.[29] Es muss deshalb aus Sicht von Katharina Heimerl und Andreas Heller das Ziel der Palliative Care sein, „Menschenwürde, Autonomie, Subjektorientierung zum Qualitätsmerkmal der Organisationen werden zu lassen"[30], damit nicht nur einzelne Ideen der Hospizbewegung aufgegriffen werden, sondern ein grundlegender Wandel in Organisationen außerhalb der hospizlichen Kontexte erfolgen kann.

Aber auch die bereits seit langem institutionalisierte sowie professionalisierte Medizin und Pflege ist von den Veränderungen des deutschen Gesundheitssystems betroffen. So zeigen sich Veränderungen auf ärztlicher Seite, wenn Ärzt_innen zunehmend eigene Leistungen vermarkten müssen. Werner Vogd sieht darin eine Aufweichung der „bislang tragende[n] Selbstbeschreibung des Gesundheitssystems als ›gemeinwohlorientiert‹"[31]. Damit gehen Befürchtungen einer Deprofessionalisierung einher, denn Merkmale der ärztlichen Profession wie die Selbstverwaltung, fachliche Autonomie und herausgehobene Stellung im Gesundheitssystem sind durch den Fokus auf Kosten bedroht, der Begriff der Dienstleistung wird dabei als Synonym für die nun deprofessionalisierte und vermarktlichte Tätigkeit gebraucht.[32] Ebenso unterliegt die professionalisierte Pflege einem Wandel: Claudia Gather und Lena Schürmann konstatieren als Er-

---

28 Vgl. z. B. Pfeffer 1998: 30-35, 185-197; Fink 2012: 13, 149-176, 238; Reitze-Jehle 2010: 282-283; Bitschnau 2001: 20-21. Zur Institutionalisierung des Sterbens als gesamtgesellschaftliche Entwicklung siehe Schneider 2014: 64-67. Zum Verhältnis von Institutionalisierung, Institution, Organisation und Subjekt siehe auch Böhle et al. 2016: 16-25.
29 Heimerl/Heller 2001: 9-11.
30 Ebd.: 10.
31 Vogd 2018: 66.
32 Vgl. z. B. Klinke/Kadmon 2018, die Herausgeber_innen bzw. auch Autor_innen des Bandes verzichten dabei leider darauf, den Dienstleistungsbegriff zu definieren oder näher zu analysieren.

gebnis ihrer Untersuchung zu Selbständigen in der Pflegebranche, dass Pflegedienste „ihre auf dem Ideal der Vollversorgung basierende Haltung gegenüber den Patienten aufgeben"[33] müssen, die Organisation der Tätigkeiten erfolge „nach Kriterien ihrer ökonomischen Inwertsetzung"[34]. Gleichzeitig bleiben die Bedingungen widersprüchlich, der Gesundheitssektor ist weiterhin ein sehr stark regulierter Markt, bei dem unternehmerisches Handeln begrenzt ist, z. B. durch vorgegebene Gebührenordnungen, die den Prinzipien des Marktes und Wettbewerbs widersprechen.[35]

Fabian Karsch[36] zeigt allerdings auf, dass die Entwicklungen der letzten Jahre nicht so eindeutig zu bestimmen sind: Die Medizin als Feld, das unabhängig von einem Markt existiert, stellt viel eher ein Selbstverständnis und eine handlungsweisende Norm dar, als eine Praxis. Ilona Ostners und Elisabeth Beck-Gernsheims „Analyse des Alltags in der Krankenpflege" aus dem Jahr 1979 verdeutlicht außerdem, dass der Konflikt zwischen einer Kostenorientierung versus „Zeithaben" und „Eingehenkönnen"[37] bereits seit längerem existiert. Sie postulieren außerdem, dass die

> „Spannung zwischen einem Denken in Kosten – Nutzen-Beziehungen und der Tatsache, daß es sich in der Arbeit immer noch um Menschen und menschliche Bedürfnisse handelt, [...] in der Berufsarbeit bereits angelegt [ist]."[38]

Sie kritisieren ganz generell eine berufsförmige Versorgung von Kranken, den Autorinnen geht es dabei auch um die Entwicklung einer Theorie beruflicher Arbeit.[39] Dies zeigt jedoch, dass nicht nur zwischen der Medizin und der Hospizbewegung grundsätzliche Gegensätze betont werden, sondern auch zwischen Pflegekräften und Ärzt_innen bzw. der Medizin sowie den Gesundheitsberufen insgesamt und Marktlogiken.

Auf der einen Seite scheint also ein wettbewerbsorientierter Gesundheitsmarkt zu existieren, der Kund_innen Dienstleistungen anbietet und zu Kosteneinsparungen führen soll, auf der anderen Seite gibt es das (im Schwinden begriffene) ‚Gute', das sich durch Abwesenheit eigennützigen Handelns auszeichnet. So sieht sich sogar selbst die Hospizbewegung trotz ihres großen Erfolges als gefährdet an, wie oben ausgeführt. Dieses ‚Gute'

---

33 Gather/Schürmann 2013: 226.
34 Ebd.
35 Vgl. z. B. Gather/Schürmann 2013.
36 Karsch 2015.
37 Ostner/Beck-Gernsheim 1979: 7.
38 Ebd.
39 Ebd.: 7-8.

kann mit dem Begriff *Care* umschrieben werden, denn Care wird vielfach als Tätigkeit dargestellt, die eigenen Gesetzmäßigkeiten unterliegt, insbesondere, dass sie sich nicht „der instrumentell-strategischen wirtschaftlichen Rationalität [...] unterordnen lässt"[40]; der instrumentellen Rationalität steht die Fürsorgerationalität gegenüber[41]. *Dienstleistung* und *Care* werden also zu einem (zunächst) widersprüchlichen Begriffspaar und scheinen für eine grundlegend gegensätzliche Rationalität zu stehen.

2.3 Dienstleistung versus Care?

Der Begriff *Care* ist eng verbunden mit unbezahlter häuslicher Arbeit, die aus ‚Liebe' gemacht werden soll. Beispiele dafür sind die Pflege von Kindern und älteren Menschen, die weiterhin meist von Frauen innerhalb von Familien (Müttern, Ehefrauen, Töchtern, Schwiegertöchtern) geleistet wird.[42] Ein großer Wert des – in der Zwischenzeit auch in Deutschland etablierten – Care-Begriffes besteht somit darin, dass mit ihm die oft unbezahlte und unsichtbare, überwiegend von Frauen geleistete Arbeit in Haushalten ins Blickfeld unterschiedlicher Forschungsdisziplinen kommt.[43] Dennoch steht der Begriff *Care* für die Überwindung der Dichotomien von privat und öffentlich, von unbezahlt und bezahlt sowie von nicht-professioneller und professioneller Arbeit. Das kommt auch in Definitionen von *Care* zum Ausdruck. So umfasst Care nach Margit Brückner

> „als Kombination von Wissen, Handeln und Gefühlen [...] den gesamten Bereich der Fürsorge und Pflege, d.h. familialer und institutionalisierter Aufgaben der Gesundheitsversorgung, der Erziehung und der Betreuung in unterschiedlichen Phasen des Lebenszyklus [...] sowie der personenbezogenen Hilfe in besonderen Lebenssituationen"[44].

Außerdem stellt sich mit der, wie man mit einem modernisierungstheoretischen Blick sagen könnte, nachholenden Modernisierung von Frauen und deren zunehmende Berufstätigkeit[45] seit einigen Jahren die Frage der Sorge neu: So wird von einer Krise gesprochen. Dies betrifft nicht nur familiäre, häusliche Arbeit (*Reproduktion*), sondern ebenso die bezahlte Ca-

---

40 Ehrwein Nihan 2013: 99.
41 Senghaas-Knobloch 2008: 232.
42 Ostner 2011; Lutz 2010; Brückner 2009; Duden 2009.
43 Vgl. z. B. Waerness 1984; Tronto 1993; Kohlen 2018.
44 Brückner 2009: 10.
45 Vgl. z. B. Beck 1986; Schneider et al. 2016: 86; dazu auch Coontz 2011.

re-Arbeit, auch weil der Anteil pflegebedürftiger Menschen in Deutschland steigt – in wissenschaftlichen und medialen Debatten werden prekäre Arbeitsbedingungen, Unterversorgung und der Fachkräftemangel als zentrale Probleme benannt.[46] Der Begriff selbst ist dabei durchaus umstritten, insbesondere ob der englische Begriff ‚Care' in der deutschsprachigen Forschung Sinn macht.[47] Außerdem unterscheiden sich die Definitionen deutlich, z. B. in der Frage, ob Selbstsorge und Hausarbeitstätigkeiten mit enthalten sein sollen, oder der Frage, ob Care nur als *Arbeit* gedeutet werden sollte oder weit über eine als Arbeit verstandene Tätigkeit hinausgeht.[48] Wichtig ist jedoch die Betonung der *anderen* Logiken der Tätigkeiten, die unter dem Begriff *Care* erfasst werden können, und damit die deutliche Abgrenzung von reiner Zweckrationalität, wie zum Beispiel Marktlogiken und Kosteneffizienz. Im Gegensatz zur industriellen Produktion von Waren lässt sich Care-Arbeit zudem kaum effizient gestalten.[49] Dies gilt insbesondere für den Umgang mit Zeit.[50] Eindrücklich zeigt sich dies beispielhaft im Widerspruch zwischen Fließbandarbeit und Kinderbetreuung in der wegweisenden empirischen Studie von Regina Becker-Schmidt, Gudrun-Axeli Knapp und Beate Schmidt zu Fabrikarbeiterinnen mit kleinen Kindern: Während der Grundsatz bei der Arbeit in der Fabrik lautet „Du darfst keine Zeit verlieren" gilt bei der Betreuung der Kinder „Du mußt Zeit verlieren können"[51]. Fürsorge ist allerdings eine Tätigkeit „von tendenziell 24 Stunden am Tag"[52], die insbesondere pflegende Angehörige an die Grenze ihrer Möglichkeiten bringt.[53] Allerdings ist auch die häusliche Sphäre nicht (mehr) frei von „betriebswirtschaftlicher Rationalität"[54], denn diese sei durch die Zwänge der Sozialpolitik und Ökonomie auch dort angekommen, insbesondere was das Management der Zeit durch die berufstätigen Frauen betreffe.[55]

Wie oben bereits skizziert, scheint der Dienstleistungsbegriff vor allem zweckrationales Handeln zu umfassen und damit dem Care-Begriff gegenüberzustehen. Der Begriff kann aber anders und differenzierter gesehen

---

46 Vgl. z. B. Winker 2015; Kohlen 2018.
47 Vgl. Haug 2013; Ostner 2011.
48 Vgl. z. B. Ehrwein Nihan 2013: 94; Brückner 2009: 11; Lutz 2009: 61; Ostner 2011: 466.
49 Mader 2013: 26; Wichterich 2013: 69.
50 Senghaas-Knobloch 2008: 226-227; Mader 2013: 26.
51 Becker-Schmidt et al. 1984: 57.
52 Senghaas-Knobloch 2008: 239.
53 Vgl. z. B. Dech 2009: 77.
54 Duden 2009: 17.
55 Duden 2009; dazu auch Kohlen 2018: 266-267.

und verwendet werden. Sozialwissenschaftliche Forschung zu Dienstleistung kann sich einerseits darauf beziehen, unter welchen Rahmenbedingungen sie stattfindet, andererseits darauf, wie sie abläuft. Im Sinn einer Makroanalyse kann man bei der SAPV dann entweder von sozialen Dienstleistungen sprechen oder im Sinn der Analyse auf Mikro- und Mesoebene von personenbezogenen Dienstleistungen. Soziale Dienstleistungen bieten Hilfe für besondere Gruppen bzw. Personen[56] und sie zeichnen sich durch ihre enge Verbindung mit der sozialen Marktwirtschaft aus[57]. Sie werden meist „sozialstaatlich reguliert und finanziert"[58] und unterscheiden sich daher wesentlich von Dienstleistungen im privaten Sektor. Die Marktförmigkeit ist also eingeschränkt, Dienstleistungen dieser Art sind in hohem Maß abhängig von staatlichen Entscheidungen und Einflüssen. Die Forschung zu personenbezogenen Dienstleistungen dagegen stellt die Rolle der Empfänger_innen solcher Leistungen in den Vordergrund und analysiert die spezifische Form der Art und Weise, wie Dienstleistungen zustande kommen. Die Empfänger_innen sind demnach Koproduzent_innen: Sie arbeiten aktiv an der Definition und Gestaltung der Leistung mit.[59] Für die Leistungserbringung ist demnach eine besondere Form der Beziehung und Interaktion notwendig, die kontinuierlich definiert und gestaltet werden muss. Daniel Bieber und Manfred Geiger benennen eine Beziehung im Bereich der Pflege als „Bearbeitungsbeziehung"[60] oder als direkt auf die Person bezogene Dienstleistung[61].

Auch weil in Forschungsarbeiten, die sich explizit im Bereich *Care* verorten, Makroanalysen dominieren und „Mikroanalysen des Sorgegeschehens rar geworden sind"[62], kann daher die Forschung zu Dienstleistungen eine weitere gewinnbringende Perspektive sein. Denn diese Sichtweise auf *Dienstleistungen* eröffnet einen neuen Blick auf das vielfältige Zusammenspiel zwischen einzelnen Akteur_innen und ihrer Eingebundenheit ins und Abhängigkeit vom Gesundheitssystem. Dies ist für die SAPV besonders notwendig, da hier Patient_innen, deren Familien und verschiedene ehrenamtliche und professionelle Akteur_innen zusammenarbeiten müssen. Da Care-Arbeit zeitintensiv sein kann, geht es dabei auch um die Fra-

---

56 Hielscher et al. 2013: 11.
57 Schramm 2007; Hielscher et al. 2013.
58 Hielscher et al. 2013: 12.
59 Bieber/Geiger 2014: 15-16.
60 Ebd., sie beziehen sich dabei auf Fritz Böhle (2006).
61 Bieber/Geiger 2014: 16, mit Bezug auf Wolfgang Dunkel und Margit Weihrich (2010).
62 Ostner 2011: 470.

ge, wem welche Verfügbarkeit über Zeit zugestanden wird, bzw. welche Rolle Zeit bei der Versorgung der Patient_innen und der Unterstützung der An- und Zugehörigen für die Mitarbeiter_innen der SAPV spielen darf. Dies ist insbesondere relevant angesichts der durch die verschiedenen gesellschaftlichen Veränderungen ausgelösten Krise der Care-Arbeit, die sich im Personalmangel und in Zeitknappheit äußert, sowie der Bedeutung von Zeit für die *andere* Rationalität von Care-Arbeit. Zeit ist, wie die folgende empirische Analyse zeigt, ein wichtiger Aspekt in der Begleitung und Versorgung Schwerkranker und Sterbender. Wesentlich ist dabei, dass die Haltung der professionellen Akteur_innen dazu durchaus unterschiedlich ist und sich auf der Mikroebene in den Interviews auch die Ambivalenzen und Widersprüche zeigen, die im Gesundheitssystem insgesamt vorhanden sind.

Nach diesen Ausführungen zur SAPV als Teil der Gesundheitsversorgung und den unterschiedlichen und teilweise widersprüchlichen dort vorhandenen Rationalitäten sowie der Verortung des Beitrags innerhalb der sozialwissenschaftlichen Forschung zu Care und Dienstleistungen erfolgt nun die Darstellung der empirischen Ergebnisse[63] auf der Basis des dargelegten Forschungsstandpunkts.

3. Empirische Ergebnisse

3.1 Sterben und Zeit

Sterben ist oft kein plötzliches Ereignis, sondern findet über einen Zeitraum statt[64] und die Wahrnehmung des Sterbenden als Mensch mit nur

---

63 Die Ergebnisdarstellung im folgenden Kapitel ist eine Sekundärauswertung problemzentrierter Leitfadeninterviews mit Mitarbeiter_innen von 10 SAPV-Teams in unterschiedlichen Bundesländern Deutschlands, die im Rahmen des Forschungsprojektes SAVOIR, Teilprojekt 3 (Universität Augsburg) erhoben wurden. Zu Zielsetzung und Projektbeteiligten vgl. Universität Augsburg/Zentrum für Interdisziplinäre Gesundheitsforschung o.J. (URL: https://www.uni-augsburg.de/de/forschung/einrichtungen/institute/zig/gesundheitsforschung/lebensende/savoir/). In problemzentrierten Interviews stehen praktisches Wissen, Handlungsmotive und die Perspektive der Erforschten im Zentrum (vgl. Witzel/Reiter 2012: 5). Die Datenauswertung erfolgt angelehnt an die Grounded Theory (vgl. Glaser/Strauss 2010; Strauss 1991; Strauss/Corbin 1996).

64 Barney G. Glaser und Anselm L. Strauss machen deutlich, dass „[h]owever swiftly some deaths may come, each takes place ›over time‹, frequently over quite a bit of time" (2007: x, Preface), sie sprechen von einem „dying trajectory", welches zwei

noch wenig Lebenszeit ist konstitutiv für die palliative Begleitung und Versorgung. Dies bedeutet, dass zwar begrenzte, aber doch genug Zeit da ist, um sie aktiv gestalten zu können und auch professionelle Akteur_innen grundsätzlich Gelegenheit haben, abseits von Notfallroutinen Zeit mit den Sterbenden zu verbringen.

Hier geht es um die Frage, welche Rolle Zeit bei der Arbeit in der SAPV für die Beschäftigten spielt und nach welchen *Rationalitäten* gehandelt wird bzw. genauer, wie darüber gesprochen wird (und gesprochen werden kann). Es geht also um den Umgang der SAPV-Mitarbeiter_innen mit Zeit, bzw. im engeren Sinn darum, wie sie über ihre Zeit als *Arbeitszeit* in Bezug auf die Sterbenden (und unter Umständen die Angehörigen) sprechen und somit, welche Haltungen gegenüber dem Aspekt *Zeit* in den Interviews zum Ausdruck kommen. Andere Aspekte von Zeit, die in den Interviews vorkommen, werden in dieser Analyse nicht diskutiert. So zum Beispiel Zeit, die für Tätigkeiten aufgewendet wird, die nicht direkt in Zusammenhang mit der Arbeit mit Patient_innen und ihre Familien stehen, also insbesondere die Zeit für Besprechungen und Verwaltungsaufgaben. Auch die Selbstsorge und die sogenannte Vereinbarkeitsthematik, also die Vereinbarkeit der Tätigkeit in der SAPV mit dem eigenen Familienleben bzw. der Freizeit bleiben hier ausgeblendet.

Aus dem Material wurden unterschiedliche Sichtweisen auf die Verfügbarkeit und den Umgang mit Zeit herausgearbeitet. Sie bewegen sich zwischen zwei Polen: An einem Ende das uneingeschränkte *Zeit haben*, das auf den ersten Blick wie eine Überversorgung aussehen kann, am anderen Ende die (Arbeits-)Zeit als viel zu knappe Ressource, die ständigen Optimierungsmaßnahmen unterliegt.

3.2 Zeit haben

In einem starken Kontrast zur allgemein beklagten Knappheit von Zeit, die im Gesundheitssystem darüber hinaus besonders hervorgehoben wird, Stichwort ‚Minutenpflege‘, steht ein *Zeit haben* ohne Bedingungen und Einschränkungen.

Merkmale habe: Die Zeitdauer und eine Verlaufsform (2007: 5-6). Auch in der SAPV-RL spielt die Zeitdauer bis zum voraussichtlichen Tod eine Rolle, die Voraussetzung für die Verordnung von SAPV ist die „Einschätzung der verordnenden Ärztin oder des verordnenden Arztes [, dass] die Lebenserwartung auf Tage, Wochen oder Monate gesunken ist" (Gemeinsamer Bundesausschuss 2010: § 3 Abs. 3 S. 1).

Das *Zeit haben* oder auch *Zeit schenken* wird eher mit Ehrenamtlichen der ambulanten Hospizdienste assoziiert, denn „Zeit zu haben ist ein Kapital, das es in den meisten beruflichen Gruppierungen heute nicht mehr gibt"[65]. Daher überrascht angesichts der vielfach diagnostizierten Zeitnot im Gesundheitsbereich und insbesondere in der Pflege[66] die Feststellung von Mitarbeiter_innen verschiedener SAPV-Teams, Zeit zu haben:

> *„Grundsätzlich ist natürlich, in einem SAPV-Team zu arbeiten ist sehr positiv, weil man Zeit hat." (Pflegeleitung Team 3, Abs. 21)*

Dieser Umgang mit der Zeit ist für Mitarbeiter_innen nicht selbstverständlich, denn er wird mit Erfahrungen aus anderen Bereichen wie dem Krankenhaus, der Tätigkeit als niedergelassene Ärztin bzw. Arzt oder in einem ambulanten Pflegedienst kontrastiert. Die andere Zeitlogik ist ein wesentlicher Bestandteil der durch den Wechsel in die SAPV veränderten Arbeitssituation und stellt ein positives Unterscheidungsmerkmal dar, das die SAPV von anderen Tätigkeiten abgrenzt, in welchen Zeitmangel vorherrscht, der wiederum auf die Dominanz ökonomischer Prämissen zurückgeführt wird:

> *„Das ist ein Phänomen, warum so viele Anästhesisten auch in diesem Bereich sind, weil sie eben viele solche Fälle auch im Klinikalltag als Anästhesisten erleben, [...] und hier noch einen Bereich haben, wo sie sich auch Zeit nehmen können für die Patienten, und nicht unter so einem ökonomischen Druck sind [...]." (Ärztlicher Leiter Team 3, Abs. 51)*

Die Kritik des Arztes verdeutlicht, was bereits von Alexandra Manzei, Manfred Schnabel und Rudi Schmiede beschrieben wurde, dass nämlich mit Ökonomie oder Ökonomisierung nicht einfach wirtschaftliches oder effizientes Handeln gemeint ist, sondern dass Ökonomisierung „einen Prozess der zunehmenden Überlagerung medizinischer und pflegerischer Werte, Handlungsmaximen und Entscheidungskriterien mit betriebswirtschaftlichen Argumenten"[67] bezeichnet, die Ärzt_innen und Pflegekräfte gleichermaßen betrifft. Die SAPV ermöglicht für manche Beschäftigte also eine Flucht aus Arbeitssituationen, in welchen ihre professionellen Ansprüche nicht gegen ökonomische Interessen durchsetzbar sind. Bei ihrer Tätigkeit

---

65 Seeger 2006: 10.
66 Vgl. z. B. Gather/Schürmann 2013; Heller/Pleschberger 2010: 25; Höhmann et al. 2016: 77; Holsten 2017: 42.
67 Manzei et al. 2014: 14.

in der SAPV können Mitarbeiter_innen Zeit als grundsätzlich verfügbar erleben.

Das *Zeit haben* könnte auf Außenstehende so wirken, als wäre Zeit völlig unbegrenzt verfügbar und könnte möglicherweise mit Tätigkeiten gefüllt werden, die wenig mit der eigentlichen Kerntätigkeit zu tun haben. Allerdings macht bereits Cicely Saunders[68] deutlich, dass bei der Begleitung Sterbender das Dasein und die Nähe von Seiten der Patienten als positiv erlebt werde und damit hilfreich für ein Gefühl der Sicherheit und des Wohlbefindens ist. Außerdem spielt unspezifische Kommunikation in der SAPV eine wichtige Rolle[69], wobei für die Mitarbeiter_innen nicht nur die Patient_innen selbst im Fokus stehen, sondern auch die Angehörigen. Sowohl ein grundsätzliches *Zeit haben* als auch das Unspezifische werden an folgendem Beispiel deutlich, welches außerdem die Einbindung in die private Lebenswelt des Zuhauses und die enge Begleitung der Patient_innen zusammen mit den Angehörigen verdeutlicht:

> „*Man war da, also man war immer da, wenn sie gerufen haben. Und da war man ganz häufig dort, und man hatte ganz viel Zeit, wie gesagt, wir saßen, ich saß stundenlang da mit am Bett und habe da mit den Angehörigen quasi mit gesessen und einfach uns unterhalten, auch über schöne Sachen, ne, einfach, dass man nicht nur das Traurige sieht, sondern einfach auch das Positive, was davor gewesen ist, ne, dass man einfach die Zeit hatte, sich dorthin zu setzen [...].*" (*Pflegefachkraft 2 Team 2, Abs. 67*)

Zu erkennen ist hier, dass die Angehörigen als wichtiger Teil des Prozesses der Sterbebegleitung verstanden werden, so wie es dem Selbstverständnis hospizlich-palliativer Arbeit entspricht.[70] Stephanie Stadelbacher spricht von einer Vergemeinschaftung, die stattfinden kann, weil jenseits der sonst gültigen Regeln des Gesundheitssystems die lebensweltlichen Bezüge des Privaten zur Geltung kommen dürfen, sie sieht dies als Bestandteil einer „Programmatik des ›guten‹ Sterbens"[71]. Als typische Form der Vergemeinschaftung wird in der Soziologie insbesondere die Familie erwähnt.[72] Die Familienidee spielt bereits bei Saunders eine Rolle, die ausführt, dass das Hospiz St. Christopher's „eine Art Familie, eine Art Zuhause sein"[73] solle, insbesondere ohne „festgeschriebene Hierarchie von Wichtigem und Un-

---

68 Saunders 2003a: 18.
69 Vgl. dazu auch Stadelbacher et al. 2015: 9.
70 Vgl. dazu z. B. Pfeffer 1998: 67-68.
71 Stadelbacher 2017: 61.
72 Vgl. insbesondere Weber 1922: 22.
73 Saunders 2003a: 18.

wichtigem"[74]. Damit kann das *Zeit haben*, um am Bett zu sitzen und sich mit den Sterbenden und ihren Angehörigen zu unterhalten, genauso relevant werden wie die im engeren Sinn pflegerischen oder ärztlichen Tätigkeiten. Christine Pfeffer betont außerdem, dass das „Geschehen lassen" und „Zulassen" nicht einfach sei, ab einem gewissen Punkt sei nur noch ein Aushalten der Situation, „die Situation gemeinsam mit dem Patienten durchzustehen"[75] sinnvoll. Der Verzicht auf Notfallroutinen fällt daher nicht leicht.[76]

Das, was auf den ersten Blick und in Hinblick auf sonstige Routinen im Gesundheitsbereich fast als eine Art Überversorgung interpretiert werden könnte, ist somit keine Überversorgung, sondern ein für alle Seiten positiv erlebter Kontrast zu üblichen, als problematisch erlebten Routinen innerhalb des Gesundheitssystems. Diese *andere* Begleitung und Versorgung steht für diese Mitarbeiter_innen völlig im Einklang mit ihren professionellen Ansprüchen sowie einer hospizlich-palliativen Haltung und muss daher nicht hinterfragt oder näher erläutert werden.

3.3 Zeit für einen angemessenen Umgang mit der außergewöhnlichen Situation

Während beim *Zeit haben* keine expliziten Argumente und Begründungen benannt werden, kann die Verfügbarkeit von und der Umgang mit Zeit auch begründet werden mit der außergewöhnlichen Situation, in welcher sich die Sterbenden befinden.

Das Lebensende ist eine besondere Situation, denn mit dem Tod ist „der letztliche Grenzpunkt des Daseins"[77], erreicht und damit ein „Keine Zeit mehr haben"[78]. Der Tod ist also ein ähnlich entscheidender Moment wie die Geburt.[79] David Sudnow spricht gewissermaßen von einer anthropologischen Konstante, wenn er schreibt, dass „wir wissen, daß wir gleichsam von Geburt an sterben"[80]. Dennoch ist es falsch, von einer wie auch immer gearteten Vorstellung der Natürlichkeit auszugehen. So spricht z. B. auch Schneider von einer Grenzsituation, aber verdeutlicht den sozialen Prozess des Sterbens, denn schon vor dem Tod selbst finde ein „umfassender *Aus-*

---

74 Ebd.
75 Pfeffer 2005: 189.
76 Vgl. dazu Pfeffer 2005: 188-190.
77 Wagner/Krech 1995: 139.
78 Ebd.
79 Ebd.: 138-139.
80 Sudnow 1973: 81.

gliederungsprozess [Herv. im Orig.]"[81] statt und zwar „beginnend etwa bereits mit einer infausten Diagnose"[82]. Die Besonderheit der Situation führt jedoch nicht automatisch zu einer besonderen Berücksichtigung oder besonders viel Aufmerksamkeit von Seiten der Umgebung, was sich gerade in medizinischen Institutionen zeigte. So betont Susanne Kränzle[83], dass Sterbebegleitung zwar schon lange vor der Hospizbewegung stattgefunden habe, allerdings weitgehend unbeachtet von der Öffentlichkeit durch kirchliche und karitative Gruppen. Ein wesentlicher Erfolg der Hospizbewegung ist es also, insbesondere bei den medizinischen und pflegerischen Professionen innerhalb etablierter Institutionen Aufmerksamkeit für das zu erreichen, was für Sterbende noch getan werden kann – und tatsächlich flossen Grundsätze der Hospizbewegung in die stationäre und ambulante Pflege ein.[84] Die *Angemessenheit* im Umgang mit Patient_innen und ihren Familien spielt in Hospizen eine wichtige Rolle. Pfeffer spricht davon, dass es für die Beschäftigten einer von ihr ethnographisch erforschten Hospizeinrichtung zu einer „angemessene[n] Betreuung der Sterbenden"[85] gehöre, nähere Beziehungen zu den Sterbenden und An- und Zugehörigen aufzubauen, die trotz oder vielleicht gerade wegen der äußerst kurzen Zeitspanne, die meist bleibt, eine große Intensität erreichen.[86] Hier kommen also wertrationale Überlegungen und Handlungsmotive zum Ausdruck.

Die Einstellung zum Umgang mit Zeit kann auch bei den SAPV-Mitarbeiter_innen mit der besonderen Situation der Patient_innen verbunden sein und zeigt, wie auch bereits im vorigen Kapitel ausgeführt, dass die SAPV große Ähnlichkeit mit einer hospizlichen Haltung und Praxis haben kann. Die nicht rationalisierte Zeit wird begründet mit der Kürze der Zeit, die Patient_innen noch haben:

> „[…] uns ist viel mehr Zeit gegeben. Und das ist das Schöne. Weil, wie gesagt, sie haben ja oft bloß noch Tage. Und dann ist es halt schön, wenn man halt einfach begleiten kann, wenn man einfach da sein kann, auch das vermitteln kann ‚Ich habe Zeit, ich bin jetzt da für Sie‘, ‚Ja, Sie sind mir jetzt wichtig‘, ‚Und jetzt schauen wir mal, dass wir eben so die letzte Etappe gemeinsam gut meistern‘." (Pflegefachkraft Altenpflege Team 3, Abs. 28)

---

81 Schneider 2014: 60.
82 Ebd.; ähnlich auch Sudnow 1973: 81.
83 Kränzle 2006a: 2-3.
84 Vgl. Saunders 2003b: 53.
85 Pfeffer 2005: 176.
86 Ebd.: 176-177.

Die eigene Leistung der Pflegekraft rückt mit dem „einfach begleiten" und „einfach da sein" zunächst ganz in den Hintergrund, wird aber dann doch zu einem „gemeinsam gut meistern", eingebettet in eine aktive, empathische Kommunikation von Seiten der Pflegekraft. In diesem Zitat scheint daher, wenn auch versteckt, die Anstrengung auf, welche das „Da-Sein" und die Vermittlung dieses „Da-Seins" bedeuten kann.

3.4 Sich Zeit nehmen

Mit dem im Folgenden beschriebenen *sich Zeit nehmen* kommt ein Abwägen, also auch Interessenskonflikte im Umgang mit Zeit innerhalb der SAPV zum Ausdruck. Zeit wird bedarfsorientiert als Teil der eigenen Leistung eingebracht:

> „[...] *wenn wir beim Patienten vor Ort sind, dann versuchen wir immer, uns die Zeit zu nehmen, die der Patient, die Angehörigen sind es ja häufig, braucht, und die nehmen wir uns auch. Also, wir dürfen uns auch die Zeit nehmen. Wenn wir jetzt sagen ,Wir brauchen ein Gespräch', und das dauert halt mal eineinhalb Stunden, dann dauert es auch eineinhalb Stunden, ja."* (Pflegefachkraft 1 Team 7, Abs. 25)

Zeit ist in diesem Zitat nicht mehr einfach vorhanden, die Mitarbeiter_innen „versuchen [...] [sich] Zeit zu nehmen" (Pflegefachkraft 1 Team 7, Abs. 25) und sie „dürfen [...] [sich] Zeit nehmen" (Pflegefachkraft 1 Team 7, Abs. 25), d. h. jemand oder etwas erlaubt es ihnen (oder könnte diese Erlaubnis auch wieder entziehen). Mitarbeiter_innen benötigen einen konkreten Grund, damit sie sich „Zeit nehmen" dürfen, hier im Interviewausschnitt die Zeit für ein Gespräch.

Dennoch ist auch das *sich Zeit nehmen* verbunden mit hospizlichen Ideen: Diejenigen, die Sterbende begleiten, sollen sich vor allem in der letzten Sterbephase „besonders viel Zeit nehmen"[87]. Wesentlicher Grundsatz ist die Berücksichtigung der Bedürfnisse von Sterbenden (und ihrer Angehörigen): Unter anderem, als Sterbende_r nicht allein zu sein und über spirituelle Fragen sprechen zu können.[88] Ein weiterer Aspekt der Zeit, die benötigt wird und vor allem bei der ambulanten Palliativversorgung Sterbender nicht leicht zu realisieren ist, ist die ständige Erreichbarkeit und die Möglichkeit, jederzeit einen Besuch vor Ort zu machen. Dies gilt insbeson-

---

87 Kränzle 2006b: 16.
88 Ebd.; Pfeffer 1998: 33-34.

dere für die allgemeine ambulante Pallliativversorgung, die vorwiegend von Hausärzten geleistet wird.[89] Es ist also nachvollziehbar, dass als Argument für diesen spezifischen Umgang mit Zeit der *Bedarf* für einen hohen Zeitaufwand auf Seiten der Patient_innen sowie der An- und Zugehörigen genannt wird.

3.5 Zeit als Mittel zum Zweck

Zeit ist ein wesentlicher Subfaktor innerhalb der Wirkfaktoren der SAPV, sie dient also dazu, die Ziele der SAPV zu erreichen, z. B. ein Sicherheitsgefühl zu vermitteln.[90] Wenn solche konkreten Ziele und bewusst gewählte Mittel, um diese Ziele zu erreichen, von Akteur_innen benannt werden, kommen zweckrationale Argumentationsmuster in den Blick. So verbindet ein Facharzt das Motiv, gegebenenfalls auch viel Zeit zu verwenden, mit dem Ziel, die Situation zu beruhigen und für ein Sicherheitsgefühl zu sorgen:

> *„Also, letztendlich glaube ich immer mehr, dass unsere persönliche Zuwendung das Entscheidende ist an der Arbeit. Und deshalb bin ich auch großzügig mit der Zeit, weil, das ist, glaube ich, ein entscheidender Faktor, der eben dazu beitragen kann, dass Ruhe rein kommt in die Betreuung, sich die Angehörigen und Patienten sicher fühlen, dass sie das Gefühl haben, der läuft nicht gleich wieder weg, der hat nicht sozusagen auch andere Dinge, die jetzt dann wichtiger werden.“* (Facharzt 1 Team 3, Abs. 68)

Im Zitat wird außerdem deutlich, dass Angehörige und Patient_innen es gewohnt sind, dass ihrer bisherigen Erfahrung nach *zu wenig* Zeit bei Ärzt_innen und Pflegekräften vorhanden ist. Hier wird also eine Unterversorgung in den regulären Settings des Gesundheitswesens adressiert in Bezug auf die von Seiten der professionellen Akteur_innen verfügbare Zeit. Für einen leitenden Arzt in der SAPV ist die Zeitverfügbarkeit daher eines der „Geheimnisse der SAPV" (Leitung Team 1, Abs. 18). Dieser Aspekt wird in Zusammenhang gebracht mit der Versorgung in einer häuslichen Situation, die einen anderen Umgang erfordert: Man muss sich an die Zeitordnung bei den Patient_innen beziehungsweise Familien anpassen, denn

---

89 Vgl. z. B. Mühlensiepen et al. 2019: 324.
90 Vgl. u. a. Stadelbacher et al. 2015: 9.

man besucht sie in ihrem privaten Raum.[91] Eine Pflegekraft veranschaulicht diesen Sachverhalt besonders gut:

> *„Also, wir sind bei Leuten im privaten Haushalt. Man stört die zu Hause, man hat ihr Umfeld, und dann muss man auch ihre Geschwindigkeit annehmen, wenn die Angst haben und Symptome haben, dann muss man das ja auch beruhigen und muss halt auch Zeit mitbringen. Dann kann man halt nicht sagen ‚So, ich muss schon zum nächsten.‘, sondern, muss halt erstmal in Ruhe abwarten bis er alles erzählt hat."* (Pflegefachkraft, Fokusgruppe Team 10, Abs. 17).

Nur über gemeinsam verbrachte Zeit ist also unspezifische Kommunikation möglich, zum Beispiel offene Fragen zu stellen, anstatt Vorgaben zu machen. Die hierdurch ermöglichten Gespräche können wiederum ein wichtiger Faktor für die Symptomlinderung sein, insbesondere bei Angstzuständen.

Diese *andere* Logik in der häuslichen palliativen Versorgung ist allerdings nicht selbstverständlich. Wie schon weiter oben geschildert, kann auch in die häusliche Atmosphäre betriebswirtschaftliche Rationalität eindringen, die private Lebenswelt ist also nicht abgeschirmt gegenüber anderen Rationalitäten. Für die SAPV schildern das Michael May und Christian Schütte-Bäumner sehr eindringlich: So könne es zwischen den Mitarbeiter_innen der SAPV-Dienste und den Angehörigen durchaus zu einer sehr ungleichen Machtbalance kommen, welche die Möglichkeiten und Bedürfnisse der Angehörigen übergehe und diese auf ihre Funktion als Mit-Pflegende reduziere.[92] Mays und Schütte-Bäumners Ergebnisse zeigen damit deutlich, dass die Verfügbarkeit von (viel) Zeit keine Selbstverständlichkeit innerhalb der SAPV ist, selbst wenn die Verwendung von (viel) Zeit zweckrational begründet werden kann.

In den hier verwendeten Daten finden sich auch Belege für einen viel umfassenderen zweckrationalen Einsatz von Zeit und erhebliche Zeitknappheit, wie im folgenden Abschnitt deutlich wird.

---

91 Mit Zeit ist damit nicht nur die chronologisch bestimmbare Zeit gemeint, sondern auch „Deutungshoheit, Definitions-, Gestaltungs- und Verfügungsmacht" (Stadelbacher/Schneider 2017: 76) darüber. Als Anspruch an die palliative Versorgung gilt, dass „[s]ämtliche Deutungshoheit und Gestaltungsmacht über die häusliche Lebenswelt […] bei den dort Lebenden" (Stadelbacher 2017: 59) belassen wird, was eine „im ansonsten ressourcenknappen und einer anderen Logik folgenden Gesundheitssystem […] geradezu undenkbare Konstellation" (Stadelbacher 2017: 61) darstellt.

92 May/Schütte-Bäumner 2018: 521, 528.

3.6 Zeit als Ressource: Zeitoptimierung, Zeitknappheit und zu wenig Zeit

Eng verbunden mit Rationalisierungsprozessen in unserer Gesellschaft ist die Organisation. Organisationen stehen für ziel- und regelgebundenes Handeln, für Arbeitsteilung und funktionale Differenzierung sowie für Effektivität und Effizienz.[93] Ein wesentlicher Paradigmenwechsel in der Geschichte der Organisationen erfolgte durch Taylors „Scientific Management" Anfang des 20. Jahrhunderts, einem als *rational* geltenden Ansatz, durch welchen die Produktivität der Produktion erhöht werden sollte. Basis waren Zeit- und Bewegungsstudien, in welchen Arbeitsprozesse in einzelne Einheiten zergliedert wurden. Die einzelnen Arbeitsschritte bzw. auch einzelne Bewegungen wurden optimiert und mit Zeitangaben versehen, die als Vorgabe für Arbeiter_innen dienten. Alle überflüssigen Bewegungen sollten eliminiert werden und auch soziale Beziehungen am Arbeitsplatz waren nicht vorgesehen.[94]

Daraus wird deutlich, dass Zeit in einer zweckrationalen Logik als begrenzt verfügbare Ressource gesehen wird, die es optimal zu nutzen gilt, wofür genaue Planungen zu Abläufen notwendig sind. Diese Prinzipien bzw. Rationalitäten werden auch in einzelnen Interviews mit Mitarbeiter_innen der SAPV-Dienste sichtbar, denn von einigen wird Zeit als sehr knappe und sogar noch knapper werdende Ressource gesehen, sie fordern noch besser strukturierte und optimierte Abläufe, um Zeit zu gewinnen:

> *„Ja, es ist schon alles deutlich intensiver geworden. Deswegen sind die Arbeitsabläufe auch so wichtig, dass man die noch mehr optimiert, dass man da mehr Zeit rausholt." (Pflegefachkraft 1 Team 2, Abs. 162)*

Insbesondere bei einem an eine Klinik angebundenen Team finden sich Aussagen, die auf äußerste Zeitknappheit hinweisen. Aufgaben werden möglichst parallel und so schnell wie möglich erledigt, so werden z. B. Gespräche mit Patient_innen möglichst kurz gehalten und laufend vom Diensttelefon unterbrochen, denn eine Mitarbeiterin, eine leitende Ärztin, ist auch während der Gespräche mit Patient_innen für andere verfügbar. Die knappe (Arbeits-)Zeit kann nur durch eine zeitliche Ausdehnung in die vertraglich nicht geschuldete Zeit, also über eine Entgrenzung sozusagen „in die Freizeit […] hinein" gewonnen werden:

> *„[…] ähm ist Zeit natürlich äußerst äh, äh knapp. Oder anders gesagt, sie ist dehnbar in die Freizeit dann hinein. Ne, also von daher ähm kann man*

---

93 Vgl. z. B. Preisendörfer 2015: 143.
94 Sanders/Kianty 2006: 47-56.

das dann für sich dann entscheiden, wie man das dann macht. Aber Tatsache ist, und deshalb sind auch meine Patientengespräche häufig relativ kürzer, weil sie ja permanent unterbrochen werden auch ähm von dem Telefon. Das Telefon ist tatsächlich ähm, was mich zeitlich dann sehr limitiert." (Leitende Ärztin Team 8, Abs. 14)

Eine andere Mitarbeiterin (Pflegekraft) schildert, dass sie sich bei Patient_innen „rauszuwinden" versucht, wenn es großen Gesprächsbedarf gibt:

„Man muss dann irgendwann einfach diesen Schlussstrich dann auch ziehen und sagen ‚So, jetzt bis hierhin und jetzt können wir gerade nicht weiter', weil viele Patienten haben ja dann ein ganz großes Bedürfnis, dann plötzlich alles auszupacken aus ihrem Leben und ihrer Trauer. Und da muss man wirklich sehr geschickt sein, um sich da wieder rauszuwinden, zu sagen ‚Jetzt lassen wir es mal hier so stehen, und jetzt schauen wir mal weiter' und trotzdem Sicherheit da zu lassen, ne?" (Pflegefachkraft Team 8, Abs. 20)

Als Auswege in Hinblick auf die zu geringe Verfügbarkeit von Zeit gibt es also nur eine zeitliche Entgrenzung[95] in die Zeit hinein, die eigentlich außerhalb der beruflichen Arbeitszeit liegt, sowie eine Parallelisierung und Verkürzung der Aufgaben, wann immer dies machbar scheint. Die allgemein anerkannten Ziele palliativer Versorgung, hier die Vermittlung eines Sicherheitsgefühls, sollen trotzdem erreicht werden. Dennoch kann auf einen möglicherweise nicht mehr angemessenen Umgang mit den Patient_innen geschlossen werden und damit möglicherweise auf Versorgungslücken bzw. Formen einer Unterversorgung. Außerdem kommen die An- und Zugehörigen in diesen Schilderungen gar nicht mehr vor, ihre Bedürfnisse gehören nicht mehr in den Zuständigkeitsbereich, trotz der in dieser Hinsicht eindeutigen Vorgaben der SAPV-RL.

Rationales Handeln bzw. ein rationaler Umgang mit Zeit erfüllt also nicht unbedingt den Zweck, der mit dem Handeln eigentlich erreicht werden soll(te). Die soziologische Organisationsforschung hat dies mehrfach gezeigt und kritisiert den Effizienz-Mythos, die Vorannahme organisationaler Akteure als rational und die schädlichen Auswirkungen, die durch Organisationen entstehen können.[96] Dabei geht es auch um strukturelle Ungleichheiten zwischen Organisationen als korporativen Akteur_innen mit ihren jeweils eigenen Interessen und individuellen Akteur_innen. Pe-

---

95 Zum Begriff der Entgrenzung vgl. z. B. auch Wagner 2001.
96 Vgl. u. a. Preisendörfer 2015: 144.

ter Preisendörfer[97] veranschaulicht mit Colemans Konzept der asymmetrischen Gesellschaft, dass es ein Machtgefälle gibt, welches individuelle Akteur_innen bei Kontakten mit korporativen Akteuren in eine schwächere Position bringt.

Allerdings machen gerade die Forscher_innen und Autor_innen mit einer Forschungstätigkeit nah an den täglichen Praktiken der Medizin und Pflege deutlich, dass Pflege schon immer auch Widersprüche beinhaltet. Katharina Heimerl, Andreas Heller und Irene Berlach-Pobitzer betonen, dass die Begleitung Sterbender unter anderem Routine und Schnelligkeit erfordere, es gehe also auch und gerade in diesem für die Angehörigen und ihre Familien so emotional aufgeladenen Umfeld für die Professionellen durchaus um eine „ruhige nüchterne Organisationsanalyse und Organisationsentwicklung"[98]. Susanne Reitze-Jehle[99] weist auf den großen Wandel in der Pflege hin, der sowohl die Beschäftigten, meist Frauen, als auch die Arbeitsvorgaben betrifft. Während noch bis etwa Mitte des 20. Jahrhunderts Diakonissen als Gemeindeschwestern eine wesentliche Rolle im westdeutschen Pflegewesen einnahmen, die sich bei freier Zeiteinteilung einen Großteil des Tages und auch in der Nacht den Kranken widmeten, werde Pflege nun vorrangig von Frauen mit einer Vielzahl an Verpflichtungen und Wünschen außerhalb ihres Berufes, insbesondere Partnerschaften und eigenen Kindern, geleistet. Sie folgert, dass dies zu einem Bedarf an „[p]rofessionelle[m] Zeitmanagement"[100] führe. Erstens war Zeit also nie unbegrenzt verfügbar und zweitens beruhte die scheinbare Unbegrenztheit auf nicht mehr umsetzbaren Bedingungen.

Dennoch wird eine unbegrenzt verfügbare Zeit nun möglicherweise bei den Angehörigen vorausgesetzt. Mit Blick auf Forschung zur Dienstleistungsarbeit und die Betonung auf die Koproduktion ist dann auch zu prüfen, ob Begrifflichkeiten wie *Dienstleistung* und *Koproduktion* bestehende Asymmetrien tendenziell verschleiern oder im Gegenteil zur Aufdeckung von Asymmetrien dienen können. Eine starke zeitliche Begrenzung der Mitarbeiter_innen und die Ausblendung der An- und Zugehörigen deutet im Fall von SAPV-Teams vermutlich auf eine Mehrarbeit für die Familien hin, denn wenn professionelle Akteur_innen nicht verfügbar sind, müssen Familien (oder Ehrenamtliche) die notwendige Zeit aufwenden, oder es

---

97 Preisendörfer 2015: 144-152.
98 Heimerl et al. 2001: 163.
99 Reitze-Jehle 2010: 282.
100 Ebd.

wird ansonsten nicht das geleistet, was im Sinn der Patient_innen wünschbar wäre.

3.7 Angehörige als Zeitressource

Für die Familien kann ambulante Palliativversorgung vorteilhaft sein, denn viele Angehörige wollen ihre schwerkranken Familienmitglieder versorgen. Daher ist alles, was es ihnen ermöglicht, insbesondere auch die Edukation, hilfreich. Dabei entstehen jedoch Ambivalenzen: Stadelbacher beschreibt beispielhaft die Bedienung technischer Geräte wie Schmerzpumpen, die einerseits eine „technisierte Versorgungslogik" in die Privatsphäre bringt, andererseits aber auch „eine Möglichkeit eröffne[t], Fürsorge zu praktizieren"[101].

Im Gesundheitssystem wird die Arbeit der An- und Zugehörigen allerdings als selbstverständlich vorausgesetzt und durch die im Vergleich zu früheren Jahren kürzeren Aufenthaltsdauern in Krankenhäusern wird diese Sorgetätigkeit noch wichtiger.[102] Auch in der SAPV-RL sind die Angehörigen als Ziel für Anleitungen zur Versorgung der Schwerkranken durch die SAPV benannt.[103] Vielfach ist jedoch die Anwesenheit von Familienmitgliedern nicht selbstverständlich, denn nicht alle Kranken haben An- und Zugehörige; Familienmitglieder leben außerdem oft nicht in der Nähe oder die Pflege zu Hause ist aufgrund beengter Wohnverhältnisse oder eingeschränkter zeitlicher Verfügbarkeit wie bei Berufstätigkeit nicht oder nur begrenzt möglich.[104] Maria Wasner[105] betont zudem, dass die Pflege heute vielfach nur durch eine Person übernommen werde, während es früher meist mehrere waren. Darüber hinaus kann die Pflege Dementer, Schwerstkranker und Sterbender zu Hause zu erheblichen Belastungen führen.[106] Die Belastungen für die Familien entstehen durch die pflegerisch-praktischen, organisatorisch-koordinativen und psychosozialen Aufgaben, die sie leisten. Ältere Pflegende haben vor allem Probleme bei körperlich anstrengenden Tätigkeiten, während die organisatorisch-koordinativen Aufgaben Zeit benötigen, aber vor allem auch Wissen darüber, wie etwas gemacht wird und wer angesprochen werden könnte. Die Familien

---

101 Stadelbacher 2017: 62.
102 Vgl. z. B. Grom 2015.
103 Gemeinsamer Bundesausschuss 2010, § 5, Abs. 3.
104 Vgl. dazu auch Wasner 2012: 84.
105 Ebd.
106 Schwabe et al. 2017; Mühlensiepen et al. 2019: 326-328; Dech 2009: 77.

tragen sehr hohe Belastungen, z. B. finanziell und zeitlich, auch was die Umstellung der sonst gewohnten Abläufe angeht. Angehörige können dadurch selbst körperlich und seelisch geschwächt oder krank werden.[107] Wasner weist darauf hin, dass in der ersten Phase nach einer infausten Prognose Angehörige „oft noch belasteter als die Patienten selbst"[108] seien. Häusliche Pflege kann für die Angehörigen zudem eine Tätigkeit rund um die Uhr bedeuten, ohne Pausen und Urlaub.[109] Auch wenn die Edukation der An- und Zugehörigen dazu dient, dass diese in die Lage versetzt werden, „die häusliche Selbstversorgung zwischen den Einsätzen der Professionellen sicherzustellen"[110], ist zudem davon auszugehen, dass je nach Erkrankung das Wissen und die Kompetenz von Laien mangelhaft sein kann. Wichtig ist aber auch Helen Kohlens[111] Warnung vor einer Idealisierung der Situation in früheren Zeiten.

Von allen zehn unterschiedlichen SAPV-Diensten der Studie und über alle Berufsgruppen hinweg werden die An- und Zugehörigen als ganz zentral für die Versorgung der Schwerkranken zu Hause gesehen. Besonders den Frauen in den Familien (z. B. Ehefrauen, Töchter, Schwiegertöchter) wird eine zentrale Rolle bei der Versorgung zugeschrieben – und übertragen. Im folgenden Beispiel versucht eine Pflegekraft, dieses traditionelle Rollenmuster aufzubrechen:

> *„Und was ich halt auch mache, dass ich die Familien frage ‚Wer wird denn pflegen, wenn's jetzt ans Eingemachte geht?'. Dann, wenn eine Frau da ist, dann schauen alle die Frau an. Und da sage ich ‚Nein, einer allein wird es nicht schaffen. Sie müssen einen Plan machen'. Und wenn einer ‚Ja, ich kann da gar nichts machen' - also da bin ich, sage ich ‚Giltet nicht! Sie müssen auch etwas finden, das für Sie das Richtige ist."* (Pflegefachkraft Team 3, Abs. 50)

Deutlich wird hier überdies, wie anstrengend und aufwendig die Betreuung zu Hause ist, denn die Pflegekraft betont, dass es eine Person allein nicht leisten kann. Die SAPV kann dazu beitragen, dass die Arbeit nicht an nur eine Person der Familie delegiert wird, sondern an alle. Um Angehörigen zu helfen, müssen diese und vor allem deren Grenzen der Belastbarkeit jedoch zunächst als Aufgabe für die SAPV in den Blick kommen. Dies ist trotz der Vorgaben in der SAPV-RL sowohl in der SAPV selbst als auch

---

107 Schwabe et al. 2017: 90-93.
108 Wasner 2012: 84.
109 Dech 2009: 77.
110 May/Schütte-Bäumner 2018: 522.
111 Kohlen 2018: 272-273.

im Gesundheitsbereich insgesamt nicht selbstverständlich, insbesondere in Kliniken werden die An- und Zugehörige mitunter ignoriert oder gelten sogar als lästig.[112] Auch bei den Mitarbeiter_innen der SAPV können solche Sichtweisen gefunden werden, sie stellen jedoch eher eine Ausnahme dar – hier beispielhaft zwei Ausschnitte aus Interviews:

> *„Es ist halt immer was anderes [...] im häuslichen Umfeld das zu regeln, weil da kann man ja die Angehörigen nicht mal rausschicken oder so. [...] Das kann man dann eher mal auf Station, dass man dann sagt ‚So, jetzt mal hier Schluss, jetzt gehen Sie mal bitte vor die Tür, ich regle das jetzt hier‘, so."* (Pflegefachkraft Team 8, Abs. 68)

> *„Oder Angehörige, die ähm zu viel wollen, ne, so. Die nachts um 23 Uhr anrufen, um dann äh Entlastungsgespräche zu führen zum Beispiel."* (Leitende Pflegefachkraft Team 8, Abs. 49)

An- und Zugehörige scheinen in dieser auch für sie schwierigen Situation über wenig Ressourcen zu verfügen, mehr Unterstützung durch die SAPV zu durchzusetzen. May und Schütte-Bäumner fanden im Rahmen ihrer Ethnographie, die Gespräche mit An- und Zugehörigen beinhaltete, heraus, dass diese keine Hilfe für sich selbst beanspruchen möchten, sie gestehen sich keine eigenen Bedürfnisse zu und engagieren sich somit „bis zur eigenen physischen und psychischen Erschöpfung"[113]. Allerdings zeigt das Interviewbeispiel auch, dass es Angehörige gibt, die durchaus Ansprüche an die SAPV stellen.

4. Fazit: Rationalitäten der SAPV in Deutschland

Die SAPV ist Teil des deutschen Gesundheitswesens und unterliegt damit in vielfältiger Weise den widersprüchlichen Prinzipien, auf denen der deutsche Wohlfahrtsstaat basiert: Erstens hängt die Berechtigung für SAPV-Leistungen davon ab, bei einer gesetzlichen Krankenkasse versichert zu sein und schließt somit nicht Versicherte aus. Zweitens ist die SAPV eine ambulant erbrachte Leistung und entspricht dem vor allem aus Kostengründen eingeführten Prinzip *ambulant vor stationär*. Drittens ist die SAPV zwar eine Leistung, die durch hoch qualifizierte Fachkräfte erbracht wird, sie ist aber fast immer angewiesen auf belastbare Beziehungen im privaten Umfeld sowie die Leistungen und vor allem die Zeit der An- und

---

112 Vgl. dazu Kuhlmann 2002: 251; Grom 2015: 13.
113 May/Schütte-Bäumner 2018: 528.

Zugehörigen. Damit wird in der SAPV der von Senghaas-Knobloch[114] beschriebene deutsche Mittelweg sichtbar.

Die Vorgaben der SAPV-RL entsprechen weitgehend einer instrumentell-strategischen wirtschaftlichen Rationalität und widersprechen in ihrem Ansatz der Fürsorgerationalität bzw. wertrationalem Handeln. Allerdings lassen sich in den Interviews mit den in der SAPV Beschäftigten trotzdem eine Vielzahl an Ansätzen für ein wertrationales, fürsorgliches Handeln erkennen. Zeit für Patient_innen sowie die An- und Zugehörigen ist nicht nur Mittel zum Zweck oder Thema laufender Optimierungsbemühungen, sondern wird auch als der Situation angemessen empfunden oder als Bedarf erkannt. Was aus Sicht einer engeren Auslegung der SAPV-RL also als Überversorgung erscheinen könnte, sind in Wirklichkeit wesentliche Aspekte von *Care*. Diese Haltung findet sich allerdings nicht bei allen Mitarbeiter_innen der SAPV-Teams. So wird durchaus auch von sehr knapper Zeit berichtet, die dazu führt, Bedürfnisse auf Patient_innenseite und der Seite der An- und Zugehörigen beiseite zu schieben. Mit einer *Care*-Logik gedacht, werden so Lücken der Versorgung sichtbar. In Hinblick auf den wichtigen Aspekt *Zeit* kann die SAPV daher aus einer eher instrumentell orientierten medizinischen Versorgungspraxis wie eine Überversorgung aussehen, aus Sicht der Hospizbewegung dagegen wie eine Unterversorgung. Allerdings ist auch bei Hospizdiensten Zeit nicht in beliebigem Ausmaß vorhanden, was der Begriff des *Zeit Schenkens* bzw. der *Zeit als Gabe*[115] im Grunde bereits ausdrückt: Zeit kann schließlich nur als Geschenk bezeichnet werden, wenn sie als nicht in beliebigem Maß verfügbar gilt und daher überhaupt einen Wert als Gabe hat. Und auch zweckrationales Handeln bedeutet nicht notwendigerweise eine Unterversorgung, denn wie am Beispiel *Zeit als Mittel zum Zweck* deutlich wird, kann auch die Verwendung von *viel* Zeit zweckmäßig sein. Hier zeigt sich daher, dass die Richtung zweckrationaler Logiken nicht eindeutig ist, sondern definiert werden muss.

Sowohl für Beschäftigte als auch insbesondere für die An- und Zugehörigen ergeben sich Konsequenzen aus einem eng gedachten zweckrationalen Verständnis der Versorgung durch die SAPV. Für Beschäftigte können Vorgaben für hohe Wirtschaftlichkeit bzw. einen sparsamen Umgang mit Zeit sehr problematisch sein. So bezeichnet Ulrike Höhmann es als „Belastungsfaktor" für Pflegende, wenn diese „eine als restriktiv erlebte Unterordnung von Fachinhalten unter Rationalisierungs- und Wirtschaftlich-

---

114 Senghaas-Knobloch 2008: 125-126.
115 Vgl. Stadelbacher 2017: 59; Schneider 2014: 118-119.

keitsanforderungen"[116] erleben. Problematische Entwicklungen und Versorgungslücken werden ebenfalls deutlich, wenn mit dem Dienstleistungsbegriff auf die Tätigkeit der SAPV geschaut wird. An- und Zugehörige sind zwar Empfänger_innen von Leistungen (z. B. von Beratung), werden aber vor allem als Ko-Produzent_innen adressiert, denn sie sind oft diejenigen, die 24 Stunden vor Ort und daher ganz zentral für die Versorgung sind. Auch hier kommt es auf den fürsorglichen Blick der SAPV-Mitarbeiter_innen auf die Situation an, um Bedürfnisse zu erkennen und Maßnahmen zu initiieren[117], denn sowohl die An- und Zugehörigen als auch die Patient_innen befinden sich in einem in hohem Maß asymmetrischen Verhältnis zur spezialisierten ambulanten Palliativversorgung. Hier gilt es also, auch die Zeit der An- und Zugehörigen nicht als selbstverständlich und unbegrenzt vorhanden vorauszusetzen, sondern die realen Möglichkeiten immer wieder zu prüfen und die eingebrachte Zeit und Fürsorge wertzuschätzen.

Literatur

Beck, U (1986): Risikogesellschaft. Auf dem Weg in eine andere Moderne. Frankfurt a. M.: Suhrkamp.

Becker-Schmidt, R/Knapp, GA/Schmidt, B (1984): Eines ist zuwenig – beides ist zuviel. Erfahrungen von Arbeiterfrauen zwischen Familie und Fabrik. Bonn: Neue Gesellschaft.

Bieber, D/Geiger, M (2014): Personenbezogene Dienstleistungen in komplexen Dienstleistungssystemen - eine erste Annäherung. In: Bieber, D/Geiger, M (Hg.): Personenbezogene Dienstleistungen im Kontext komplexer Wertschöpfung. Anwendungsfeld „Seltene Krankheiten". Wiesbaden: Springer VS, 9-49.

Bitschnau, KW (2001): Ehrenamtliche Begleitung von Schwerkranken und Sterbenden: Die Hospizbewegung in Vorarlberg. In: Heimerl, K/Heller, A (Hg.): Eine große Eine große Vision in kleinen Schritten. Aus Modellen der Hospiz- und Palliativbetreuung lernen (Palliative Care und Organisationales Lernen. Band 3). Freiburg im Breisgau: Lambertus, 17-30.

Böhle, F/Schneider, W/Stadelbacher, S (2016): Einführung: Zum Wandel des Verhältnisses von Subjekt, Handeln und Institution in der reflexiven Moderne. In: Böhle, F/Schneider, W (Hg.): Subjekt - Handeln - Institution: Vergesellschaftung und Subjekt in der reflexiven Moderne. Weilerswist: Velbrück Wissenschaft, 13-37.

---

116 Höhmann et al. 2016: 76.
117 Vgl. dazu auch Schneider et al. (2015: 72-73): An- und Zugehörige fühlten sich durch die SAPV in eine Versorgerposition gedrängt und überfordert.

Brückner, M (2009): Kulturen des Sorgens über die Grenzen hinweg?. In: Jansen, MM (Hg.): Pflegende und sorgende Frauen und Männer. Aspekte einer künftigen Pflege im Spannungsfeld von Privatheit und Professionalität (Publikationsreihe POLIS Nr. 49, Dokumentation der Fachtagung). Wiesbaden: Hessische Landeszentrale für politische Bildung, 9-28. URL: http://www.hlz.hessen.de/file admin/pdf/polis/polis49web.pdf; 24.10.2019.

Coontz, S (2011): Das späte Auftreten und der frühe Niedergang des männlichen Ernährers. In: Bertram, H/Ehlert, N (Hg.): Familie, Bindungen und Fürsorge. Familiärer Wandel in einer vielfältigen Moderne. Opladen: Barbara Budrich, 33-49.

Dech, H (2009): Wie können häusliche Pflegearrangements wirksam durch ehrenamtliche und professionelle Angebote unterstützt werden? In: Jansen, MM (Hg.): Pflegende und sorgende Frauen und Männer. Aspekte einer künftigen Pflege im Spannungsfeld von Privatheit und Professionalität (Publikationsreihe POLIS Nr. 49, Dokumentation der Fachtagung). Wiesbaden: Hessische Landeszentrale für politische Bildung, 75-87. URL: http://www.hlz.hessen.de/fileadmin /pdf/polis/polis49web.pdf; 24.10.2019.

Duden, B (2009): Arbeit aus Liebe – Liebe als Arbeit. Ein Rückblick. In: Olympe. Feministische Arbeitshefte zur Politik (Care-Ökonomie. Neue Landschaften von feministischen Analysen und Debatten), 16: 30, 16-26.

Ehrwein Nihan, C (2013): Care Economy aus sozialethischer Sicht. Zwischen wirtschaftlicher Rationalität und Sorge für die Anderen. In: Widerspruch. Beiträge zu sozialistischer Politik, Care, Krise und Geschlecht, 32: 62, 93-104.

Etzrodt, C (2006): Handeln, soziales Handeln und Handlungstypen bei Weber und Esser unter Berücksichtigung ihrer unterschiedlichen methodologischen Ausrichtung. In: Greshoff, R/Schimank, U (Hg.): Integrative Sozialtheorie? Esser – Luhmann – Weber. Wiesbaden: VS, 259-288.

Esping-Andersen, G (1990): The Three Worlds of Welfare Capitalism. Princeton, NJ: Princeton University Press.

Fink, M (2012): Von der Initiative zur Institution. Die Hospizbewegung zwischen lebendiger Begegnung und standardisierter Dienstleistung (Band V Schriftenreihe des Wissenschaftlichen Beirats im DHPV e.V.). Ludwigsburg: der hospiz verlag.

Gather, C/Schürmann, L (2013): »Jetzt reicht's. Dann machen wir eben unseren eigenen Pflegedienst auf.« Selbständige in der Pflegebranche – Unternehmertum zwischen Fürsorge und Markt. In: feministische studien. Zeitschrift für interdisziplinäre Frauen- und Geschlechterforschung, 31: 2, 225-239.

Gemeinsamer Bundesausschuss (2010): Richtlinie des Gemeinsamen Bundesausschusses zur Verordnung von spezialisierter ambulanter Palliativversorgung (Spezialisierte Ambulante Palliativversorgungs-Richtlinie / SAPV-RL) vom 20. Dezember 2007, veröffentlicht im Bundesanzeiger 2008, S. 911, zuletzt geändert am 15. April 2010, veröffentlicht im Bundesanzeiger, S. 2 190, in Kraft getreten am 25. Juni 2010. URL: https://www.g-ba.de/downloads/62-492-437/SAPV-RL_2010 -04-15.pdf; 26.2.2019.

Gerlinger, T (2014): Gesundheitsreform in Deutschland. Hintergrund und jüngere Entwicklungen. In: Manzei, A/Schmiede, R (Hg.): 20 Jahre Wettbewerb im Gesundheitswesen. Theoretische und empirische Analysen zur Ökonomisierung von Medizin und Pflege. Wiesbaden: Springer VS, 35-69.

Glaser, BG/Strauss, AL (2007): Time for Dying. 2. Paperback-Auflage. New Brunswick, NJ: Aldine Transaction.

Glaser, BG/Strauss, AL (2010): Grounded Theory. Strategien qualitativer Forschung. 3. unveränderte Auflage. Bern: Hans Huber.

Grom, IU (2015): Die stumme Mehrheit rückt ins Blickfeld: Angehörigenedukation als wichtige Komponente in der häuslichen Pflege. In: Klinische Sozialarbeit. Zeitschrift für Psychosoziale Praxis und Forschung, 11: 1, 13-15.

Haug, F (2013): Das Care-Syndrom. Ohne Geschichte hat die Frauenbewegung keine Perspektive. In: Widerspruch. Beiträge zu sozialistischer Politik (Care, Krise und Geschlecht), 32: 62, 81-92.

Hayek, J von (2006): Hybride Sterberäume in der reflexiven Moderne. Eine ethnographische Studie im ambulanten Hospizdienst. Hamburg: LIT.

Heimerl, K/Heller, A (2001): Vom Modell zum Regelfall. Aus Modellen der Hospiz- und Palliativarbeit lernen. In: Heimerl, K/Heller, A (Hg.): Eine große Vision in kleinen Schritten. Aus Modellen der Hospiz- und Palliativbetreuung lernen. Freiburg im Breisgau: Lambertus, 9-14.

Heimerl, K/Heller, A/Berlach-Pobitzer, I (2001): Menschlich Sterben – eine Frage der palliativen Organisationskultur: Die Krankenhäuser der Barmherzigen Schwestern in Ried und Linz. In: Heimerl, K/Heller, A (Hg.): Eine große Vision in kleinen Schritten. Aus Modellen der Hospiz- und Palliativbetreuung lernen. Freiburg im Breisgau: Lambertus, 155-160.

Heller, A/Pleschberger, S (2010): Hospizkultur und Palliative Care im Alter. Perspektiven aus der internationalen Diskussion. In: Heller, A/Kittelberger, F (Hg.): Hospizkompetenz und Palliative Care im Alter. Eine Einführung. Freiburg im Breisgau: Lambertus, 15-51.

Hielscher, V/Nock, L/Kirchen-Peters, S/Blass, K (2013) Zwischen Kosten, Zeit und Anspruch. Das alltägliche Dilemma sozialer Dienstleistungsarbeit. Wiesbaden: Springer VS.

Höhmann, U/Lautenschläger, M/Schwarz, L (2016): Belastungen im Pflegeberuf: Bedingungsfaktoren, Folgen und Desiderate. In: Jacobs, K/Kuhlmey, A/Greß, S/Klauber, J/Schwinger, A (Hg.): Pflege-Report 2016. Scherpunkt: Die Pflegenden im Fokus. Stuttgart: Schattauer, 73-89.

Holsten, CC (2017): Moralischer Stress in der Pflege. Ein Lösungsmodell. In: Pflegezeitschrift, 70: 1, 42-46.

Karsch, F (2015): Medizin zwischen Markt und Moral. Zur Kommerzialisierung ärztlicher Handlungsfelder. Bielefeld: transcript.

Klinke, S/Kadmon, M (Hg.) (2018): Ärztliche Tätigkeit im 21. Jahrhundert – Profession oder Dienstleistung. Berlin: Springer.

Kohlen, H (2018): Geschlechtergerechte Sorgearbeit im Horizont der Care-Ethik. In: Gassner, UM/Hayek, J von/Manzei, A/Steger, F (Hg.): Geschlecht und Gesundheit. Unter Mitarbeit von Ann Kristin Augst. Baden-Baden: Nomos, 253-284.

Kränzle, S (2006a): Geschichte und Wesen von Palliative Care. In: Kränzle, S/ Schmid, U/Seeger, C (Hg.): Palliative Care. Handbuch für Pflege und Begleitung, Heidelberg: Springer, 1-5.

Kränzle, S (2006b): Wenn nichts mehr zu machen ist – Der Beginn der Therapie ist der Anfang von Palliative Care. In: Kränzle, S/Schmid, U/Seeger, C (Hg.): Palliative Care. Handbuch für Pflege und Begleitung. Heidelberg: Springer, 13-17.

Kreyer, C/Pleschberger, S (2018): KOMMA – ein nutzerorientierter Ansatz zur Unterstützung von Angehörigen in der häuslichen Hospiz- und Palliativversorgung. In: Zeitschrift für Palliativmedizin 19: 6, 299-304.

Kuhlmann, B (2002): Die Situation von Angehörigen auf einer Intensivstation. In: intensiv, 10: 6, 250-255.

Lutz, H (2009): Sprich (nicht) drüber – Fürsorgearbeit von Migrantinnen in deutschen Privathaushalten. In: Jansen, MM (Hg.): Pflegende und sorgende Frauen und Männer. Aspekte einer künftigen Pflege im Spannungsfeld von Privatheit und Professionalität (Publikationsreihe POLIS Nr. 49, Dokumentation der Fachtagung). Wiesbaden: Hessische Landeszentrale für politische Bildung, 59-74.

Lutz, H (2010): Unsichtbar und unproduktiv? Haushaltsarbeit und Care Work – die Rückseite der Arbeitsgesellschaft. In: Österreichische Zeitschrift für Soziologie (ÖZS), 35: 2, 23-37.

Lutz, H/Palenga-Möllenbeck, E (2010): Care-Arbeit, Gender und Migration. Überlegungen zu einer Theorie der transnationalen Migration im Haushaltssektor in Europa. In: Apitzsch, U/Schmidbaur, M (Hg.): Care und Migration. Die Ent-Sorgung menschlicher Reproduktionsarbeit entlang von Geschlechter- und Armutsgrenzen. Opladen: Barbara Budrich, 143-161.

Mader, K (2013): Staatsfinanzen und Care-Ökonomie. In: Widerspruch. Beiträge zu sozialistischer Politik (Care, Krise und Geschlecht), 32: 62, 24-31.

Manzei, A/Schnabel, M/Schmiede, R (2014): Embedded Competition. Oder wie kann man die Auswirkungen wettbewerblicher Regulierung im Gesundheitswesen messen? In: *Manzei, A/Schmiede, R* (Hg.): 20 Jahre Wettbewerb im Gesundheitswesen. Wiesbaden: Springer VS, 11-31.

May, M/Schütte-Bäumner, C (2018): Macht- und Wissensverhältnisse in der spezialisierten ambulanten Palliativversorgung. In: Stehr, J/Anhorn, R/Rathgeb, K (Hg.): Konflikt als Verhältnis – Konflikt als Verhalten – Konflikt als Widerstand. Widersprüche der Gestaltung sozialer Arbeit zwischen Alltag und Institution. Wiesbaden: Springer VS, 519-531.

Menzel-Begemann, A/Klünder, B/Schaeffer, D (2015): Edukative Unterstützung Pflegebedürftiger und ihrer Angehörigen zur Vorbereitung auf die häusliche (Selbst-)Versorgung während der stationären Rehabilitation – Herausforderungen und Erfordernisse. In: Pflege & Gesellschaft, 20: 2, 101-115.

Mühlensiepen, F/Thoma, S/Marschke, J/Heinze, M/Harms, D/Neugebauer, EAM/Peter, S von (2019): „Wenn die mal nicht mehr kommen würden, dann kriege ich eine Krise". Netzwerke der ambulanten Palliativversorgung aus Sicht von Patienten und Angehörigen. In: Der Schmerz, 33: 4, 320-328.

Nagel, E/Neukirch, B/Schmid, A/Schulte, G (2017): Wege zu einer effektiven und effizienten Zusammenarbeit in der ambulanten und stationären Versorgung in Deutschland. Gutachten im Auftrag des Zi, Zentralinstitut für die kassenärztliche Versorgung in der Bundesrepublik Deutschland (Herausgeber: Zentralinstitut für die kassenärztliche Versorgung in der Bundesrepublik Deutschland (Zi), Berlin). URL: https://www.zi.de/fileadmin/images/content/Gutachten/Zi-Gutachten_ambulant_vor_station%C3%A4r_Mai_2017.pdf; 24.10.2019.

Ostner, I (2011): Care – eine Schlüsselkategorie sozialwissenschaftlicher Forschung? In: Evers, A/Heinze, RG/Olk, T (Hg.): Handbuch Soziale Dienste. Wiesbaden: VS, 461-481.

Ostner, I/Beck-Gernsheim, E (1979): Mitmenschlichkeit als Beruf. Eine Analyse des Alltags in der Krankenpflege. Frankfurt am Main: Campus.

Pfeffer, C (1998): Brücken zwischen Leben und Tod. Eine empirische Untersuchung in einem Hospiz, Köln: Rüdiger Köppe Verlag.

Pfeffer, C (2005): «Hier wird immer noch besser gestorben als woanders». Eine Ethnographie stationärer Hospizarbeit, Bern: Verlag Hans Huber.

Preisendörfer, P (2015): Organisation und Individuum. Das Spannungsverhältnis zwischen individuellen und kooperativen Akteuren in der asymmetrischen Gesellschaft. In: Apelt, M/Wilkesmann, U (Hg.): Zur Zukunft der Organisationssoziologie. Wiesbaden: Springer VS, 143-155.

Reitze-Jehle, S (2010): Menschlich Sterben – Zwischen Ökonomie und Ethik. In: Heller, A/Kittelberger, F (Hg.): Hospizkompetenz und Palliative Care im Alter. Eine Einführung. Freiburg im Breisgau: Lambertus, 279-292.

Sanders, K/Kianty, A (2006): Organisationstheorien. Eine Einführung. Wiesbaden: VS.

Saunders, C (2003a): «Watch with Me» – Wachet mit mir! (1965). In: Saunders, C (Hg.): Sterben und Leben. Spiritualität in der Palliative Care. Zürich: Theologischer Verlag Zürich, 12-22.

Saunders, C (2003b): Dem Tod in die Augen sehen (1984). In: Saunders, C (Hg.): Sterben und Leben. Spiritualität in der Palliative Care. Zürich: Theologischer Verlag Zürich, 38-55.

Schneider, W (2014): Sterbewelten: Ethnographische (und dispositivanalytische) Forschung zum Lebensende. In: Schnell, MW/Schneider, W/Kolbe, H (Hg.): Sterbewelten. Eine Ethnographie. Wiesbaden: Springer VS, 51-138.

Schneider, W/Eichner, E/Thoms, U/Kopitzsch, F/Stadelbacher, S (2015): Struktur- und Prozesseffekte der SAPV in Bayern – Evaluation / Qualitätssicherung und (Aus-)Wirkungen der SAPV auf die AAPV (unter besonderer Berücksichtigung des ländlichen Raums). Ergebnisbericht. Augsburg: Universität Augsburg, Philosophisch-sozialwissenschaftliche Fakultät. URL: https://assets.uni-augsburg.de/media/filer_public/d1/af/d1af616d-4cb3-4d4b-a46c-df624c193752/sapv-ii_endbericht.pdf; 17.3.2020.

Schneider, W/Hirseland, A/Ruiner, C (2016): Geld im Alltag von Doppelverdiener-paaren - Zur institutionellen Formierung von Paarbeziehungen in der reflexiven Moderne. In Böhle, F/Schneider, W (Hg.): Subjekt – Handeln – Institution. Vergesellschaftung und Subjekt in der reflexiven Moderne. Weilerswist: Velbrück Wissenschaft, 66-89.

Schramm, M (2007): Der Sozialmarkt im normativen Konflikt: Sozialethische Erörterung des Marktwettbewerbs in der Sozialwirtschaft. In: Aufderheide, D/ Dabrowski, M (Hg.): Markt und Wettbewerb in der Sozialwirtschaft. Wirtschaftsethische und moralökonomische Perspektiven für den Pflegesektor. Berlin: Duncker & Humblot, 11-31.

Schwabe, S/Ates, G/Hasselaar, J/Jaspers, B/Linge-Dahl, L/Radbruch, L (2017): „Etwas mehr Vertrauen, dass ich es schaffe…“. Pflegende Angehörige in der spezialisierten ambulanten Palliativversorgung. In: Zeitschrift für Palliativmedizin 18: 2, 90-96.

Seeger, C (2006): Leitlinien der Palliative Care. In: Kränzle, S/ Schmid, U/Seeger, C (Hg.): Palliative Care. Handbuch für Pflege und Begleitung, Heidelberg: Springer, 7-11.

Senghaas-Knobloch, E (2008): Care-Arbeit und das Ethos fürsorglicher Praxis unter neuen Marktbedingungen am Beispiel der Pflegepraxis. In: Berliner Journal für Soziologie, 18: 2, 221-243.

SGB V (2019): Sozialgesetzbuch, Fünftes Buch – Gesetzliche Krankenversicherung – (Artikel 1 des Gesetzes vom 20. Dezember 1988, BGBl. I S. 2477, 2482), das zuletzt durch Artikel 12 des Gesetzes vom 9. August 2019 (BGBl. I S. 1202) geändert worden ist.

SGB XII (2019): Sozialgesetzbuch, Zwölftes Buch – Sozialhilfe – (Artikel 1 des Gesetzes vom 27. Dezember 2003, BGBl. I S. 3022, 3023), das zuletzt durch Artikel 2 des Gesetzes vom 8. Juli 2019 (BGBl. I S. 1029) geändert worden ist.

Stadelbacher, S (2017): Das Lebensende als Randgebiet des Sozialen? Zur Praxis des ‚guten‘ Sterbens zu Hause am Beispiel der ambulanten Hospiz- und Palliativarbeit. In: Jakoby, N/Thönnes, M (Hg.): Zur Soziologie des Sterbens. Aktuelle theoretische und empirische Beiträge. Wiesbaden: Springer VS, 49-70.

Stadelbacher, S/Eichner, E/Schneider, W (2015): Praxis der spezialisierten ambulanten Palliativversorgung. In: Klinische Sozialarbeit. Zeitschrift für Psychosoziale Praxis und Forschung, 11: 1, 8-10.

Stadelbacher, S/Schneider, W (2017): Selbstbestimmung am Lebensende – empirische Befunde aus der ambulanten Sterbendenversorgung. In: Lindner, FJ (Hg.): Selbst – oder bestimmt? Illusionen und Realitäten des Medizinrechts. Baden-Baden: Nomos, 63-82.

Strauss, AL (1991): Grundlagen qualitativer Sozialforschung. Datenanalyse und Theoriebildung in der empirischen soziologischen Forschung. München: Fink.

Strauss, AL/Corbin, JM (1996): Grounded Theory: Grundlagen qualitativer Sozialforschung. Weinheim: Beltz.

Sudnow, D (1973) [1967]: Organisiertes Sterben. Eine soziologische Untersuchung. Frankfurt am Main: S. Fischer.

Tronto, JC (1993). Moral Boundaries. A Political Argument for an Ethic of Care. New York, NY: Routledge.

Universität Augsburg /Zentrum für Interdisziplinäre Gesundheitsforschung (o.J.): SAVOIR. URL: https://www.uni-augsburg.de/de/forschung/einrichtungen/institute/zig/gesundheitsforschung/lebensende/savoir/; 10.1.2020.

Vogd, W (2018): Unsicherheit als das zentrale Bezugsproblem der ärztlichen Professionalität. In: Klinke, S/Kadmon, M (Hg.): Ärztliche Tätigkeit im 21. Jahrhundert – Profession oder Dienstleistung. Berlin: Springer, 55-68.

Waerness, K (1984): The Rationality of Caring. In: Economic and Industrial Democracy 5: 2, 185-211.

Wagner, A (2001): Entgrenzung der Arbeit und der Arbeitszeit? In: Arbeit, 10: 4, 365-378.

Wagner, G/Krech, V (1995): »Keine Zeit mehr haben«. Einige Überlegungen im Anschluß an Max Schelers Theorie des Todes. In: Feldmann, K/Fuchs-Heinritz, W (Hg.): Der Tod ist ein Problem der Lebenden. Beiträge zur Soziologie des Todes. Frankfurt am Main: Suhrkamp, 120-139.

Wasner, M (2012): Keiner stirbt für sich allein: Bedeutung und Bedürfnisse des sozialen Umfelds bei Sterbenden. In: Bormann, FJ/Borasio, GD (Hg.): Sterben. Dimensionen eines anthropologischen Grundphänomens. Berlin: De Gruyter, 82-91.

Weber, M (1922): Wirtschaft und Gesellschaft. Grundriß der verstehenden Soziologie. Tübingen: Mohr.

Wendt, C (2009): Krankenversicherung oder Gesundheitsversorgung?. Gesundheitssysteme im Vergleich, 2. überarbeitete Auflage. Wiesbaden: VS.

Wichterich, C (2013): Haushaltsökonomien in der Krise. In: Widerspruch. Beiträge zu sozialistischer Politik (Care, Krise und Geschlecht), 32: 62, 66-72.

Winker, G (2015): Care Revolution: Schritte in eine solidarische Gesellschaft. Bielefeld: transcript.

Witzel, A/Reiter, H (2012): The Problem-Centred Interview. Principles and Practice. London: SAGE.

Individualität am Lebensende im Krankenhaus
Überlegungen zur Erweiterung der medizinischen Perspektive

Anna Kitta

Inhaltsübersicht

1. Sterben im Krankenhaus

1.1 Aktueller Diskurs

In sozialwissenschaftlichen Studien schneidet das Krankenhaus als Sterbe-ort eher schlecht ab. Es wird teilweise als ein Ort beschrieben, wo ein Ster-ben störend sei, Diagnostik und kurativ orientierte Behandlung bis zum Ende fortgeführt würde, zugleich Grenzen der betroffenen Menschen überschritten würden, in Intimsphären eingedrungen würde, Organisati-onsprobleme bestünden und Vermeidung und Überforderung beobachtbar sei.[1] Die bestehenden theoretischen Überlegungen und empirischen Ergebnisse sind wichtig und weisen auf bedeutende Aspekte hin. Die Perspektive der Forschung blendet jedoch die Sichtweise der im Krankenhaus Beschäftigten zumeist aus. So entsteht eine mitunter einseitige Darstellung des Medizinsystems und des klinischen Personals, der zugleich oftmals Perspektiven für wirksame Veränderungen fehlen. Denn im Krankenhaus arbeiten Menschen, die sich Tag für Tag den auch traurigen und ungerechten Seiten des Lebens widmen und es ist nicht allein ein kaltes, unpersönliches System, wie es in manchen Texten dargestellt wird. Selbst wenn dort Leid, Krankheit und Sterben zu den alltäglichen Erfahrungen gehören, werden diese existenziellen Situationen nicht unbedeutend. Gerade die Palliative Care versucht, auch in Krankenhäusern Menschen umfassend zu betreuen und zu versorgen. Definitionsgemäß wird dabei neben körperlichen Aspekten auch auf psychosoziale und spirituelle Dimensionen eingegangen.[2] Im Rahmen dieses Beitrages wird untersucht, wie PatientInnen der Raum gegeben werden kann die eigene Person zu zeigen. Dafür sollen erweiternde Konzepte wie die *Dignity Therapy* von Harvey Chochinov sowie die *Narrative Medicine* von Rita Charon vorgestellt werden und untersucht werden, welche Implikationen deren Einbeziehung in Krankenhausabläufe haben. Kann dies auch zu mehr Individualität und einem Gefühl des Wahrgenommen-Werdens für PatientInnen im Medizinsystem führen? Der Beitrag möchte damit auch ein Gegengewicht zum in der jüngeren Literatur verstärkt transportierten Idealbild eines ‚guten Sterbens‘ im Hospiz oder im häuslichen Bereich bieten. Denn bei lediglich eingeschränktem Blick darauf kann ungesehen bleiben, dass das Sterben auch mit sehr viel Angst und Leid einhergehen kann. Sterben ist nicht immer friedlich, Sterben ist unglaublich vielfältig und für manche Menschen braucht es zusätzliche Hilfe und stationäre Unterstützung.

1.2 Diskrepanz zwischen bevorzugtem und häufigstem Sterbeort

Die Begegnung von MedizinerIn und PatientIn ist Teil der modernen Sterbekultur. Es ist wichtig ein Augenmerk darauf zu legen, wie diese erfolgt und verbessert werden kann und wie auch im Krankenhaus ein bestmögliches Sterben gelingen kann. Dies ist essentiell, da es sehr viele Menschen betrifft. Es sterben ca. 70 % der Menschen in Österreich und Deutschland

---

1 Göckenjan/Dreßke 2002: 80-96; Streckeisen 2005: 125-146.
2 World Health Organisation 2019.

außerhalb ihrer häuslichen Umgebung, insgesamt ca. 50 % in Krankenhäusern und ca. 15 % in Pflegeheimen.[3] Ungeachtet der gesundheitspolitischen Bemühungen um eine ambulante Versorgung von Sterbenden, verstirbt demnach nur eine Minderheit von 30 % im häuslichen Umfeld, was jedoch von den meisten Menschen laut Ergebnis vieler Studien zeitlebens, wenn sie noch nicht sterbend oder krank sind, als bevorzugter Sterbeort angegeben wird.[4] Diese Präferenz kann sich jedoch im Laufe einer unheilbaren Erkrankung oder einer gewissen Symptomlast wandeln. Zum Zeitpunkt fortgeschrittener Krankheit und mit zunehmenden Symptomen ist es in der Praxis oft schwierig, PatientInnen Mut zu machen und sie zu motivieren, mit ambulanter Unterstützung nach Hause zu gehen, auch wenn dies in den Studien bisher nicht gezeigt wurde.

Dies gilt es bezüglich Unterschieden im Hinblick auf verschiedene Grunderkrankungen, soziale Umstände und individuelle Hintergründe zu beleuchten, um so gleichermaßen die politisch wie gesellschaftlich gewünschte Optimierung der Versorgung durch mobile Palliativteams weiter optimieren zu können. Gerade vor dem Hintergrund, dass der Bedarf an spezialisierter Unterstützung in den kommenden Jahren zunehmen wird, erscheint dies zentral.[5]

Gleichzeitig muss unabhängig von den Präferenzen der (gesunden) Menschen der Tatsache ins Auge geblickt werden, dass das Krankenhaus in der nahen Zukunft der häufigste Sterbeort bleiben wird und es somit von hoher Bedeutung ist, Ansätze zu entwickeln, wie man medizinischen Teams in Krankenhäusern ermöglichen kann, sterbenden PatientInnen und ihren Familien eine bestmögliche Unterstützung zu gewährleisten.[6] Der Medizinanthropologe Kristian Pollock weist in diesem Zusammenhang auf die Wichtigkeit hin, sich bewusst zu machen, dass durch die derzeitigen Annahmen, das Zuhause sei der bevorzugte Sterbeort und nur ein Sterben in den heimischen vier Wänden ein ‚guter Tod‘, oft übersehen werde, den Fokus statt auf den Ort mehr auf die individuelle Erfahrung des Sterbens zu legen. Er argumentiert, das Krankenhaus bleibe weiterhin für viele Menschen ein Sterbeort, der Sicherheit, Stressfreiheit und Schmerzkontrolle bereithalte.[7]

---

3 Sauer et al. 2015: 170f.; Freilinger 2009: 7.
4 Gomes et al. 2012: 2006-2015; Gomes et al. 2013: 1-13.
5 Etkind et al. 2017: 1-10.
6 Pollock 2015: 1-3.
7 Ebd.: 1.

2. Ansätze einer Veränderung des Sterbeortes Krankenhaus

2.1 Vorstellungen und Wünsche der Betroffenen

Um zu gestalten, wie eine Versorgung in Krankenhäusern erfolgen kann und soll, ist die Sicht der Betroffenen essentiell. Was erachten schwerkranke PatientInnen selbst als wichtig? Dazu wurde 2014/15 eine qualitative Studie auf der Palliativstation des Allgemeinen Krankenhauses (Medizinische Universität) in Wien durchgeführt. Es wurden insgesamt zwanzig neu auf die Palliativstation aufgenommene PatientInnen mit Hilfe von semistrukturierten Interviews befragt, welche Erwartungen sie an eine Palliativstation und an die dort behandelnden ÄrztInnen hatten.[8] Dabei zeigte sich Ambivalenz in den Antworten und sehr viel Ungewissheit. Der wirkliche Zweck einer Palliativstation war den Menschen bei ihrer Aufnahme oft unklar. Es wurde Bedarf an Unterstützung in sozialen Bereichen sowie in Hinblick auf Symptomkontrolle genannt. Vom ärztlichen Personal erwarteten die Betroffenen vor allem Hilfe – sei es für körperliche Symptome oder seelische Aspekte. Gleichzeitig war ein respektvoller Umgang ein zentraler Wunsch. Gute ÄrztInnen wurden als ehrlich, nett und menschlich beschrieben, außerdem sollten sie ausreichend Zeit haben und gut zuhören können. Nach einer Woche wurden die befragten PatientInnen erneut interviewt und ihr Erleben der vergangenen Tage auf der Palliativstation erhoben. Es zeigte sich, dass sehr viel positive Überraschung, Erleichterung und Zufriedenheit vorhanden war.

Ganz generell kann man sagen, dass Menschen, die medizinische Hilfe am Lebensende in Anspruch nehmen, unter Symptomen leiden, sei es Atemnot, Schmerzen, Übelkeit oder Delir. In Krankenhäusern steht es oft im Vordergrund, diese Beschwerden zu lindern. Diese existentielle Symptomkontrolle ist wichtig und trotzdem zeigen die Ergebnisse der Studie, dass es nicht das Einzige ist, um das es gehen sollte, sondern auch um die von den PatientInnen im Rahmen der beschriebenen Studie angesprochenen zwischenmenschlichen Kompetenzen. Diese Erkenntnisse sind nicht neu oder außergewöhnlich und doch muss deren Wichtigkeit in medizinischen Kreisen wiederholt und neu erinnert werden, da strukturelle Gegebenheiten dazu führen können, diese Seite adäquater Sterbebetreuung zu vernachlässigen.[9]

---

8 Masel et al. 2016: 1-15.
9 Weatherall 1994: 1671f.

2.2 Mehrdimensionale, miteinzubeziehende Aspekte am Lebensende

Wie in der Studie einmal mehr deutlich wurde, haben Betroffene mit unheilbaren Krankheiten nicht allein mit schwächenden Symptomen zu
kämpfen. Vielmehr belasten sie zudem psychosoziale Aspekte wie ihre un-
gewisse Zukunft, Umbruch, Verlust ihrer gewohnten Beschäftigung sowie
früherer Ziele und Pläne, die Marginalisierung ihrer Rolle und die Trauer
über den bevorstehenden Abschied.[10]

Eine Hilfestellung zur Sichtbarmachung dieser mannigfaltigen Probleme und Sorgen ist das Konzept des *Total Pain* der englischen Ärztin und
Hospizpionierin Cicely Saunders. Es beschreibt den totalen Schmerz als
Leid, das nicht allein körperlich verursacht wird, sondern auch psychisch,
sozial und spirituell bedingt ist.[11] Aus diesem Grund sind Gespräche und
Zuhören seit den Ursprüngen der Palliative Care zentral. Diese Priorisie-
rung wurde bereits von Elisabeth Kübler-Ross und Saunders in den späten
60er Jahren geprägt. Seitdem besteht in der Forschung weiter das Interesse
an Konzepten wie Hoffnung, Sinnstiftung und Würde, um zu verstehen,
wie PatientInnen mit Verlusterfahrungen umgehen und um gezielte psychosoziale Interventionen zu entwickeln.[12] Auch der deutsche Arzt Gerhard Danzer beschreibt:

> „[Es] ist bekannt, dass unsere Personalität immer dann besonders stark
> zu Tage tritt, wenn wir mit anderen Menschen zusammentreffen, die
> uns als Personen anerkennen, verstehen und dementsprechend würde-
> voll behandeln. [...] Dies hat Konsequenzen für die Medizin. Wenn ein
> Patient uns aufsucht, haben wir es mit dem Faktum seines Körpers zu
> tun, und diesem Faktum werden wir gerecht, wenn wir eine solide
> Ausbildung hinsichtlich der somatischen Belange der menschlichen
> Biologie absolviert haben. Ob wir allerdings über das Faktum seines
> Körpers hinaus auch das Fakultativum seiner Person erspüren, ist
> nicht sicher. Dazu braucht es Ärzte und Pflegende, die in der Lage
> sind, das Personale am jeweiligen Gegenüber wahrzunehmen und gel-
> ten zu lassen."[13]

Diesen individuellen Aspekten der jeweiligen Personen gilt es somit gerade bei der Betreuung von Sterbenden in Krankenhäusern Aufmerksamkeit

---

10 Nekolaichuk 2011: 712f.
11 Clark 1999: 727-736.
12 Nekolaichuk 2011: 712f.
13 Danzer 2009: 245.

entgegenzubringen. Denn Menschen am Lebensende setzen sich häufig mit Fragen des *Warums* auseinander, mit Sinnsuche und einer rückblickenden Auseinandersetzung auf das eigene Leben und die eigene Person. All dies macht deutlich, welche Bedeutung Kommunikation, Würde und Ausdruck eigener Persönlichkeit für schwerkranken Menschen haben kann. Für sie ist die Zeit im Krankenhaus nicht im gleichen Maße temporär, wie für andere PatientInnen, sondern oft geprägt von existentiellen Fragen und Bedeutungsgebung.

3. Versuche einer Erweiterung der medizinischen Perspektive am Lebensende

Es gibt zwei jüngere Ansätze in der Forschung, die gerade auf diese persönliche Ebene ihren Hauptfokus legen: die Dignity Therapy (Würdetherapie) von Harvey Chochinov und die Narrative Medicine (Narrative Medizin) von Rita Charon. Im Folgenden sollen diese mit Blick auf ihre Umsetzbarkeit im Palliativbereich diskutiert werden.

3.1 Würdetherapie

Der kanadische Psychiater und Begründer der Würdetherapie Harvey Chochinov sieht in der psychosozialen Seite des Krankseins die eigentliche Problematik für die meisten PatientInnen:

> „To feel sick is one thing, but to feel that who we are is being threatened or undermined - that we are no longer the person we once were - can cause despair affecting body, mind, and soul"[14].

Vorausgehend zu diesem Gedanken untersuchte er Anfang der 2000er-Jahre, was der Begriff ‚Würde‘ für Menschen in terminalen Krankheitsstadien bedeutet.[15] Zu dieser Zeit waren Diskussionen zu medizinisch assistiertem Suizid aktuell und sehr präsent. Der Verlust von Würde wurde von vielen Betroffenen und ÄrztInnen als häufigstes Problem von Schwerkranken – und damit als eine Ursache für den Wunsch nach Sterbehilfe – genannt.

Eine genauere Untersuchung dessen, was sich eigentlich konkret hinter diesem Begriff verbarg und wie ein Mindestmaß an ‚Würde‘ am Lebensende gesichert werden konnte, war deswegen wesentlich. Es zeigte sich, dass

---

14 Chochinov 2007: 184.
15 Chochinov et al. 2002: 433-443.

für Schwerkranke vor allem ihre Unabhängigkeit, aber auch andere krankheits- und symptomassoziierte Aspekte wichtig waren. Dazu wurden in Chochinovs Studie zusätzlich Würde-erhaltende Perspektiven und Praktiken erarbeitet, um die Erkenntnisse auch in der Praxis umsetzen zu können. Zentral sind hierbei die Kontinuität des Selbst und die Bewahrung der eigenen Rolle.

Vor diesem Hintergrund entwickelte Chochinov in den Folgejahren die Würdetherapie.[16] Diese versucht sicherzustellen, dass Menschen als die Person, die sie sind, erkannt und nicht primär als PatientIn mit einer bestimmten Krankheit eingeordnet werden.[17] Ziel ist es, PatientInnen als einzigartige Personen zu behandeln, deren Mensch-Sein durch den Ausdruck von Individualität und Persönlichkeit auch im Krankenhaus möglich wird.[18] Er folgt damit dem bereits im 19. Jahrhundert formulierten Diktum des Mediziners Sir William Osler: „The good physician treats the disease; the great physician treats the patient who has the disease"[19]. Chochinov ergänzt diese Perspektive mit der Betonung, dass es für die Würde von PatientInnen von großer Bedeutung sei, wie die Betroffenen empfinden, von Anderen gesehen oder wahrgenommen zu werden.[20] Je eher und stärker PflegerInnen und ÄrztInnen den Wert des/r PatientIn bestätigen, indem sie sehen, was für eine Person er/sie ist und war, desto mehr kann das Würdegefühl der Person aufrecht gehalten werden. Würdetherapie ist eine Art Kurzzeit-Psychotherapie für schwerkranke Menschen mit einer begrenzten Lebenszeit. Im gemeinsamen Gespräch zwischen einer fragenden Person und dem/r PatientIn werden Themen besprochen, die den jeweiligen Menschen ausmachen, ihm/ihr wichtig sind und in Erinnerung behalten werden sollen. Die Gespräche werden transkribiert und inhaltlich geordnet. Das Gespräch kann durch behandelnde ÄrztInnen, PflegerInnen, PsychologInnen oder auch andere Beteiligte geführt werden. Die Endversion wird dann gedruckt und dem/der PatientIn überreicht. Dies ermöglicht eine Art wertschätzender Biografie-Arbeit und Reflexion für den/die PatientIn. Zugleich kann die betroffene Person entscheiden, ob und an wen das Dokument weitergegeben werden soll und es kann somit auch Angehörigen hinterlassen werden und damit der Trauerarbeit und Erinnerung dienen.

---

16 Chochinov et al. 2005: 5520-5525.
17 Chochinov et al. 2007: 184.
18 Lopez et al. 2017: 149.
19 Centor 2007: 59.
20 Chochinov 2007: 184.

Die Anwendbarkeit von Teilen der Würdetherapie im Krankenhaus wurde im Sommer 2018 in Rücksichtnahme auf die dortigen begrenzten zeitlichen und personellen Ressourcen im Rahmen einer qualitativen Studie auf der Palliativstation des Allgemeinen Krankenhauses in Wien überprüft. Konkret untersuchten die dort tätigen ÄrztInnen die Reaktionen von vierzehn PatientInnen auf die ihnen im Aufnahmegespräch zusätzlich gestellte Frage: „Was sollen wir als behandelndes Team über Sie als Mensch wissen, um Sie bestmöglich betreuen zu können?"[21] Diese ist Teil eines von Chochinov erarbeiteten Fragenkatalogs.[22] Es zeigte sich, dass die Frage eine Vielfalt an Reaktionen hervorrief. Diese reichten von einer sehr ausführlichen, chronologisch berichteten Lebensgeschichten über die Schilderung vorher unbekannter Persönlichkeits- und Lebensaspekte bis hin zu sehr knappem Schulterzucken und Schwierigkeiten, überhaupt darauf zu antworten. Generell bezogen sich die Antworten vor allem auf Eigenheiten und den Charakter der PatientInnen sowie von ihnen als wichtig erachtete Tätigkeiten, ihr umgebendes soziales Gefüge, eigene Werte, Gedanken zur Vergangenheit, Zukunft und der aktuellen Situation. Befragte ergänzten das ärztliche Bild somit mit selbst gewählten Aspekten ihrer Persönlichkeit, die für Behandelnde im Krankenhaus sonst oft unsichtbar bleiben.[23] Eine offene Frage zu persönlichen und zunächst für MedizinerInnen vielleicht unwichtig erachteten Themen kann dabei nicht nur eine Hilfe für PatientInnen sein, sondern vielmehr auch eine Möglichkeit für ÄrztInnen, individuell zu behandeln und zu begleiten und so auch in ihrer eigenen Arbeit mehr Sicherheit und Klarheit zu erleben. Die Tatsache, dass einige PatientInnen im ersten Moment überrascht waren, im Rahmen einer stationären Krankenhausaufnahme eine solch persönlichen Frage gestellt zu bekommen, weist darauf hin, dass die Vorstellung eines anonymen, kalten Krankenhauses ohne tiefergehendem Interesse an den einzelnen Menschen auch bei den Betroffenen selbst existieren könnte oder sie bereits dementsprechende Erfahrungen gemacht haben könnten. Jedoch zeigt dieser Versuch der Anwendbarkeit von Teilen der Würdetherapie, dass es sowohl für die PatientInnen als auch für das Palliative Care Team eine Bereicherung darstellt über Themen und Aspekte zu sprechen, die über die körperliche Versorgung hinausgehen. So kann es für PatientInnen bedeuten, dass sie trotz der Uniformität gleicher Krankenhaushemden als individuelle Menschen mit einzigartiger Geschichte und Persön-

---

21 Kitta et al. 2019.
22 Chochinov et al. 2007: 186.
23 Kitta et al. 2019.

lichkeit gesehen wurden. Das betreuende Team erfährt eine Bereicherung durch die Möglichkeit eines Moments der Verbindung und Verbundenheit, der auch in Folge wieder aufgegriffen werden kann und somit eine Unterstützung für das In-Kontakt-Bleiben während der weiteren Betreuung darstellen kann.

3.2 Narrative Medicine

Es kann folglich ein wichtiger Bestandteil einer effektiven palliativen Therapie im Krankenhaus sein, Menschen die Möglichkeit zu geben zu zeigen, wer sie sind. Rita Charon, eine Internistin und Literaturwissenschaftlerin aus den USA entwickelte diesbezüglich einen weiteren wichtigen Ansatz, der den Fokus auf die erzählten Geschichten der PatientInnen legt: die *Narrative Medicine*.

Es handelt sich hierbei um eine klinische Praxis, die durch narrative Kompetenz ergänzt wird. Das ermöglicht medizinisch Tätigen, Geschichten des Krankseins zu erkennen, zu interpretieren und auch davon berührt zu werden.[24] Dabei entstehen eine gewisse Demut, Respekt und Vertrauenswürdigkeit gegenüber Erkrankten. Charon verknüpft Methoden und Perspektiven der Geistes- und Sozialwissenschaften mit der Medizin, um ein besseres Zuhören und Lesen der Geschichten von PatientInnen zu erreichen. Es geht ihr dabei darum, die bestehende Trennung zwischen behandelnder und erkrankter Person zu überbrücken. Diese Trennung ergibt sich vor allem durch die Distanz der ÄrztInnen zur Unmittelbarkeit des Krankseins und des Sterbens der PatientInnen sowie den unterschiedlichen Formen, wie Behandelnde und Behandelte die Krankheit und deren Ursache einordnen oder wie sie emotional auf sie reagieren. Charon teilt diese Trennung in vier Typen ein: (1) den Bezug zu Mortalität, (2) den Kontext von Kranksein, (3) Vorstellungen der Ursache von Krankheiten und (4) Gefühle von Scham, Schuld und Angst.[25]

Eine naturwissenschaftlich kompetente Medizin alleine kann der kranken Person, die mit dem Verlust von Gesundheit umgehen und für Krankheit und Sterben Bedeutung finden muss, nicht helfen.[26] Somit plädiert Charon dafür, dass das Erzählen von Geschichten, das Zuhören, das davon Berührt-werden und das daraus folgende Handeln, wichtige Bausteine sei-

---

24 Charon 2006: 4.
25 Ebd.: 22.
26 Ebd.: 3.

en, um in der Krankheit Bedeutung zu finden und geben zu können. Ohne Narration kann ein/e PatientIn nicht (mit-)teilen, was er/sie gerade durchmacht. Um den betroffenen Menschen in der damit einhergehenden Einsamkeit des Krankheitserlebens beistehen zu können, ist es wichtig, Wege zu finden, deren Perspektive zu erfahren. Grundsätzlich wird nichts die Ungewissheit bezüglich ihres Krankseins und bevorstehenden Sterbens lösen, jedoch können ÄrztInnen, laut Charon, Menschen helfen, ihre Ungewissheit zu artikulieren und dadurch weniger belastet zu leben. Der Mut, den Herausforderungen von Gesundheit, Krankheit und Tod ins Auge zu sehen und dafür einen gemeinsamen Raum zu eröffnen, kann somit eine Brücke zwischen ÄrztIn und PatientIn bauen und die bestehende Trennung überwinden helfen.

Konkret schlägt Charon dafür die Übertragbarkeit des *close reading* von Geschichten auf Erzählungen vor – hierbei soll ein besonderes Augenmerk auf Aspekte von Zeitlichkeit, Einzigartigkeit, Kausalität/Zufall, Intersubjektivität und Ethik gelegt werden. Dabei wird auf den Rahmen, die Form, Zeit, Handlung und das Begehren des Dargebrachten geachtet. Es geht in narrativer Medizin darum, medizinischem Personal Fähigkeiten und Instrumente an die Hand zu geben, die eine respektvolle und individuell passende klinische Fürsorge für jede/n einzelne/n Erkrankte/n ermöglichen. Literaturwissenschaftliche Blickweisen sollen helfen zu erkennen, dass die intimen medizinischen Beziehungen kommunikativ hergestellt werden. Diese Intimität setzt die Fähigkeit voraus, zuzuhören und zu verstehen, was erzählt wird:

> „Illness, no matter how minor, reminds one of one's mortality and frailty and ultimate end. When patients talk about themselves to their doctors or nurses, they are revealing aspects of the self closest to the skin, having pared away the optional layers, if you will – occupation, habits, even history and culture – to get down to the core of who they are. Hence, the listening that goes on in the clinical setting qualifies as a consequential reception of autobiography."[27]

Daraus folge eine Verantwortung der Behandelnden im Krankenhaus, nämlich zuzuhören „what others tell of themselves in the destabilizing times of illness when questions of self and worth naturally emerge."[28] Dies ergibt einen Bogen zur Würdetherapie. ZeugIn zu sein für Geschichten und Identitäten von Menschen, die in der Situation der Krankheit selbst

---

27 Ebd.: 78.
28 Ebd.

Individualität am Lebensende im Krankenhaus

dabei an ihre Grenzen kommen, ist auch eine der Aufgaben von medizinischen Teams, speziell im palliativen Bereich, wo Fragen der persönliche Sinngebung ein besonderes Gewicht haben.

3.3 Ausblick für die Weiterentwicklung der Versorgung von Sterbenden im Krankenhaus

Dieser Band stellt die Frage nach den Rationalitäten des Lebensendes. Wenn man Rationalitäten als ein vernunftgeleitetes und an Zwecken ausgerichtetes Denken und Handeln begreift, erschließt sich der Bezug zu den in diesem Beitrag dargestellten Konzepten. Für den Moment muss festgehalten werden, dass ein Großteil unserer Gesellschaft in medizinischen Institutionen sterben wird und es dies als bestmöglich zu gestalten gilt. Wenn das Ziel eines Sterbens mit individuell erfülltem Würdegefühl und der Erfahrung des Wahrgenommen-werdens erreicht werden soll, muss auch eine dahingehende Klarheit und ein diesbezügliches Bewusstsein bei dem im Krankenhaus arbeitenden Personal existieren und diesem eine methodische Hilfestellung gegeben werden, solche Formen der Begleitung in der Praxis zu ermöglichen. Die beiden vorgestellten Konzepte können Anleitungen bieten, die der vor allem krankheitszentrierten und symptomorientierten Sichtweise des Medizinsystems auch eine Offenheit für den behandelten Menschen zur Seite stellen, sodass ein umfassendes Bild des/der PatientIn entstehen kann. Ziel ist es, dadurch auch in der stationären Versorgung dem Grundsatz gerecht zu werden, Menschen bis an ihr Lebensende individuell zu begleiten und behandeln.

4. Fazit

Die Weiterentwicklung der jetzigen Versorgung am Lebensende und die Optimierung des Sterbens in Institutionen sowie der PatientInnen-zentrierten Fürsorge ist wichtig. Interdisziplinäre, wissenschaftliche Arbeit kann dafür genutzt werden, sich darauf zu konzentrieren, *was* man verändern kann – und nicht allein ein Gegenbild ,Krankenhaus' zu beschreiben oder sich vom vermeintlich ,schlechten Sterben' in Institutionen abzugrenzen. Es gilt den Blick auf die bestehenden Situationen in Krankenhäusern zu richten und gerade mit interdisziplinären Perspektiven konkrete Möglichkeiten mit den Betroffenen zu erforschen und zu benennen, die dann auch Konsequenzen für die Praxis haben. Auch wenn manche Kritik am

Krankenhaus berechtigt ist, ergeben die vorgestellten Ansätze ein vielfältigeres Bild von klinischen Sterbebegleitungen. Diese können beispielsweise gerade auf Normalstationen ein Anfang sein, welche durch zeitliche und personelle Ressourcen oft Schwierigkeiten haben eine ganzheitliche Palliative Care im Sinne von Cicely Saunders umzusetzen. Mit der Würdetherapie und der Narrativen Medizin sind konkrete Ideen benannt, die dazu beitragen können, die Versorgungssituation und individuelle Erfahrung Sterbender weiter zu verbessern. Diese können in der palliativen Praxis in Krankenhäusern weiter erprobt werden.

Es bleibt dabei der Wunsch, dass viele weitere konstruktive Arbeiten und gute Ideen für ein menschliches Begegnen in Ausnahmesituationen entwickelt werden und Raum in der Wissenschaft finden. Ich teile den Standpunkt, dass noch manches falsch läuft in Krankenhäusern, sehe aber in der täglichen Arbeit, dass es die dort tätigen Menschen sind, die Hoffnung geben, das auch verändern zu können.

Literatur

Centor, RM (2007): To Be a Great Physician, You Must Understand the Whole Story. In: Medscape General Medicine, 9: 1, 59.

Charon, R (2006): Narrative Medicine. Honoring the Stories of Illness. New York, NY: Oxford University Press.

Chochinov, HM (2007): Dignity and the Essence of Medicine. The A, B, C, and D of Dignity Conserving Care. In British Medical Journal, 335: 7612, 184-187.

Clark, D (1999): "Total Pain". Disciplinary Power and the Body in the Work of Cicely Saunders, 1958-1967. In: Social Science and Medicine, 49: 6, 727-736.

Danzer, G (2009): Traditionen und Perspektiven einer Personalen Heilkunde. In: Esterbauer R/Rinofner-Kreidl S (Hg.): Emotionen im Spannungsfeld von Phänomenologie und Wissenschaften. Frankfurt a. M.: Peter Lang, Internationaler Verlag der Wissenschaften, 245-256.

Etkind, SN/Bone, AE/Gomes, B/Lovell, N/ Evans, CJ/Higginson, IJ/Murtagh, FEM (2017): How Many People Will Need Palliative Care in 2040? Past Trends, Future Projections and Implications for Services. In: BMC Medicine, 15: 1, 1-10.

Freilinger, F (2009): Das Institutionalisierte Sterben. Sozioökonomische Aspekte des Sterbens. In: Focus Neurogeriatrie, 3: 1-2, 6-10.

Göckenjan, G/Dreßke S (2002): Wandlungen des Sterbens im Krankenhaus und die Konflikte zwischen Krankenrolle und Sterberolle. In: Österreichische Zeitschrift für Soziologie, 27: 4, 80-96.

Gomes, B/Higginson, IJ/Calanzani, N/Cohen, J/Deliens, L/Daveson, BA/ Bechinger-English, D/Bausewein, C/Ferreira, PL/Toscani, F/Meñaca, A/Gysels, M/Ceulemans, L/ Simon, ST/Pasman, HRW/Albers, G/Hall, S/Murtagh, FEM/ Haugen, DF/Downing, J/Koffman, J/Pettanati, F/Antunes, B/Hardig, R (2012): Preferences for Place of Death if Faced with Advanced Cancer. A Population Survey in England, Flanders, Germany, Italy, The Netherlands, Portugal and Spain. In: Annals of Oncology, 23: 8, 2006-2015.

Gomes, B/Calanzani, N/Gysels, M/Hall, S/Higginson, IJ (2013): Heterogeneity and Changes in Preferences for Dying at Home. A Systematic Review. In: BMC Palliative Care, 12: 7, 1-13.

Kitta, A/Adamidis, F/Unseld, M/Watzke, HH/Masel, EK (2019): Retrospective Qualitative Pilot Study Incorporating Patients' Personal Life Aspects on Admission to Palliative Care. In: Wiener Klinische Wochenschrift, 131: 576–81.

Masel, EK/Kitta, A/Huber, P/Rumpold, T/Unseld, M/Schur, S/Porpaczy, E/Watzke, HH (2016): What Makes a Good Palliative Care Physician? A Qualitative Study about the Patient's Expectations and Needs When Being Admitted to a Palliative Care Unit. In: PLoS ONE, 11: 7, 1-15.

Nekolaichuk, CL (2011): Dignity Therapy for Patients Who Are Terminally Ill. In: The Lancet Oncology, 12: 8, 712-713.

Pollock, K (2015): Is Home Always the Best and Preferred Place of Death? In: British Medical Journal (Online), 351, 1-3.

Sauer, S/Müller, R/Rothgang, H (2015): Institutionalisiertes Sterben in Deutschland: Trends in der Sterbeortverteilung. Zu Hause, Krankenhaus Und Pflegeheim. In: Zeitschrift für Gerontologie und Geriatrie, 48: 2, 169-175.

Streckeisen, U (2005): Das Lebensende in der Universitätsklinik. Sterbendenbetreuung in der Inneren Medizin zwischen Tradition und Aufbruch. In: Knoblauch H/Zingerle A (Hg.): Thanatosoziologie, Berlin: Duncker & Humblot, 125-146.

Weatherall, DJ (1994): The Inhumanity of Medicine. In: British Medical Journal, 309, 1671-1672.

World Health Organisation (2019): WHO Definition of Palliative Care. URL: http://www.who.int/cancer/palliative/definition/en; 13.10.2019.

Teil 3:
Optionssteigerung in der Sterbekultur

Rationalitäten und Routinen des ‚Sterben-Machens‘ Normative Orientierungen und professionelle Problemlösungskompetenz in der spezialisierten ambulanten Palliativversorgung

Anna D. Bauer

Inhaltsübersicht

1. Einleitung

Durch die Einführung der spezialisierten ambulanten Palliativversorgung (SAPV) im Rahmen des Gesetzes zur Stärkung des Wettbewerbs in der gesetzlichen Krankenversicherung im April 2007 wird das palliative Versorgungsangebot in Deutschland um einen wesentlichen Baustein ergänzt.[1] Im Zuge der Entwicklung spezialisierter Palliativversorgungsangebote im stationären Bereich (Palliativstationen, Hospize) erweitert sich gleichermaßen das Versorgungsangebot im häuslichen Bereich. Schwerstkranke Ster-

---

1 Mein Dank gilt Florian Greiner, Marlene Lippok und Werner Schneider für wertvolle Kritik und zahlreiche Anregungen. Ich danke außerdem Sabine Baranowski, die an den Korrekturen mitgewirkt hat.

bende haben seither an einen Rechtsanspruch auf spezialisierte Palliativversorgung zu Hause, um ihr Lebensende in ihrer vertrauten Umgebung verbringen zu können. In den folgenden Überlegungen sollen Bezüge und Divergenzen zwischen dem Diskurs um das ‚gute Sterben' und der Bedeutung des Sterbeorts ‚Zuhause' in der SAPV unter Zuhilfenahme empirischer Forschungsergebnisse ausgeleuchtet werden. Die zentrale Frage lautet dabei: Welche unterschiedlichen Erscheinungsformen nimmt das Zuhause aus der Perspektive einer palliativmedizinischen und -pflegerischen Praxis an und welche Funktion erfüllt das Faktum, dass PatientInnen zu Hause verstorben sind, für die Narrativierung von Versorgungsverläufen – also für die Geschichten, die über PatientInnen erzählt werden können – in der ambulanten Palliativversorgung? Bevor auf die Frage eingegangen wird, soll zunächst die Funktion des Zuhauses im Diskurs um das ‚gute Sterben' als Struktur zur Herstellung einer ‚Lesbarkeit des Sterbens' beschrieben und damit die Relevanz der Fragestellung herausgestellt werden (2.). Danach werden drei typische Routinen des ‚Sterben-Machens' zu Hause in Fallverlaufsschilderungen von PalliativmedizinerInnen und Palliativpflegekräften rekonstruiert und im Hinblick auf die Darstellung professioneller Problemlösungskompetenzen sowie normativer Orientierungen analysiert. Da Sterbeprozesse in der Moderne – insofern genug Zeit bleibt – gestaltbar sind und gestaltet werden müssen, lohnt es sich mit dem Begriff des ‚Sterben-Machens'[2] den Blick auf das ‚Machen', also die Logik der Praxis in institutionellen Settings des Sterbens zu richten, die jeweils unterschiedliche „Wissenspolitiken"[3] und Sagbarkeitsordnungen erzeugen und damit unterschiedliche Geschichten, die sich über PatientInnen erzählen lassen (3.). Am Ende (4.) soll nach einer kurzen Zusammenfassung der Ergebnisse der Bezug zu soziologischen Beschreibungen des Zuhauses als Heterotopie hergestellt werden. Im Gegensatz zur Utopie als imaginärer Nicht-Ort ist die Heterotopie ein realer Ort der Krise und Devianz, an dem abweichendes Verhalten und Übergänge in Lebensverläufen bearbeitet werden (Jugend, Alter, Sterben und Tod).[4] Da das Sterben als krisenhafter Verlauf zu Hause stattfinden soll, liegt dessen Beschreibung als Heterotopie nahe.

---

2 Der Begriff des ‚Sterben-Machens' wurde erstmals von Michel Foucault verwendet (1987: 132). In der jüngeren Vergangenheit wurde er von Werner Schneider (2014: 62) und Nina Streeck (2016: 141) in die Debatte um Palliative Care und Biomacht eingebracht. Aktuell wird er auch von Ronald Hitzler zur Beschreibung des Umgangs mit WachkomapatientInnen verwendet (2017: 174).

3 Schneider 2014: 73.

4 Vgl. Foucault 1986: 24.

2. Die Lesbarkeit des Sterbens

Das ‚gute Sterben' wird als „normative Programmatik" gemeinhin als ein ganzheitliches, selbstbestimmtes, individualisiertes Sterben diskutiert, das nicht nur im Privaten stattfindet, sondern bei dem das Private „ins Sterben mit einbezogen" werden soll.[5] Es grenzt sich damit von einem ‚schlechten' oder unwürdigen Sterben ab, welches, medikalisiert, fremdbestimmt und anonym in einem Krankenhaus stattfindet. An der binären Codierung dieses Diskurses fällt auf, dass hier Sterbeprozesse unter moralischen Gesichtspunkten in den Blick genommen werden, also die Thematik von Sterben und Tod einer „Remoralisierung"[6] unterzogen wird. Ausgeblendet wird dadurch die Paradoxie dieser Unterscheidung, die dann sichtbar wird, wenn die Unterscheidung auf sich selbst angewendet wird. Es stellt sich nämlich dann die Frage, wie das Sterben als existenzielle Bedrohung des Menschen überhaupt als ‚gut' etikettiert werden kann. Durch die Fokussierung auf die praktische Herstellung des ‚guten Sterbens' verselbstständigt sich der Diskurs und es muss nicht mehr nach den Bedingungen seiner Möglichkeit gefragt werden – warum eigentlich ‚gut' oder ‚schlecht'? – sondern es entsteht dann die Frage danach, was das Gute am ‚guten Sterben' eigentlich ausmacht und wie es in konkrete Praxisformen übersetzt werden kann.

Als ein Kennzeichen für das ‚gute Sterben' gilt der Sterbeort. Wenn auch durch Hospiz- und Palliativbewegung mit der Errichtung von Hospizen und Palliativstationen andere Sterberäume geschaffen wurden, so ist das ‚gute Sterben' in der Moderne trotzdem eng mit dem Sterben zu Hause assoziiert. Zwar versuchen sich Hospize zum Beispiel durch die Einrichtung von ‚Wohnzimmern' an einer Art *Mimetik* eines imaginierten Ideals des bürgerlichen Zuhauses, bleiben aber in ihrer symbolischen Bedeutung trotzdem immer nur der zweitbeste Sterbeort, denn nur diejenigen, die zu Hause sterben, sterben dort, wo sie gelebt haben. Dort bilden das Leben und das Sterben eine harmonische Einheit. Dem zugrundeliegenden Topos nach verweist das gelebte Leben einer Person auf ihr Sterben. Das Leben erscheint – folgt man Jacques Derridas Beschreibung der Ästhetik des *Präformismus* im Roman von Marcel Proust – als eine „kreisartige" Form, die sich über „die Überlagerungen des Ersten und des Letzten" und „die Implikation des Endes im Anfang", also kurzum über die „Einschachte-

---

5 Stadelbacher 2015: 1810.
6 Schneider 1999: 258ff.; 2005: 72.

lung" des Sterbens *im* Leben erschließen lässt.[7] Das Sterben zu Hause bildet den schlüssigen Abschluss eines Lebens und erzeugt somit eine ‚verständliche' Biografie als Ausdruck einer in sich kohärenten Lebensform. Das ‚gute Sterben' in den eigenen vier Wänden ließe sich daher präziser als eine „biografieangemessene Form des Sterbens"[8] operationalisieren, bei der alles zusammenpasst, sodass der Biografie eine „strukturelle Rationalität" unterstellt werden kann.[9] Die Biografie erscheint dann nicht – wie Niklas Luhmann einst lässig behauptet hat – als „eine Kette von Zufällen, die sich zu etwas organisieren, das dann allmählich weniger beweglich wird"[10], sondern als eine zielgerichtete, in sich stimmige und abgeschlossene Erzählung, in der ein Individuum selbstbestimmt durch „[d]ie Wahl von Strukturen" als „Ausdruck individueller Freiheit"[11] innerhalb einer Matrix gut begründeter Entscheidungen den eigenen Lebensweg strukturell rational hervorgebracht hat.[12]

Deutlich wird hieran: Mit der Wahl des Zuhauses als Sterbeort können sich nicht nur diejenigen, die diese Entscheidung treffen, selbst auf der Seite des Guten, also eines ‚guten Lebens' und eines ‚guten Sterbens' im wahrsten Sinne des Wortes *verorten*, sondern auch die professionelle Sterbebegleitung kann sich hier ihrer selbst versichern, denn diskursiv ist das Zuhause untrennbar mit dem ‚guten Sterben' verbunden, nicht zuletzt deshalb, weil die „zunehmende Diskursivierung von Sterben und Tod [...] über [...] ideale (oder unwürdige) Sterbeorte ausgefochten wird."[13] In diesen Diskursen ist das Zuhause das Synonym „für ein selbstbestimmtes Ster-

---

7 Derrida 1976: 40f.
8 Saake 2007: 239.
9 Nida-Rümelin 2001.
10 Luhmann 1987: 149.
11 Vgl. Nida-Rümelin 2001: 152.
12 Mit der Rede von der „strukturellen Rationalität" wendet sich Julian Nida-Rümelin gegen den „punktuellen Optimierer", der in jeder Situation immer neu und potentiell erratisch entscheiden muss (vgl. ebd.: 152). Mir geht es hier darum darzustellen, dass die hospizliche ‚Sinnbastelei' am Lebensende ebenfalls das Ziel hat, den Sterbenden nicht retrospektiv als „punktuellen Optimierer" zu rekonstruieren, sondern als jemanden, der durch die Wahl von Strukturen in sich kohärente Entscheidungen getroffen hat, also ein durch ‚gute Gründe' gesteuertes Leben geführt hat und somit ‚quasi-religiös' zu sich selbst findet: „Die fiktive Figur des strukturell rationalen Weisen trifft eine einzige Entscheidung, nämlich die für eine in sich kohärente Lebensform, und enthebt sich damit aller punktuellen Abwägungen bis auf diejenigen, die dafür sorgen, dass die jeweiligen Einzelhandlungen sich in jene Strukturen einbetten, die diese Lebensform ausmachen." (ebd.: 153)
13 Lindner 2016: 102.

ben im privaten, geschützten Raum."[14] Es wird so zum Ausdruck von Selbstbestimmung und Individualität, in dem das Subjekt durch die Wahl des Sterbeorts sein „Recht auf den eigenen Tod"[15] betont und damit einem „form- und raumlosen"[16], fremdbestimmten Sterben in der Organisation Krankenhaus, in der es „am besten dagegen geschützt ist, selbst die Umstände seines Sterbens zu bestimmen"[17], entgeht. In einer modernen, funktional differenzierten Gesellschaft, in der traditionelle Sinngebungsmuster im Hinblick auf den Tod ersetzt wurden durch funktionssystemspezifische Formen der Sinnverarbeitung, die für individuelle Personen meist unbefriedigend sind[18], kann diese Fokussierung auf den Sterbeort in Anlehnung an Peter Fuchs als ein Mechanismus gesehen werden, über das „Erscheinen des Sterbens" den Blick von der Nicht-Erfahrbarkeit und Negativität des Todes abzulenken – weg vom Tod aber dafür hin zum Sterben.[19] Dafür müssten Strukturen geschaffen werden, die, so Fuchs, „sich ›lesen‹ lassen, Strukturen, die von Hospizen, Sterbebegleitung, Sterbehilfe bis hin zur Frage nach selbstbestimmten Suiziden reichen [...]."[20] Die Betonung der Bedeutung des Sterbeortes für ein ‚gutes Sterben' kann als ein Element dieser Strukturen betrachtet werden, durch die sich das Sterben ‚lesen' lässt, sodass der Tod als sinnhaft unterbestimmter ‚Nicht-Zustand' zwar bestehen bleibt, aber vom Blick auf das Sterben zumindest in den Hintergrund gedrängt wird.

Vor dieser Folie sollte auch die oben formulierte Frage nach den ‚Erscheinungsformen' an Plausibilität gewinnen, denn diese sind es, die in dem folgenden Kapitel als Routinen des ‚Sterben-Machens' am Sterbeort ‚Zuhause' gefasst werden und beispielhaft zeigen, wie die Lesbarkeit des Sterbens von und für professionelles medizinisches und pflegerisches Fachpersonal hergestellt, das heißt in soziale Strukturen übersetzt wird, an die kommunikativ angeschlossen werden kann. Die Datengrundlage hierfür bilden sogenannte Fallverlaufsschilderungen über PatientInnen der SAPV. Im Rahmen eines Forschungsprojekts[21] wurden ÄrztInnen und Pflegekräf-

---

14 Ebd.
15 Vgl. Student 1996.
16 Stadelbacher/Schneider 2016: 65.
17 Illich 1995: 149.
18 Vgl. Nassehi/Weber 1988.
19 Vgl. Fuchs 2016: 56.
20 Ebd.: 56.
21 Forschungsprojekt SAVOIR: SAPV – Outcomes, Interaktionen, regionale Unterschiede. Gefördert wurde das Projekt vom Gemeinsamen Bundesausschuss (Förderkennzeichen 01VSF16005). Projektbeteiligte sind das Universitätsklinikum Jena, die Universitätsmedizin Göttingen und die Universität Augsburg.

te in problemzentrierten Leitfadeninterviews gebeten, besondere, gelungene, aber auch problematische Fallverläufe zu schildern. Hieraus entstanden 88 Fallverlaufsschilderungen, in denen der Verlauf der Versorgung einzelner PatientInnen von ÄrztInnen und Pflegekräften narrativ rekonstruiert wurde. Aus diesen Fallverlaufsschilderungen wurden unter Verwendung der Methodologie der *Grounded Theory*[22] drei typische Routinen des ‚Sterben-Machens' zu Hause herausgearbeitet, die im Folgenden vorgestellt werden.

3. Routinen des ‚Sterben-Machens' zu Hause

Mit dem Begriff „Sterben-Machen"[23] soll verdeutlicht werden, dass das Sterben keine rein physiologische Erscheinung ist, sondern dass es in soziale Kontexte eingebettet ist: „Menschen sterben nicht einfach so, sondern werden von den sie umgebenden Menschen ›sterben-gemacht‹. Dieses ›Sterben-Machen‹ eines Menschen wird immer von der Gesellschaft, in der er lebt, bestimmt."[24] Wenn es stimmt, dass das Sterben in der modernen Gesellschaft primär in organisierte Formen überführt wird, dann sind soziologisch vor allem die „institutionellen Settings" des „Sterben-Machens" mit ihrer „implizit oder explizit zum Ausdruck gebrachten Botschaft an den Schwerstkranken [...]"[25] von besonderem Interesse. Mit dem Begriff der Routine soll ein Teil dieses „institutionellen Settings" in den Blick genommen werden, da es sich bei der Versorgung und Begleitung von PalliativpatientInnen durch die SAPV eben um genau solch ein institutionelles, das heißt *organisiertes Setting* handelt. Die SAPV als Organisation stellt „dort Ordnung, Stabilität und Wiederholbarkeit her, wo man ohne Organisationsbildung jeden Schritt in unmittelbarer Interaktion unter Anwesenden immer wieder neu herstellen müsste."[26] Das Bereitstellen von Routinen und von wiederholbaren, auf mehr als nur den Einzelfall anwendbaren Problemlösungsstrategien ist also eine wesentliche Funktion von Organisationen und damit auch der ambulanten Palliativversorgung.

Wenn von typischen Routinen des Sterben-Machens *zu Hause* die Rede ist, dann können nicht nur die bloßen materiellen Gegebenheiten vor Ort zum Thema gemacht werden, sondern genauso auch die Bezugspersonen

---

22 Vgl. Przyborski/Wohlraab-Sahr 2009; Strauss 1991.
23 Vgl. zum Begriff des „Sterben-Machens" bei Foucault: Streeck 2016: 141.
24 Schneider 2014: 62.
25 Ebd: 67.
26 Saake/Nassehi 2004: 127.

der Sterbenden – Angehörige, Freunde, Nachbarn –, die dort in der Regel vorzufinden sind und maßgeblich auf den Sterbeverlauf einwirken, der wiederum auch auf sie zurückwirkt. Was hier unter ‚Zuhause' verstanden wird, kann darüber hinaus sehr vielfältig sein. Unter Zuhause ist hier nicht immer das Gebäude oder die Wohnung zu verstehen, die der offizielle Wohnsitz ist. Die Interviewdaten aus der ambulanten Palliativversorgung zeigen, dass der Begriff des Zuhauses vor allem negativ definiert wird, das heißt darüber, was es *nicht* ist. Das Zuhause ist primär *nicht* eine stationäre Einrichtung. Es ist vielmehr der Ort, an dem Sterbende innerhalb ihrer persönlichen Bezüge als Personenschablonen, also zum Beispiel als Vater oder Mutter, zu erkennen sind.

Beim Blick in die Empirie fällt auf, wie vielfältig Erscheinungsformen des Zuhauses in der ambulanten Palliativversorgung sein können und welche Rolle hierbei romantische Vorstellungen vom Sterben zu Hause im intimen Kreise der Familie spielen. Aus den Fallverlaufsschilderungen ergeben sich drei verschiedene typische Routinen des Sterben-Machens zu Hause. Um auch den zweiten Teil der oben genannten Fragestellung nach den Funktionen solch narrativer Muster zu beantworten, werden alle drei typischen Routinen im Hinblick auf typische Problem-Lösungs-Relationen analysiert.[27] Es wird deutlich, dass das zu lösende Problem nicht unbedingt die Versorgungspraxis an sich ist, sondern das Kommunikationsproblem einer Interviewsituation, in der *professionelle Problemlösungskompetenz und eine normative Orientierung am ‚guten Sterben'* dargestellt werden müssen. Es geht letztlich um die Frage, warum so und nicht anders erzählt wird und wie die Erzählungen ihre eigene Kontingenz einschränken müssen, um als Erzählungen überhaupt ‚lesbar' zu sein.[28]

3.1 Reiche Alltagspraxis – Herstellung symmetrischer Muster von Betroffenheit

Unter dem Etikett ‚reiche Alltagspraxis' habe ich Erzählungen vom Zuhause als Ort der Gemeinschaft und Geselligkeit zusammengefasst. Das Verhindern der Krankenhauseinweisung durch die ambulante Palliativversorgung und das Verbleiben der PatientInnen außerhalb stationärer Einrichtungen ermöglicht demnach eine reichhaltige Vielfalt in deren Lebenswelt. Hier finden sich in den Beschreibungen der Versorgungspraxis Anknüpfungspunkte an romantisierende Vorstellungen des Sterbens im pri-

---

27 Vgl. Nassehi 2008.
28 Vgl. Nassehi/Saake 2002.

vaten Umfeld einer bürgerlichen Welt.[29] Das Sterben nimmt die Form eines ‚Happy End' an. Mit der Bezeichnung ‚reiche Alltagspraxis' soll der verklärende und ästhetisierende Charakter dieser Beschreibungen unterstrichen werden:

> „Die Praxis des Sterbens wird heute im öffentlichen Diskurs gerne am verklärenden Bild einer Vergangenheit gemessen, in die all das hineinprojiziert wird, was man als Verlusterfahrung empfindet: eine reiche Alltagspraxis, in der auch das Sterben aufgehoben wird. Bisweilen scheint die Ästhetisierung dieser Praxis den Eindruck zu vermitteln, als habe das Sterben in früheren Zeiten erstens tatsächlich jene gelassene und familiäre Form gehabt und als sei zweitens das Sterben in früheren Zeiten weniger schrecklich und unangenehm gewesen."[30]

Genau diese Verklärung, Ästhetisierung, die familiäre Form und die Gelassenheit der Beteiligten ist es, die sich in den hier zusammengefassten Routinen des ‚Sterben-Machens' zu Hause wiederfinden lässt, nur eben nicht als romantische Erinnerung an vergangene Zeiten, sondern als Resultat einer professionellen medizinischen und pflegerischen Begleitung des Sterbeprozesses in der Gegenwart.

Typisch für diese Routinen des Sterbens zu Hause ist eine Beschreibung der Alltagsgestaltung der PatientInnen, noch bevor der eigentliche Sterbeprozess beginnt: Die PatientInnen erscheinen in den Erzählungen der ÄrztInnen und Pflegekräfte nicht als passive BeobachterInnen des Geschehens, sondern als aktiv gestaltende Persönlichkeiten mit vielfältigen Interessen. Sie tun Gutes, indem sie sich für karitative Zwecke engagieren und anderen helfen, sie halten Vorträge oder gehen künstlerischen Tätigkeiten nach. Von und für diese PatientInnen werden Feiern veranstaltet, zu denen deren großer Freundeskreis eingeladen wird. Es wird das vielfältige soziale Umfeld der PatientInnen beschrieben, welches in die letzte Lebensphase aktiv mit eingebunden wird und so Anteil nimmt. Auch die Anwesenheit und Einbeziehung von minderjährigen Kindern – die sonst als problematisch wahrgenommen wird – ist hier nicht nur kein Problem, sondern sogar erwünscht. Das Sterben findet nicht nur in der Privatwelt der PatientInnen statt, sondern die Privatwelt wird in den Sterbeprozess mit einbezogen. Im Vordergrund steht bei PatientInnen, die Teil solch einer ‚reichen Alltagspraxis' sind, nicht immer die medizinische oder pflegerische Versorgung. Wichtig kann auch sein, eine Versöhnung von Familien

---

29 Vgl. Stolberg 2011: 186.
30 Saake/Nassehi 2004: 125.

am Lebensende herbeizuführen. Pflegekräfte stellen zum Beispiel Kontakt zu Kindern her, mit denen seit Jahren nicht mehr gesprochen wurde. Dies gelingt schließlich auch, sodass – wie es eine Pflegekraft schildert[31] – eine Patientin im Beisein beider Söhne zu Hause versterben kann, während diese ihre Hand halten. Auch die Gründe für den Abbruch des Kontakts scheinen dann vergessen: „Und es hat nicht mehr gestritten werden müssen."[32] Die PatientInnen sterben nicht anonym in einer Einrichtung, sondern in ihrem Zuhause im Kreise ihrer Freunde und/oder ihrer Angehörigen. Die Familie als sich über Personen selbst beobachtendes Sozialsystem[33] fungiert damit gewissermaßen als ein Medium zum Erzeugen von Versöhnungsgesten.

Voraussetzung für ein in eine reiche Alltagspraxis eingebettetes Sterben ist ein „offener Bewusstseinskontext"[34]. Nicht nur den PatientInnen selbst, sondern allen am Sterbeprozess Beteiligten muss bekannt sein, dass diese sterben. Interessanterweise lassen diese Erzählungen aber immer wieder vergessen, dass es sich um schwerstkranke Sterbende handelt, die einen Bedarf an besonders aufwändiger Versorgung haben. Die PatientInnen werden so beschrieben, als hätten sie gar keine *Sterbe*rolle übernommen. Schwierigkeiten bei der Akzeptanz des Sterbens oder beim Übergang von der Krankenrolle in die Sterberolle werden nicht thematisiert, obwohl der Aktivismus der PatientInnen exakt dies vermuten lassen könnte. Das Paradigma des „bewussten Sterbens"[35] kann hier keine Anwendung finden, da es sich so darstellt, als ob die PatientInnen – zumindest narrativ – unsterblich seien. Die Krankheit ist genauso wie der eigentliche Sterbeprozess vor der alles überstrahlenden authentischen Persönlichkeit der PatientInnen nur noch eine Randnotiz, wie der Abschluss der Erzählung einer Pflegekraft zeigt: „Dann war sie da am Ufer, sie haben gegrillt und die Hunde sind umeinander gerannt, und Kinder sind umeinander gerannt, und haben sie praktisch nochmal gefeiert, und dann ist sie gestorben."[36] Nach dem Grillen und einer Feier am Fluss im Kreise der Lieben ist das Sterben – eigentlich *der* sachliche Bezugspunkt der Palliativversorgung – der Patientin in einem kurzen Nebensatz vollzogen.

Auffällig an solchen Erzählungen ist, dass sie starke Persönlichkeiten in den Mittelpunkt stellen. Soziologisch kann Kommunikation anhand von

---

31 Vgl. Pflegekraft Team 3, Abs. 54.
32 Ebd.
33 Vgl. Luhmann 1990b.
34 Vgl. Glaser/Strauss 1964; 1974.
35 Vgl. Saake et al. 2019: 30-32.
36 Pflegekraft Team 3, Abs. 40.

drei Sinndimensionen – Sozial-, Sach- und Zeitdimension – identifiziert und differenziert werden.[37] Diese Art der Erzählung von Ereignissen in der Privatwelt der PatientInnen ist typischerweise sozialdimensioniert, das heißt, es steht vor allem die Frage im Vordergrund, *wer* hier stirbt und *wer* daran beteiligt ist oder noch beteiligt werden kann. Es wird, gemäß dem holistischen Paradigma der Pflege, die Rekonstruktion einer „›ganzen‹ Person" angestrebt.[38] Die Erzählungen zeigen, dass sowohl ÄrztInnen als auch Pflegekräfte die PatientInnen jenseits ihrer Diagnosen zu kennen scheinen, da sie ausführlich und mit großer Detailkenntnis über familiäre Konstellationen, Biografien und persönliche Interessen der PatientInnen berichten können. Darüber hinausgehend wird eine Ausweitung des Kreises der Beteiligten und damit auch Betroffenen angestrebt, denn es gehört offenbar zum Sterben als Teil einer reichen Alltagspraxis, dass möglichst viele an der letzten Lebensphase der Sterbenden beteiligt werden. Die Fallverlaufsschilderungen, die sich in Form einer Erzählung vom Sterben, das eingebettet ist in eine reiche Alltagspraxis, präsentieren, ermöglichen es ÄrztInnen und Pflegekräften, sich als ,ganzheitlich' orientiert darzustellen und damit gewissermaßen das ,Problem der Professionalität' zu bearbeiten. Statt einer sachlichen Engführung der Erzählung auf medizinische und pflegerische Aspekte der Versorgung wie etwa Diagnosen, Medikamente, Einsatz von technischen Hilfsmitteln, Bewältigung von Krisen, Wundversorgung, Verbände, etc. geht es um die freundschaftliche, familiäre und letztlich als symmetrisch verstandene Beziehung zu den PatientInnen, die mit einem professionellen Expertentum oder gar einem ärztlichen „Dominanzgebaren"[39] unvereinbar zu sein scheint. Durch die Ausblendung sachlicher Bezugspunkte ersetzen diese Erzählungen eine professionelle Selbstdarstellung fachlicher Kompetenz durch eine Selbstdarstellung als sich ,auf Augenhöhe' befindende ÄrztIn oder Pflegekraft. Dass die oben zitierte Pflegekraft neben vielen weiteren persönlichen Details unter anderem von einer Grillfeier am Ufer eines Flusses berichten kann, soll zeigen, dass sie in diesem Fall in ihrer Rolle als professionelle Pflegekraft dazu in der Lage ist, diese abzustreifen, um in die Rolle einer Angehörigen zu schlüpfen

---

37 Vgl. Luhmann 1984: 112.
38 Der Aufsatz von Dirk Richter und Irmhild Saake setzt sich mit den strukturellen Grenzen holistischer Ansätze auseinander: „Die ›ganze‹ Person des Patienten zu erfassen ist prinzipiell unmöglich. Niemand kann aus seiner Perspektive heraus, niemand kann vollkommen in die Perspektive von anderen schlüpfen" (Richter/ Saake 1996: 174). Vgl. auch kritisch insgesamt zu holistischen Perspektiven in der Pflege Stemmer 1999.
39 Saake 2003: 432.

und somit als Gleiche unter Gleichen am Sterben der Patientin Anteil nehmen kann und darf. Wenn das Sterben als nackte Tatsache die „prototypische Form von Asymmetrie"[40] ist, dann kann diese Darstellung von Anteilnahme als Strategie zur Herstellung symmetrischer Muster der Betroffenheit gelesen werden, die die Asymmetrie des Sterbens zwar nicht heilen, aber wenigstens darüber hinweghelfen kann.

3.2 Die schwierige Familie – Schnittstellenmanagement zwischen Organisation und Familie

In der Privatwelt der PatientInnen trifft – wie bereits deutlich wurde – die ambulante Palliativversorgung in der Regel auf deren Familien[41]. Sind keine Angehörigen vorhanden, wird die Versorgung der PatientInnen typischerweise entweder gar nicht erst angenommen, nach kurzer Zeit abgebrochen und eine stationäre Einweisung veranlasst oder aber die PatientInnen versterben tatsächlich alleine zu Hause, was aber für ÄrztInnen und Pflegekräfte keinerlei Arbeitszufriedenheit generiert. Da die ambulante Palliativversorgung nicht 24 Stunden am Tag vor Ort präsent sein kann, ist diese auf die Mitarbeit von Angehörigen angewiesen. Diese fungieren dann als AssistentInnen, in dem sie sich vor allem um die pflegerische Versorgung der PatientInnen kümmern, aber auch in medizinischen Notfällen auf telefonische Anweisung hin Medikamente oder Spritzen verabreichen. Dieser für die ambulante Palliativversorgung konstitutive Zusammenhang zwischen Fachpersonal und den Angehörigen der PatientInnen als assistierende Laien kennzeichnet Erzählungen von gelungenen oder misslungenen Fallverläufen, denn in der Privatwelt der PatientenInnen ist – anders als im stationären Setting – deren Familie nahezu immer anwesend. Die Abwesenheit signifikanter Anderer, wie zum Beispiel Ehepartner, Söhne/Töchter oder minderjähriger Kinder muss in Krankenhäusern zum Beispiel mittels begrenzter Besuchszeiten nicht als Einschränkung oder Mangel entschlüsselt werden, sondern sie kann als Ressource dienen, bestimmte medizinische oder pflegerische Handlungen an den PatientInnen durchzuführen oder auch die Kommunikation zu erleichtern, da sie die *Entkopplung* unterschiedlicher Kontexte ermöglicht – hier die Entkopp-

---

40 Saake 2018: 324.

41 Mit dem Begriff ‚Familie' sollen hier nicht genealogisch determinierte Verwandtschaftsbeziehungen (im Sinne eines Stammbaumes) bezeichnet werden, sondern – wie weiter unten noch deutlich wird – ein spezifischer Modus operativer Schließung über die Beobachtung von Personen, also auch von Angehörigen.

lung von Organisation und Familie. Von dieser Ressource der Abwesenheit kann die ambulante Palliativversorgung keinen Gebrauch machen, denn das ambulante Setting ist durch Anwesenheit und permanent laufenden Interaktionskontakt nicht nur mit PatientInnen, sondern auch mit Angehörigen gekennzeichnet.

Hier konnte ich eine zweite typische Routine des Sterben-Machens zu Hause herausarbeiten, die auf ‚die schwierige Familie' fokussiert. Die Fallverlaufsschilderungen, in denen die Familien von PatientInnen eine dominierende Rolle spielen, überschneiden sich mit Geschichten über eine ‚reiche Alltagspraxis', denn für deren Entstehung ist die umfassende Anteilnahme nahestehender Personen unabdingbar. Sie unterscheiden sich aber wesentlich im Hinblick auf das Erscheinungsbild der Familie: Während die Familie als Teil der ‚reichen Alltagspraxis' diejenige ist, die eine gewissermaßen ‚gesellige' letzte Lebensphase möglich macht, stellt die Familie in diesem Fall ein undurchschaubares soziales Gefüge und oftmals einen Störfaktor dar.

An den Geschichten über PalliativpatientInnen im ambulanten Setting lässt sich ablesen, dass von der ambulanten Palliativversorgung offenbar das Auftreten der Familie als homogene und klar adressierbare Einheit erwartet wird. Dies wird vor allem daran sichtbar, dass eine Versorgung typischerweise dann problematisiert wird, wenn die Familie gerade nicht als homogene Einheit auftritt, sondern sich durch erhöhten Meinungspluralismus auszeichnet. In einem Fall wird von einer Patientin berichtet, „da waren fünf Kinder, die alle eine Vorsorgevollmacht hatten, und jeder hat mir was anderes erzählt, was für ein[en] mutmaßlich[en] Wille die Mutter jetzt hätte zu der Situation […]."[42] Es ist dies eine Situation, in der sich durch die ungeordnete Heterogenität verschiedener symmetrischer Sprecherpositionen keinerlei Anknüpfungspunkte für die weitere Planung des Falles ergeben, denn Anschlussfähigkeit ergibt sich nur durch Asymmetrien, nie durch Symmetrien.[43] Es wird daher eine asymmetrische, gewissermaßen hierarchische Familienstruktur als ‚Andockstelle' erwartet – und falls nicht vorhanden gezielt hergestellt –, bei der es klar benennbare An-

---

42 Leitung Team 6, Abs. 108.
43 Um das Argument an einem naheliegenden Beispiel zu verdeutlichen: Dieser Text beginnt (wie jeder Text) sachlich asymmetrisch. Er handelt von der SAPV, obwohl er auch von Hospizen, Palliativstationen oder der kabylischen Gesellschaft handeln könnte. Es wird ein Thema ausgewählt und damit andere Themen zurückgestellt, das heißt, es werden Symmetrien abgebaut, damit das Schreiben beginnen kann. Vgl. dazu Saake 2016.

sprechpartnerInnen gibt, also Personen, die „den Hut aufhaben"[44]. Wenn wir mit Niklas Luhmann davon ausgehen, dass das „Sozialsystem Familie"[45] als operativ geschlossenes System, welches sich über die Beobachtung bestimmter, signifikanter Personen nach außen hin abschließt[46], prinzipiell zunächst intransparent ist[47], dann ist die Benennung von Ansprechpersonen und die Einteilung von Familienmitgliedern in Hierarchiepositionen durch die Palliativversorgung der Versuch, diese Intransparenz – zumindest temporär für den Zeitraum der Versorgung – in eine spezifische Form von Transparenz zu verwandeln. Die Systemzustände lassen sich so zwar nicht von außen vollständig determinieren – wie sollte das auch bei einem operativ geschlossenen System möglich sein? –, aber es entsteht dann zumindest kurzzeitig die Möglichkeit, die beabsichtigte *Fremdsteuerung* der professionellen ÄrztInnen und Pflegekräfte über die Ansprechperson in *Selbststeuerung* der Familie zu übersetzen. Die MitarbeiterInnen der Palliativversorgung werden so zwar nicht Teil der Familie – was auch sehr unwahrscheinlich wäre, da Familien im Unterschied zu Organisationen nicht über formalisierte Mitgliedschaftsrollen verfügen –, aber sie können über die Ansprechperson auf die Familie einwirken. Umgekehrt wird die Familie trotz des Aufbaus einer Hierarchie mit unterschiedlichen Sprecherpositionen und Entscheidungskompetenzen nicht zur Organisation, sondern simuliert lediglich eine Art organisationsförmige ‚Benutzeroberfläche', die als Schnittstelle zu den Professionellen der organisierten ambulanten Palliativversorgung fungiert. Es lässt sich hieran die Eigenheit der Kommunikation von Organisationen nachvollziehen, die solche ‚Benutzeroberflächen' erst notwendig werden lässt, denn Organisationen kommuni-

---

44 Ärztlicher Leiter Team 4, Abs. 61.

45 Vgl. Luhmann 1990b.

46 Hiermit ist nicht gemeint, dass das System aus Personen bestehen würde, sondern nur, dass hier Personen unter verstärkter Beobachtung stehen. Wie alle sozialen Systeme bestehen auch Familien „aus Kommunikation und nur aus Kommunikation, nicht aus Menschen und nicht aus ‚Beziehungen' zwischen Menschen" (Luhmann 1990b: 190).

47 „Die Sinnebene, auf der ein solches System Ereignisse markiert, Relevanzen feststellt und Anschlußfähigkeit organisiert, bricht an den Grenzen des Systems ab […]" (ebd.: 205). Die Familie hat also ein Innen und ein Außen, was die Möglichkeit eröffnet, sich nach außen anders darzustellen, als nach innen. Illustrativ hierzu sind auch die Studien von Pierre Bourdieu über die Familien der Kabylei, für die es eine offizielle „Vorzeigeverwandtschaft" und eine offiziöse „praktische Verwandtschaft" (1993: 343) gibt, was unterstreicht, dass bei einer rein genealogischen Betrachtung von Verwandtschaft deren praktische Dimension unverstanden bleibt.

zieren „[a]m liebsten [...] mit Organisationen, und sie behandeln Private
dann oft so, als ob sie Organisationen [...] wären, die besonderer Hilfe und
Belehrung bedürfen.“[48] Durch die Etablierung privilegierter Sprecherrol-
len innerhalb der Familie wird es der SAPV möglich, ‚Private‘ als Teil der
Familie so zu behandeln, als wären sie Teil einer Organisation.

Nicht nur ein uneinheitliches Meinungsbild innerhalb einer Familie erschwert die Versorgung, sondern auch eine asymmetrische Verteilung der
Betroffenheit vom Sterben eines signifikanten Anderen. Konkret sind dies
in der Praxis der Palliativversorgung Situationen, in denen das oben bereits erwähnte Paradigma des bewussten Sterbens nur teilweise durchgesetzt werden kann, sodass innerhalb eines Familiensystems unterschiedliche „awareness contexts“[49] simultan nebeneinander existieren. Der oder
die PatientIn befindet sich hier nur für einen Teil der Angehörigen in
einer Sterberolle, während sie für einen anderen Teil in der Krankenrolle
verbleibt, mit der damit einhergehenden Erwartung einer zukünftigen
Heilung. Kennzeichnend für solche Fallverlaufsschilderungen ist, dass
zwar für die PatientInnen, den Großteil der Familie und die MitarbeiterInnen der Palliativversorgung ein „open awareness context“[50] gilt, also sich
fast alle Beteiligten in einem gemeinsam geteilten Horizont des bewussten
Sterbens wiederfinden, dieser Horizont aber nicht auf alle anwesenden Angehörigen ausgedehnt werden kann, sodass keine symmetrische Betroffenheit hergestellt werden kann. Diese Konstellation wird für die MitarbeiterInnen der ambulanten Palliativversorgung zu einem „Schlamassel“[51]: Typischerweise wird von Seiten der MitarbeiterInnen, insbesondere der Pflegekräfte, versucht, auf die die Situation leugnenden Angehörigen mit psy-
chologischer Arbeit als eine Art ‘Schnittstellenmanagement’ am psychischen System durch verstärkte Kommunikationsangebote einzuwirken,
um einen gemeinsam geteilten Horizont des bewussten Sterbens herzustellen. In den Interviews wird diese Strategie jedoch aus zweierlei Gründen
problematisiert: Erstens erreicht sie typischerweise nicht das erwünschte
Ergebnis, da sich durch ein Mehr an Kommunikation offenbar keine offenen Bewusstseinskontexte herstellen lassen. Dies kann systemtheoretisch
mit der Differenzierung in jeweils operativ geschlossene psychische und
soziale Systeme erklärt werden: „Die Autopoiesis der Kommunikation pro-

---

48 Luhmann 1997: 834.
49 Glaser/Strauss 1964: 670.
50 „An *open* awareness context obtains when each interactant is aware of the other's
    true identity and his own identity in the eyes of the other“ (ebd.; Hervorhebung
    im Original).
51 Göckenjan/Dreßke 2002: 83.

duziert Kommunikation aus Kommunikation – nie aus Bewusstseinszuständen [...]."[52] Kommunikation als soziales System und der Bewusstseinszustand des psychischen Systems können sich höchstens wechselseitig irritieren. Ob die durch Kommunikation intendierten Einsichten erreicht wurden, kann immer nur durch neue Kommunikation überprüft werden, wodurch sich der bisweilen ins Endlose gesteigerte Redebedarf mit den ‚uneinsichtigen' Angehörigen erklärt. Als Folge davon – und das ist der zweite Grund, weshalb die Strategie problematisiert wird – sehen sich die MitarbeiterInnen in der Pflicht, die ‚uneinsichtigen' Angehörigen zu schonen, was zur Folge hat, dass für diese bestenfalls noch ein „pretense awareness context"[53] hergestellt wird – alle Beteiligten wissen über den bevorstehenden Tod, täuschen aber wechselseitig Nicht-Wissen vor –, da ein Überbringen schlechter Nachrichten die vom Sterben (noch) nicht betroffenen Angehörigen zu stark belasten würde. Es wird aus der Not eine Tugend gemacht und das Festhalten an der Krankenrolle als ein Zeichen von Hoffnung rekonstruiert, mit dem vorsichtig umgegangen werden muss:

> „Wir haben also lange gesprochen, um erstmal rauszukriegen, was da Sache ist, diese falschen Vorstellungen zu sehen. Die versucht man dann zu bremsen, aber man kann es natürlich ja, wenn man das erste Mal da ist, kann man jetzt auch nicht da mit dem Vorschlaghammer reinhauen und sagen ›Hier, ist alles ganz anders! Die stirbt!‹ [...]."[54]

Die „falschen Vorstellungen", die ein Palliativmediziner hier beschreibt, können nicht plötzlich aus der Welt geschafft, sondern allenfalls gebremst werden. Es wird zwar versucht, die Angehörigen zunächst zu schonen. Nichtsdestotrotz bleibt es das Ziel, den Bewusstseinskontext zu öffnen, um einen Übergang von der Wahrnehmung der PatientIn als krank, hin zur Wahrnehmung als sterbend herzustellen. Doch besonders bei sehr kurzen Verläufen – in diesem Fall waren es weniger als 24 Stunden – reicht die Zeit nicht aus, um diesen langsamen Transformationsprozess der Patientenrolle zu begleiten, was zur Folge hat, dass die Patientin für die betroffenen Angehörigen unerwartet stirbt, was von dem Palliativmediziner als Kennzeichen einer gescheiterten Versorgung gewertet wird. Diese ungleiche Verteilung des Sterbebewusstseins innerhalb einer Familie führt dazu,

---

52 Luhmann 1990c: 43.
53 „A *pretense* awareness context is a modification of the open one: both interactants are fully aware but pretend not to be" (Glaser/Strauss 1964: 670; Hervorhebung im Original).
54 Palliativmediziner Team 2, Abs. 82.

dass das Paradigma des „bewussten Sterbens"[55] nicht umgesetzt werden kann. Mit dem Konzept der „Gesellschaft der Gegenwarten"[56] lässt sich das Problem so beschreiben, dass innerhalb einer Familie mehrere Gegenwarten simultan nebeneinander herlaufen und sich hier nicht ohne Weiteres ein Konsens generieren lässt. In einer Gegenwart stirbt die oben genannte Patientin bald, in der anderen Gegenwart wird sie bald geheilt werden. Beide richten sich auf ein und denselben Gegenstand, rechnen aber aus unterschiedlichen Gegenwarten heraus mit entsprechend unterschiedlichen Zukünften. Es ist daher nur folgerichtig, dass MitarbeiterInnen der ambulanten Palliativversorgung – trotz kurzfristiger Phasen der ‚Schonung' – versuchen, die „Gegenwarten von Sterbenden"[57] auf *eine Gegenwart* und damit *eine Zukunft* zu reduzieren, um mögliche Erwartungsenttäuschungen einzudämmen. Es können offenbar nicht dauerhaft *mehrere Zukünfte* angeboten werden, sondern nur *eine Zukunft*, und zwar die des bevorstehenden Todes. Es geht also nicht nur um die Herstellung eines Konsenses in der Sozialdimension, sondern auch um die Synchronisation von Erwartungshaltungen in der Zeitdimension.

3.3 Der selbstbestimmte Patient – Das Aushalten des ‚wilden' Willens

Zentraler Bestandteil der normativen Programmatik des ‚guten Sterbens' ist, dass die Selbstbestimmung und Autonomie des Patienten hervorgehoben wird.[58] In der ambulanten Palliativversorgung wird das Verbleiben in den eigenen vier Wänden und die Vermeidung von Krankenhauseinweisungen als Ausdruck dieser Selbstbestimmung gewertet. Können PatientInnen zu Hause versterben, so ist dies ein Zeichen dafür, dass der selbst gewählte Patientenwille verwirklicht wurde und der oder die PatientIn somit tatsächlich seinen oder ihren ‚eigenen Tod' am Ort der Wahl sterben konnte. Der Ort wird so zum Indikator dafür, dass hier die Selbstbestimmung des Patienten wirkmächtig und somit auch das Sterben ‚gut' war. Dieses Insistieren auf dem Sterbeort als Ausdruck von Selbstbestimmung deutet auch darauf hin, dass die Patientenklientel der SAPV chronisch

---

55 Vgl. Saake et al. 2019: 30-32.
56 Nassehi 2003: 135ff.
57 Vgl. Saake et al. 2019.

58 Das die Begriffe Selbstbestimmung und Autonomie selbstverständlich nicht synonym zu verwenden sind, könnte an andere Stelle noch diskutiert werden. Hier geht es aber weniger um den propositionalen Gehalt dieser Begriffe, als vielmehr um deren Performanz im Diskurs um das ‚gute Sterben'.

schwerstkranke Sterbende sind, bei denen das Sterben gewissermaßen 'erwartbar' ist und die in dieser Situation vor allem eines nicht sind: selbstbestimmt und autonom. Es ist dies das „Paradox" dieses Diskurses, dass zwar Selbstbestimmung und Autonomie hervorgehoben werden, es sich aber gleichzeitig „gerade beim erwarteten Sterben um den Verlust jeglicher Selbstbestimmung und Autonomie handelt."[59] Damit Selbstbestimmung und Autonomie, die ja zunächst – genauso wie die im Zusammenhang mit dem ‚guten Sterben' omnipräsenten Begriffe wie Würde („klangvoller Deckname"[60]) oder Sicherheit („soziale Fiktion"[61]; „ständige semantische Entleerung"[62]) – nur ‚leere Signifikanten' sind, mit einem Bedeutungsgehalt versehen werden können, müssen gezielt Signifikate als Zeichen und Symbole hervorgebracht werden, anhand derer sich PatientInnen als selbstbestimmte und autonome Subjekte bezeichnen lassen, die über einen Willen verfügen, der umgesetzt werden kann und muss.

Die ambulante Palliativversorgung konstruiert allein schon den Wunsch von PatientInnen, zu Hause versterben zu können, als Ausdruck von Selbstbestimmung. Die PatientInnen treten so als EntscheiderInnen in Erscheinung, die selbstbestimmt ihre letzte Lebensphase geplant haben. Auch zunächst schwierige Wünsche, wie zum Beispiel der Wunsch eines Sterbenden, zu Hause auf seinem Ledersofa bleiben zu können, werden, insofern sie sich umsetzen lassen, von ÄrztInnen und Pflegekräften als Zeichen für Selbstbestimmung gewertet.[63] Ein solcher Fall lässt dann, wie die Analyse zeigt, eine „hohe Arbeitszufriedenheit"[64] zurück. Besonders positiv wird in Fallverlaufsschilderungen hervorgehoben, wenn PatientInnen sich nicht nur für den Verbleib zu Hause, sondern gleichzeitig auch gegen einen Krankenhausaufenthalt entscheiden und dies selbst dann, wenn die Ablehnung des Krankenhausaufenthaltes und das Verbleiben in den eigenen vier Wänden de facto zu einer lebensverkürzenden Maßnahme werden. Eine interviewte Person berichtet von einer Patientin, die auf eine stationäre Behandlung mit oraler Antibiose als lebensverlängernde Maßnahme verzichtet:

„Und dann habe ich mit ihr gesprochen. Und sie hat dann gesagt ›Mhm? Ja, muss ich überlegen‹. Und dann habe ich gesagt ›Sie müssen

---

59 Nassehi 2006: 86.
60 Gronemeyer 2005: 208.
61 Luhmann 1990a: 128.
62 Eisch-Angus 2019: 150.
63 Vgl. Ärztliche Leiterin Team 8, Abs. 53.
64 Ärztliche Leiterin Team 8, Abs. 53.

halt überlegen, ob Sie Zeit gewinnen wollen, oder ob das so ok ist?‹ […] Dann rief sie mich so zwei, drei Stunden später […], hat gesagt ›Nee, ich habe mich entschieden. Ich habe auch meinen Mann nochmal gefragt, ob er Zeit braucht. Und wir haben gesagt, nee, wir lassen das jetzt so, wie es ist, ich bleibe zu Hause.‹ Und dann ist sie zu Hause geblieben […]. Und ich glaube, zwei Tage später ist sie auch zu Hause verstorben."[65]

Der Patientin werden die Möglichkeiten aufgezeigt, die ihre Situation bietet. Ihre Entscheidung für den Verbleib zu Hause und damit gegen die lebensverlängernde Maßnahme im Krankenhaus bringt ihr das Lob der behandelnden Ärztin ein: „selbstbestimmte junge Frau, klares Konzept und so […]."[66] Dass die Patientin sich nach reiflicher Überlegung für das Zuhause entschieden hat, lässt sie als besonders selbstbestimmt erscheinen. Dadurch, dass PatientInnen vor solch tiefgreifende Entscheidungen gestellt werden und diese Situationen durch das gezielte Aufzeigen von Alternativen überhaupt erst zu Entscheidungssituationen werden, entstehen selbstbestimmte PatientInnen, die von ihrem Recht Gebrauch machen, selbst über den Ort ihres Sterbens bestimmen bzw. besser: entscheiden zu dürfen. Mit dieser Betonung von Kontingenz durch die Entscheidungssituation und deren darauffolgenden Wegarbeitung durch den oder die PatientIn kann dem Leerbegriff der ‚Selbstbestimmung‘ ein Bedeutungsgehalt zugewiesen werden.

Demgegenüber kann die Selbstbestimmtheit von PatientInnen für die ambulante Palliativversorgung auch zu einem weiteren „Schlamassel"[67] werden, und zwar dann, wenn die Selbstbestimmung kein Produkt von durch die MitarbeiterInnen der ambulanten Palliativversorgung erzeugten Entscheidungslagen ist. Diese Situationen entstehen gerade dann, wenn PatientInnen alleine leben und/oder die Privatwelt der PatientInnen nicht den Vorstellungen von einem ‚schönen Zuhause‘ entspricht. Hier würde eine ambulante Form spezialisierter Palliativversorgung in der Regel gar nicht zur Disposition gestellt, denn dies sind die Fallverlaufsschilderungen, die den stärksten Kontrast zu denen bilden, die unter dem Titel ‚reiche Alltagspraxis‘ zusammengefasst wurden. Sie sind am weitesten von der romantischen Vorstellung vom ‚guten Sterben‘ im intimen Kreise der Familie entfernt und hinterlassen bei den MitarbeiterInnen der Palliativversorgung keine Arbeitszufriedenheit. PatientInnen ohne Angehörige, die zu

---

65 Palliativmedizinerin Team 7, Abs. 40.
66 Ebd.
67 Vgl. Göckenjan/Dreßke 2002: 83.

Hause sterben möchten, bringen ÄrztInnen und Pflegekräfte – neben den Versorgungsproblemen, die sich aus solch einer Situation heraus ergeben – in eine zwiespältige Lage, da einerseits der Patientenwille in Form der freien Entscheidung über das eigene Lebensende verwirklicht werden soll, andererseits die Herstellung eines ‚guten Sterbens' hier aber trotz der Umsetzung des Patientenwillens nicht möglich scheint, da es in dieser Privatwelt der PatientInnen keinerlei Bezugspersonen gibt, die in das Sterben mit einbezogen werden oder Anteil daran nehmen könnten. Anhand eines empirischen Beispiels werden die unterschiedlichen Gegenwarten von Sterbenden und Professionellen sichtbar:

> „B: Aber irgendwo hatte man so das Gefühl, bei mir ist es halt hängen geblieben, eigentlich ist sie ja ziemlich einsam gegangen. Aber vielleicht war es auch ganz einfach ihr Wunsch und Wille. Das war halt ein Teil ihres Lebens, dass auch das Ende einsam war.
> I: Können Sie es nochmal konkret sagen, was war dann wirklich das Problematische an dem Fall?
> B: Ja, das war vielleicht eher für mich problematisch, ne?
> I: Ach so, ok.
> B: Ganz einfach die Tatsache, sagen wir mal, dieses Akzeptieren oder Aushalten, dass im Prinzip jemand fünf Tage in der Wohnung, zwar immer mal kurz von einer Schwester versorgt wird. Äh, sie hat dann aber auch nichts gegessen und getrunken mehr, ne, aber dass eigentlich niemand da war. So, das ist dieses Soziale, was da eine Rolle spielt, ne?"[68]

Der Patientenwille konnte in diesem Fall umgesetzt werden und die Patientin ihr Lebensende zu Hause verbringen. Trotzdem hielt die interviewte Ärztin den Sterbeverlauf für nicht gelungen. Aus ihrer Perspektive war das Sterben zu Hause ein einsames und damit „problematisch[es]"[69]. Einzig vorsichtig positiv in der Bewertung bleibt, dass die Selbstbestimmung der Patienten gewahrt wurde, da es ja ihr „Wunsch und Wille"[70] war, zu Hause bleiben zu können. Die Betonung, dass der Fall „für mich problematisch"[71] war, und die angedeutete Verknüpfung des Sterbens mit dem Leben – einsames Leben, einsames Sterben[72] – zeigen, dass die Ärztin diese Perspektivdifferenz zwischen sich und der Patientin zwar durchaus in

---

68 Palliativmedizinerin Team 10, Abs. 133-137.
69 Ebd.
70 Ebd.
71 Ebd.
72 Vgl. den in Kapitel 2 beschriebenen Topos der ‚Einschachtelung'.

Rechnung stellt, aber trotzdem nicht deren Perspektive übernehmen kann. Der Fall ist einer von vielen Belegen dafür, dass eine vollkommene Kongruenz von Perspektiven aufgrund der Komplexität der Situation nicht möglich ist und hierin das Paradigma der Ganzheitlichkeit seine Grenzen findet.[73] Der Fall zeigt aber zugleich, dass normative Ideale und Vorstellungen von einem ,guten' und ,gelungenen' Sterben in der ambulanten Palliativversorgung durchaus flexibel gehandhabt werden können. Die Ärztin kann an diesem Fall darstellen, dass es zu ihrer professionellen Arbeit gehört, auch auf Bedürfnisse von PatientInnen einzugehen, die den eigenen Vorstellungen von einem ,guten' Sterbeverlauf entgegenstehen und dass es möglich ist, eine lernende Erwartungshaltung gegenüber Wünschen von PatientInnen einzunehmen.

Eine ähnliche Situation ergibt sich bei PatientInnen, die in einem Wohnumfeld leben, das von MitarbeiterInnen der Palliativversorgung als „verwahrlost" beschrieben wird, welches „nicht so dem allgemeinen Standard entspricht".[74] Dass es trotzdem das Bedürfnis dieser PatientInnen ist, in ihrem vertrauten Umfeld versterben zu dürfen, kann nur schwer akzeptiert werden: „Das ist ihr zu Hause, und die wollen das gerne, und das zu akzeptieren, das ist oftmals schwer."[75] Typischerweise geht diese Verwahrlosung der Wohnung auch mit sozialer Verwahrlosung einher, das heißt, die PatientInnen verfügen über kein soziales Umfeld mehr, welches die Mitversorgung übernehmen könnte, was das Eingehen auf ihre Bedürfnisse für die MitarbeiterInnen der Palliativversorgung zusätzlich erschwert, denn diese PatientInnen sind zwar selbstbestimmt, doch konterkariert deren Selbstbestimmung wahrscheinlich am stärksten das Ideal des ,guten Sterbens'. Ihre Selbstbestimmung wird als Bürde aufgefasst, denn der Wohnort der PatientInnen irritiert nicht nur Sehgewohnheiten, was den allgemeinen Standard einer Wohnung anbelangt, sondern erschwert auch ganz praktisch die Arbeit von ÄrztInnen und Pflegekräften. Hier wird mit einer Art Pädagogik versucht, den PatientInnen die Einwilligung in eine stationäre Einweisung abzuringen, doch in den ausgewerteten Fallgeschichten gelingt dies nicht. Typisch für diese Geschichten ist, dass die PatientInnen letztlich nicht zu Hause versterben, sondern es zu Krisensituationen kommt, die mit Bewusstlosigkeit einhergehen, sodass es zu notfallmäßigen stationären Einweisungen kommt und die PatientInnen schließlich doch noch (ungewollt) im Krankenhaus versterben. Auch diese Fälle

---

73 Vgl. Richter/Saake 1996: 174.
74 Ärztliche Leiterin Team 2, Abs. 107.
75 Pflegekraft Team 10, Abs. 60.

hinterlassen keinerlei Arbeitszufriedenheit bei den MitarbeiterInnen der SAPV. Sowohl beim Versterben in Einsamkeit als auch in verwahrlosten Umständen, scheint der oder die PatientIn als Subjekt auf, deren ,letzter Wille' nicht dem entspricht, was aus Sicht der MitarbeiterInnen der Palliativversorgung eigentlich gewollt werden darf und doch muss auf diesen ,wilden' Willen eingegangen werden, denn er ist ja der letzte. In beiden Fällen taucht der Begriff des ,Aushaltens' auf, der darauf verweist, dass normativ Erwartetes enttäuscht wird, nämlich das Sterben in einem vielfältigen sozialen Umfeld innerhalb einer bürgerlichen Privatwelt. Wie für die Enttäuschungsabwicklung bei normativen Erwartungen typisch, können hier „Techniken des beharrlichen Leidens"[76], also ein leidvolles Aushalten, beobachtet werden, durch das die Enttäuschung in diesem einen Fall zwar akzeptiert, die generelle Erwartungshaltung aber trotzdem aufrechterhalten wird. Daran, dass das Zuhausebleiben als ,letzter Wille' umgesetzt werden muss, um ein ,gutes' und selbstbestimmtes Sterben zu ermöglichen, kann trotzdem weiterhin festgehalten werden.

4. Fazit – Verräumlichung und soziale Ordnungsbildung

In diesem Aufsatz wurden *erstens* unter dem Etikett der ,reichen Alltagspraxis' Routinen des Sterben-Machens zusammengefasst, in denen die PatientInnen der SAPV in einem Setting zu Hause sterben, welches sich durch eine hohe Dichte sozialer Kontakte auszeichnet. Diese PatientInnen sind die ProtagonistInnen eines Sterbens innerhalb eines großen sozialen Umfeldes, welches daran Anteil nimmt. Sie erscheinen dabei nicht als schwerstkranke Sterbende, sondern als aktive GestalterInnen ihres noch verbleibenden Lebens, die sich von ihrer Krankheit nicht beirren lassen. Diese Erzählungen zeigen sich fasziniert von der Persönlichkeit der PatientInnen, aber auch von deren sozialem Umfeld. Das Bezugsproblem dieser Erzählungen ist in der jeder medizinischen Behandlung inhärenten Asymmetrie zwischen den professionellen ExpertInnen und den PatientenInnen als Laien zu suchen[77], denn diese Erzählungen erlauben es den Professionellen, sich als ganzheitlich behandelnde ÄrztInnen oder Pflegekräfte darzustellen, die sich weniger für Diagnosen und Medikationen als vielmehr dafür interessieren, *wer* hier eigentlich stirbt und *wer* daran Anteil nehmen

---

76 Luhmann 1983: 53f.
77 Vgl. Saake 2003; 2018.

kann. Sie inszenieren sich dabei nicht als distanzierte ExpertInnen, sondern als unmittelbar selbst am Geschehen Teilnehmende und Betroffene.
Interessant ist auch, dass es keine starken, typischen Unterschiede zwischen ÄrztInnen und Pflegekräften zu geben scheint. Während klassischer-
weise eine solche Inszenierung von Ganzheitlichkeit als professionelle Ab-
grenzungsstrategie schwerpunktmäßig bei Pflegekräften zu vermuten gewesen wäre,[78] finden sich im Material ganz ähnlich strukturierte Beschreibungen auch bei ÄrztInnen wieder, was darauf hindeutet, dass sich das
ärztliche professionelle Selbstverständnis in der ambulanten Palliativversorgung von dem der klinisch Tätigen unterscheidet, da Ganzheitlichkeit
als Distinktionsmarker der Pflege gegenüber ÄrztInnen so nicht mehr zur
Verfügung steht.

Zweitens habe ich Routinen zusammengefasst, die auf eine ,schwierige
Familie' fokussieren. Schwierig ist an diesen Familien vor allem deren interne Heterogenität und eine sich daraus ergebende Inkompatibilität mit
der Organisationsförmigkeit der SAPV, denn deren Aufgabe besteht primär in der Organisation des Sterbens. Die Grundlage dafür bilden Entscheidungen, die die Familie als Einheit treffen und dann auch mittragen
muss. Gerade bei Familien, in denen keine klaren Hierarchien existieren
und keine eindeutigen Ansprechpersonen zur Verfügung stehen, also keine Zurechnungspunkte für Entscheidungen geschaffen werden können,
kann diese Organisation des Sterbens zu Chaos führen. In den Erzählungen geht es dann darum, wie durch gezielte Strategien der Asymmetrisie-
rung Ansprechpersonen als Schnittstellen geschaffen werden, entweder
mit dem Ziel, die Versorgung zu organisieren, oder um die Anteilnahme
aller Familienmitglieder am Sterben des Patienten sicherzustellen. Das Bezugsproblem dieser Erzählungen ist, dass sie plausibel machen müssen,
wieso Versorgungen auch scheitern können und wieso das Ideal des ,gu-
ten' und damit auch bewussten Sterbens nicht immer durchgesetzt werden
kann. Die schwierige, als in sich zerrissene und uneinheitlich beschriebene
Familie bietet die Möglichkeit, die Ursache für das Misslingen zu externali-
sieren. Nicht die Ansprüche an die eigene Arbeit waren zu hoch, sondern
die Umstände zu widrig, um in diesen Fällen ein ,gutes Sterben' zu ermöglichen.

Mit der Überschrift ,Der selbstbestimmte Patient' habe ich *drittens* Fallverlaufsschilderungen von ÄrztInnen und Pflegekräften zusammengefasst,
in denen die PatientInnen als selbstbestimmte Subjekte hervorgehoben
werden, welche aus einer Auswahl an Möglichkeiten wählen. Im Unter-

---

78 Vgl. Findeis 2007.

schied zu den PatientInnen der ‚reichen Alltagspraxis' gestalten diese nicht ihr Leben, sondern ihr Sterben. Typischerweise geschieht dies durch die Wahl des eigenen Zuhauses als Sterbeort. Der oder die selbstbestimmte PatientIn wird von der SAPV positiv hervorgehoben, wenn er oder sie aus Möglichkeiten wählt, die zuvor von der SAPV aufgezeigt wurden, und der Entscheidungsprozess somit begleitet und gesteuert werden kann. Selbstbestimmte PatientInnen werden folglich dann zum Problem, wenn diese nicht das wollen, was sie wollen sollen, sich also einem Verfahren der „Gelenkten Autonomie"[79] widersetzen. Da dieses ungelenkte ‚wilde' Wollen als ‚letzter Wille' den selbstbestimmten PatientInnen nicht abgesprochen werden kann, entsteht für die SAPV ein ‚Schlamassel', das bei den MitarbeiterInnen keine Arbeitszufriedenheit hinterlässt. In beiden Fällen können diese Erzählungen jedoch dazu dienen, den ‚Leerbegriff' der Selbstbestimmung praktisch auszudeuten. Der Begriff ist dann keine abstrakte Chiffre mehr, sondern es wird möglich, die eigene Arbeit innerhalb der diskursiv vorgegebenen Programmatik des ‚guten Sterbens' als ‚gute Sterbearbeit' zu verorten.

Diese drei unterschiedlichen, aber typischen Routinen des ‚Sterben-Machens' sind stellvertretend für unterschiedliche Rekonstruktionsprozesse des „Erscheinen[s] des Sterbens" durch welche dieses sich „lesen" lässt.[80] Sie verdeutlichen, wie das Sterben auf je unterschiedliche Art – ganz im Gegensatz zum nicht-erfahrbaren Tod – seine „eigene Phänomenalität ›herzeigen‹ kann"[81]. Es geht hier letztlich um die Beobachtung von Sinngebungsprozessen, wobei der Begriff der Sinngebung dabei vom in der Hospiz- und Palliativarbeit gängigen Begriff der ‚Sinnstiftung' zu unterscheiden wäre. Soziologisch wird unter Sinn eine selbsttragende Struktur der Informationsverarbeitung von sozialen Systemen verstanden, die zwischen potentiell Möglichem und aktuell Realisiertem unterscheidet. Sinn wird im Erleben und Handeln laufend generiert, da jede Situation immer wieder neue Möglichkeiten zum (Weiter-)Erleben und (Weiter-)Handeln in Aussicht stellt. Eine Informationsverarbeitung außerhalb von Sinnformen ist nicht möglich, da auch dies wieder eine sinnhafte Operation erfordern würde.[82] Dem gegenüber suggeriert der Begriff der ‚Sinnstiftung', dass Sinn nicht von selbst entsteht, sondern durch bestimmte Praktiken hervorgebracht werden muss, um einer stets lauernden ‚Sinnlosigkeit' vorzubeu-

---

79 Saake 2007: 258-260.
80 Fuchs 2016: 56.
81 Ebd.
82 Luhmann 1984: 92-147.

gen, so als ob, wenn nicht genug Sinn gestiftet wird, bedrohliche ‚Sinnlöcher' entstehen könnten. In den hier dargestellten Fallgeschichten geht es jedoch um beides: Einerseits lässt sich anhand der Erzählungen die Informationsverarbeitung der erlebenden und handelnden ÄrztInnen und Pflegekräfte nachvollziehen, andererseits lässt sich darüber aber auch rekonstruieren, wie in diesen Erzählungen praktisch Sinnstiftung vollzogen wird, die sich in die Diskursmatrix des ‚guten Sterbens' einfügen lässt.

Um am Ende noch einmal auf die Ausgangsfrage nach den Erscheinungsformen und Funktionen des Zuhauses für die Narrativierung von Versorgungsverläufen zurückzukommen: In der Gesamtschau wird sichtbar, dass das Zuhause als Form der „Verräumlichung"[83] des Sterbens Routinen des Sterben-Machens ermöglicht, die sich vom Sterben in Institutionen unterscheiden und die dort so womöglich nicht hervorgebracht werden könnten, aber auch nicht hervorgebracht werden müssten: Die Erzählung vom Sterben inmitten einer ‚reichen Alltagspraxis', umgeben von sich auf Grillfeiern versöhnenden Freunden und Angehörigen, ließe sich in einem Krankenhaus so nicht reproduzieren, genauso wenig wie sich die auf einen Krankenhausaufenthalt verzichtende Patientin dort als besonders selbstbestimmt rahmen ließe. Ebenso kann auch das Schnittstellenmanagement zwischen Organisation und Familie im Krankenhaus schwerlich als professionelle Leistung herausgestellt werden, da sich dieses Problem, aus den oben genannten Gründen, dort nicht in dem Maße stellt. Das Zuhause als Ort einer nicht stillstellbaren Kommunikation unter Anwesenden, als Ort eines intransparenten Familiensystems und als diskursiv aufgeladenes Signum des ‚guten' weil selbstbestimmten Sterbens generiert somit spezifische Sinnstrukturen. Es markiert damit ganz von allein einen immer schon *alternativen Sterberaum*, ein „Sterbe-Heterotop"[84] oder einen „Anders-Ort"[85] in Abgrenzung zum Sterben in Institutionen, schlicht weil hier basale Muster sozialer Ordnungsbildung anders erzeugt werden müssen. Der Grund dafür liegt darin, dass bestimmte Möglichkeiten der Sinn- und damit Informationsverarbeitung – wie sie in diesem Beitrag beispielhaft dargestellt wurden – wahrscheinlicher werden vor dem Hintergrund anderer, ausgeschlossener oder unwahrscheinlicher Möglichkeiten. Wenn die Maßgabe für ein ‚gutes Sterben' also ist, dass der Sterbeort nur ein ‚anderer Ort' als die Institution ist, dann ist das Zuhause tatsächlich untrenn-

---

83 Stadelbacher/Schneider 2016: 71.
84 Stadelbacher 2015: 1816.
85 Stadelbacher/Schneider 2016: 78.

bar mit dem ‚guten Sterben' verbunden, denn schlicht ‚anders' gestaltet sich das ‚Sterben-Machen' hier in jedem Fall.

Literatur

Bourdieu, P (1993): Sozialer Sinn. Kritik der theoretischen Vernunft. Frankfurt am Main: Suhrkamp Verlag.

Derrida, J (1976): Kraft und Bedeutung. In: ders.: Die Schrift und die Differenz. Frankfurt am Main: Suhrkamp Verlag, 9-52.

Eisch-Angus, K (2019): Absurde Angst. Narrationen der Sicherheitsgesellschaft. Wiesbaden: Springer VS.

Findeis, A (2007): Die Ganzheitlichkeit der Pflege. Ein notwendiger Mythos klinischer Organisationen. In: Saake, I/Vogd, W (Hg.): Moderne Mythen der Medizin. Studien zur organisierten Krankenbehandlung. Wiesbaden: VS Verlag, 307-328.

Foucault, M (1986): Of Other Spaces. In: Diacritics, 16: 1, 22-27.

Foucault, M (1987): Sexualität und Wahrheit. Erster Band. Der Wille zum Wissen. Frankfurt am Main: Suhrkamp Verlag.

Fuchs, P (2016): Wie nicht vom Tod reden. In: Benkel, T (Hg.): Die Zukunft des Todes. Heterotopien des Lebensendes. Bielefeld: transcript Verlag, 43-60.

Glaser, BG/Strauss, AL (1964): Awareness Contexts and Social Interaction. In: American Sociological Review, 29: 5, 669-679.

Glaser, BG/Strauss, AL (1974): Interaktion mit Sterbenden. Beobachtungen für Ärzte, Schwestern, Seelsorger und Angehörige. Göttingen: Vandenhoeck & Ruprecht.

Göckenjan G/Dreßke S (2002): Wandlungen des Sterbens im Krankenhaus und die Konflikte zwischen Krankenrolle und Sterberolle. In: Österreichische Zeitschrift für Soziologie, 27: 4, 80-96.

Gronemeyer, R (2005): Hospizbewegung und Palliative Care. In: Knoblauch, H/Zingerle, A (Hg.): Thanatosoziologie. Tod, Hospiz und die Institutionalisierung des Sterbens. Berlin: Duncker & Humblot, 207-220.

Hitzler, R (2017): Leben lassen – Sterben machen. Zum Umgang mit Menschen mit schwersten Hirnschädigungen. In: Kahl, A/Knoblauch, H/Weber, T (Hg.): Transmortalität. Organspende, Tod und tote Körper in der heutigen Gesellschaft. Weinheim: Beltz Juventa, 170-194.

Illich, I (1995): Die Nemesis der Medizin. Die Kritik der Medikalisierung des Lebens, 5. Auflage. München: C. H. Beck.

Lindner, D (2016): Einschluss der Ausgeschlossenen. Konturen des Sterbens im Hospiz. In: Benkel, T (Hg.): Die Zukunft des Todes. Heterotopien des Lebensendes. Bielefeld: transcript Verlag, 85-106.

Luhmann, N (1983): Rechtssoziologie, 2. erweiterte Auflage. Opladen: Westdeutscher Verlag.

Luhmann, N (1984): Soziale Systeme. Grundriß einer allgemeinen Theorie. Frankfurt am Main: Suhrkamp Verlag.

Luhmann, N (1987): Archimedes und wir. Berlin: Merve.

Luhmann, N (1990a): Risiko und Gefahr. In: ders.: Soziologische Aufklärung 5. Konstruktivistische Perspektiven, 4. Auflage. Wiesbaden: VS-Verlag, 126-162.

Luhmann, N (1990b): Sozialsystem Familie. In: ders.: Soziologische Aufklärung 5. Konstruktivistische Perspektiven, 4. Auflage. Wiesbaden: VS-Verlag, 189-209.

Luhmann, N (1990c): Die Wissenschaft der Gesellschaft. Frankfurt am Main: Suhrkamp Verlag.

Luhmann, N (1997): Die Gesellschaft der Gesellschaft. Frankfurt am Main: Suhrkamp Verlag.

Nassehi, A (2003): Geschlossenheit und Offenheit. Studien zur Theorie der modernen Gesellschaft. Frankfurt am Main: Suhrkamp Verlag.

Nassehi, A (2006): Formen der Vergesellschaftung des Sterbeprozesses. In: Nationaler Ethikrat (Hg.): Wie wir sterben/Selbstbestimmung am Lebensende. Tagungen des Nationalen Ethikrates in Augsburg und Münster 2004, 81-92.

Nassehi, A (2008): Rethinking Functionalism. Zur Empiriefähigkeit systemtheoretischer Soziologie. In: Kalthoff, H/Hirschauer, S/Lindemann, G (Hg.): Theoretische Empirie. Zur Relevanz qualitativer Forschung. Frankfurt am Main: Suhrkamp Verlag, 79-108.

Nassehi, A/Weber, G (1988): Verdrängung des Todes. Kulturkritisches Vorurteil oder Strukturmerkmal moderner Gesellschaften? In: Soziale Welt, 39: 4, 377-396.

Nassehi, A/Saake, I (2002): Kontingenz: Methodisch verhindert oder beobachtet? In: Zeitschrift für Soziologie, 31: 1, 66-86.

Nida-Rümelin, J (2001): Strukturelle Rationalität. Ein philosophischer Essay über praktische Vernunft. Stuttgart: Reclam.

Przyborski, A/Wohlraab-Sahr, M (2009): Grounded-Theory-Methodologie. In: dies.: Qualitative Sozialforschung. Ein Arbeitsbuch. München: Oldenbourg, 173–182.

Richter, D/Saake, I (1996): Die Grenzen des Ganzen. Eine Kritik holistischer Ansätze in der Pflegewissenschaft. In: Pflege, 9: 3, 171-180.

Saake, I (2003): Die Performanz des Medizinischen. Zur Asymmetrie in der Arzt-Patienten-Interaktion. In: Soziale Welt, 54: 4, 429-459.

Saake, I (2007): Moderne Todessemantiken. In: Saake, I/Vogd, W (Hg.): Moderne Mythen der Medizin. Studien zur organisierten Krankenbehandlung. Wiesbaden: VS Verlag, 237-262.

Saake, I (2016): Zum Umgang mit Unterschieden und Asymmetrien. In: Aus Politik und Zeitgeschichte, 66: 9, 49-54.

Saake, I (2018): Die Dominanz des Arztes. In: Kadmon, M/Klinke, S (Hg.): Ärztliche Tätigkeit im 21. Jahrhundert. Profession oder Dienstleistung, Berlin: Springer, 311-329.

Saake, I/Nassehi, A (2004): Die Kulturalisierung der Ethik. Eine zeitdiagnostische Anwendung des Luhmannschen Kulturbegriffs. In: Burkhardt, G/Runkel, G (Hg.): Luhmann und die Kulturtheorie. Frankfurt am Main: Suhrkamp Verlag, 102-135.

Saake, I/Nassehi, A/Mayr, K (2019): Gegenwarten von Sterbenden. Eine Kritik des Paradigmas vom „bewussten" Sterben. In: Kölner Zeitschrift für Soziologie und Sozialpsychologie, 71: 1, 27-52.

Schneider, W (1999): ‚So tot wie nötig – so lebendig wie möglich!' Sterben und Tod in der fortgeschrittenen Moderne. Eine Diskursanalyse der öffentlichen Diskussion um den Hirntod in Deutschland. Münster: LIT-Verlag.

Schneider, W (2005): Der ‚gesicherte' Tod. Zur diskursiven Ordnung des Lebensendes. In: Knoblauch, H/Zingerle, A (Hg.): Thanatosoziologie. Tod, Hospiz und die Institutionalisierung des Sterbens. Berlin: Duncker & Humblot, 55-80.

Schneider, W (2014): Sterbewelten. Ethnographische (und dispostivanalytische) Forschung am Lebensende. In: Schnell, MW/Schneider, W/Kolbe, H (Hg.): Sterbewelten. Eine Ethnographie. Wiesbaden: Springer VS, 51-138.

Stadelbacher, S (2015): Sterben zuhause: Krisen und Routinen des Sterben-Machens im Privaten. In: Lessenich, S (Hg.): Routinen der Krise – Krise der Routinen. Verhandlungen des 37. Kongresses der Deutschen Gesellschaft für Soziologie in Trier 2014, 1808-1817.

Stadelbacher, S/Schneider, W (2016): Zuhause Sterben in der reflexiven Moderne. Private Sterbewelten als Heterotopien. In: Benkel, T (Hg.): Die Zukunft des Todes. Heterotopien des Lebensendes. Bielefeld: transcript Verlag, 61-84.

Stemmer, R (1999): Ganzheitlichkeit in der Pflege – unerreicht, da unerreichbar? In: PfleGe, 4: 4, 86-91.

Stolberg, M (2011): Die Geschichte der Palliativmedizin. Medizinische Sterbebegleitung von 1500 bis heute. Frankfurt am Main: Mabuse-Verlag.

Strauss, AL (1991): Grundlagen qualitativer Sozialforschung. Datenanalyse und Theoriebildung in der empirischen soziologischen Forschung. München: UTB.

Streeck, N (2016): „Leben machen, sterben lassen": Palliative Care und Biomacht. In: Ethik in der Medizin, 28: 2, 135-148.

Student, JC (1996): Das Recht auf den eigenen Tod. Düsseldorf: Patmos.

Sterben, Trauern und Gedenken in der digitalisierten Gesellschaft
Zur Erweiterung von Handlungsspielräumen mit und durch digitale Medientechnologien

Anke Offerhaus

Inhaltsübersicht

1. Einleitung

Auch eine digitalisierte Gesellschaft ändert nichts daran, dass wir früher oder später dem Tod ins Auge sehen müssen. Was aber im Zuge der Digitalisierung erkennbar wird, ist ein veränderter individueller und gesellschaftlicher Umgang mit Sterben und Tod bzw. Trauer und Gedenken: Öffentliches Schreiben über und gegen die eigene Angst vor dem Tod auf Weblogs, individuelles Trauern mit dem Smartphone, kollektives Trauern in sozialen Netzwerken, Gedenken auf virtuellen Friedhöfen, Gedenkseiten und tausende Profilseiten verstorbener Menschen in sozialen Netzwerken sowie nicht zuletzt Projekte von Menschen, die in der Digitalisierung die Chance sehen, den Tod endgültig zu überwinden, zeugen von einer ungewohnten Sichtbarkeit eines existenziellen Themas, das lange Zeit nahezu unsichtbar im Privatbereich von Menschen verhandelt wurde. Was für manche undenkbar erscheint, ist für andere bereits gelebte Realität und ein Handlungs- und Kommunikationsraum jenseits von traditionell mit dem Tod verbundenen gesellschaftlichen Institutionen wie Familie oder Religionsgemeinschaft.

In meinem Beitrag möchte ich einen Überblick über verschiedene Phänomene digitaler Sterbe-, Trauer- und Gedenkkultur und ihren damit verbundenen Handlungsmöglichkeiten für individuelle Akteure geben. Als theoretischer Bezugspunkt zur systematischen Einordnung digitaler Sterbe-, Trauer- und Gedenkangebote und -praktiken dient der im zweiten Abschnitt erläuterte sozialkonstruktivistische Mediatisierungsansatz. Zentral ist hierbei, dass Medien nicht lediglich Spiegel, sondern Teil von kulturellem Wandel sind. So wird argumentiert, dass Mediatisierung die Auseinandersetzung mit Sterben, Trauer und Gedenken öffentlich sichtbar macht: zunächst in ihren massenmedialen Repräsentationen, im Zuge digitaler Online-Medien zunehmend auch durch neue interaktive Formen mediatisierter Alltagskommunikation. Der dritte Abschnitt veranschaulicht die auf den Mediatisierungsschub der Digitalisierung zurückgehende Vielzahl von Online-Plattformen und -Angeboten. Anhand von zwei Beispielen werde ich sodann zeigen, wie neue Medientechnologien sowohl für Sterbende als auch Angehörige bzw. Hinterbliebene neue Handlungsspielräume schaffen bzw. vorhandene Handlungsoptionen erweitern. Im vierten Abschnitt geht es um das sog. Coping, also die Bewältigung von individuellen Lebenskrisen mittels Online-Medien, z. B. in einer Situation der Auseinandersetzung mit dem bevorstehenden eigenen Sterben oder mit dem Tod eines Angehörigen. Zahlreiche sozialwissenschaftliche Studien[1] aus unterschiedlichen Disziplinen lassen mittlerweile systematische Rückschlüsse auf Handlungsmöglichkeiten zu, die nicht nur technisch potenziell möglich sind, sondern auch von Menschen in Lebenskrisen in spezifischer Weise genutzt und somit als an die medialen Bedingungen angepasste oder gar neue Ausdruckformen sichtbar werden. Im fünften Abschnitt geht es um den digitalen Nachlass, einem Phänomen, das sich zwar ohne weiteres in den Kontext des Erbens und Vererbens, also einer durch den Tod bedingten, in der Regel generationellen Weitergabe von materiellen und immateriellen Werten bzw. Schulden, einordnen lässt, das aber auf-

---

1 Der interdisziplinären Konturierung des Gegenstands zufolge können dies neben Beiträgen aus der Kommunikations- und Medienwissenschaft auch Beiträge aus der Medizin, der Psychologie, der Soziologie, der Ethnologie, der Linguistik, den Kultur- und Pflegewissenschaften o. a. sozialwissenschaftlichen Disziplinen sein. Als sozialwissenschaftliche Studien fasse ich im weitesten Sinne Studien aller Disziplinen, die auf empirischen Forschungsmethoden fußen und dabei Phänomene des menschlichen Denkens, Fühlens und Handelns ebenso wie des gesellschaftlichen Zusammenlebens untersuchen.

grund der Digitalisierung und zunehmenden Datafizierung gesellschaftlichen Handelns an zusätzlicher Komplexität gewinnt. Was als *digitales Erbe* die Hinterbliebenen vor neue Herausforderungen stellt, wenn der Verstorbene zu Lebzeiten keine Regelungen dafür getroffen hat, eröffnet im Gegenzug für Lebende bzw. Sterbende, die sich der technischen Gegebenheiten und Gestaltungsmöglichkeiten bewusst sind, neue Möglichkeiten, schon zu Lebzeiten für ihr *digitales Vermächtnis* in Form von postmortal erinnerbaren Medienobjekten und Medienkommunikationen bis hin zu postmortal kommunizierenden digitalen Existenzen zu sorgen. Im beschließenden sechsten Abschnitt werden die Erkenntnisse nochmals zusammengefasst und eingeordnet.

2. *Sichtbarkeit von Sterben, Trauern und Gedenken in und durch Medien*

Wenn ein Podcast[2] den Titel trägt *endlich. wir reden über den Tod*[3] oder auf einem Blog bei dessen Titel *In stiller Trauer*[4] das ‚stiller‘ durchgestrichen und mit dem Wort ‚lauter‘ überschrieben ist, verweist dies auf ein offenkundiges Bedürfnis, etwas zur Sprache zu bringen, das vorher von Individuen nicht öffentlich thematisiert werden konnte. Zudem scheint es naheliegend, dass Menschen, die sich über die Dinge des Alltags im Internet informieren und dort ganz selbstverständlich mit anderen interagieren, dies auch im Falle ihres krankheitsbedingten Sterbens oder im Todesfall eines Angehörigen machen. So kommt es, dass wir in zunehmendem Maße in sozialen Netzwerken mit dem Sterben, dem Tod oder der Trauer nahestehender ebenso wie fremder Menschen konfrontiert werden. Was hat sich hier also verändert? Und inwieweit sind Medien daran beteiligt?

Blickt man auf die Zeit vor Blogs, Podcasts und sozialen Medien, stellt man fest, dass die Verbindung des Themenkomplexes aus Sterben, Trauern und Gedenken[5] und Medien nicht neu ist. Schon immer wurde in und mit Medien getrauert und erinnert. Schon immer wurden Sterben, Tod und

---

2 Das Kofferwort *Podcast* setzt sich aus der Bezeichnung für den zur Entstehungszeit in den Jahren 2004/05 marktbeherrschenden tragbaren MP3-Player *iPod* und der englischen Rundfunkbezeichnung *Broadcast* zusammen.

3 URL: https://podcasts.apple.com/de/podcast/endlich-wir-reden-%C3%BCber-den-tod/id1317552321; Website URL: https://endlich.cc/. Diese ebenso wie alle folgenden URL-Adressen wurden zuletzt am 1.3.2020 geprüft.

4 URL: https://in-lauter-trauer.de/.

5 An dieser Stelle wird bewusst zwischen den drei Begriffen Sterben, Trauern und Gedenken (im Folgenden der Einfachheit halber STG abgekürzt) unterschieden.

Trauer in Medien mit bildnerischen und sprachlichen Mitteln – vielfach auch künstlerisch – ausgedrückt. So gilt beispielsweise in der Kunstgeschichte die Beweinung Christi nach der Abnahme seines Leichnams vom Kreuz und vor seiner Grablegung als Motiv, das als eigenständiger Bildtypus in der Malerei vom Spätmittelalter bis zum Barock immer wieder aufgegriffen wurde.[6] Seit Einführung der Druckerpresse ist STG Gegenstand von Literatur, von den spätmittelalterlichen ars moriendi-Schriften bis hin zur heutigen belletristischen und prosaischen Literatur.[7] Kriege und Todesfälle, aber auch Ereignisse kollektiver Trauer und Erinnerung machten immer schon Schlagzeilen in der journalistischen Nachrichtenberichterstattung.[8] Seit Mitte 1980er Jahre erreichen Trauerratgeber in hohen Auflagen eine große Leserschaft.[9] Mit der Einführung elektronischer Medien wurden Sterben und Tod, Verlust und Verlustverarbeitung auch Gegenstand fiktionaler Narrationen in Film und Fernsehen.[10] Im nicht-fiktionalen Bereich finden sich neben Fernsehnachrichten[11] auch zahlreiche Dokumentationen, die Tod und Verlusterfahrungen thematisieren, und in jüngerer Vergangenheit sind auch Talk- und Reality-Shows von Bedeutung[12]. Nicht zuletzt ist der Tod der Spielerfigur ein essenzielles und strukturie-

---

Eine thanatologische Engführung auf Sterben und Tod würde die auf den Tod bezogenen Verarbeitungsprozesse der Hinterbliebenen vernachlässigen. Bezieht man letztere mit ein, ist es sinnvoll, dann weiter zwischen *Trauer* und *Gedenken* zu unterscheiden, auch wenn die alltagssprachliche Differenzierung von *Trauer* und *Erinnerung* vertrauter erscheint. Aus einer Akteursperspektive handelt es sich bei *Trauer* und *Gedenken* um zwei Modi der *Erinnerung*, die sich lediglich – aber damit zentral – im Gefühlszustand unterscheiden: Während bei der Analyse medialer Repräsentationen der jeweilige Modus vielfach nicht eindeutig bestimmbar ist, bezieht sich aus Sicht der Individuen *Trauern* auf die Bearbeitung emotional schmerzvoller Erinnerungen und *Gedenken* auf bewältigte Trauer und gefühlsmäßig positives oder zumindest neutral besetztes Erinnern an eine/n Verstorbene/n oder ein mit Todesfällen verbundenes Ereignis.

6 Bertling 1992.
7 Vgl. z. B. in der Gegenwartsliteratur: Schertler 2011, im Bilderbuch: Hopp 2015, im Kinderbuch: Wexberg 2011.
8 Vgl. z. B. Hanusch 2010: 13-34.
9 Armin Nassehi, Susanne Brüggen und Irmhild Saake 2002 setzen sich in ihrer Studie mit den der Ratgeberliteratur zugrundeliegenden Problemhorizonten in der Deutung von STG auseinander.
10 Vgl. z. B. Überblicksdarstellungen von Bleicher 2015 und Weber 2008.
11 Tal Morse 2017 analysiert die Bedeutung von STG in Fernsehnachrichten für den gesellschaftlichen Zusammenhalt.
12 Marga Altena und Erik Venbrux 2010 zeigen anhand einer niederländischen Reality Show, wie hier der Umgang mit dem Tod bei todgeweihten Krebspatienten einem weiten Zuschauerkreis zugänglich gemacht wird.

rendes Element von Computerspielen, die von einfachen *Casual Games* bis
hin zu komplexen Multiplayer-Online-Rollenspielen reichen.[13]
   Charakteristisch für die auf diese Medien bezogene Forschung ist, dass
sie darauf zielt, im Spiegel der medialen Inhalte die Kultur einer Gesellschaft ebenso wie ihre Veränderung abzulesen. Die Medieninhalte reprä-
sentieren hier gewissermaßen die Bedeutungshorizonte, Handlungs- und
Wertorientierungen in Bezug auf Sterben, Trauern und Gedenken in der
Zeit, in der sie entstehen bzw. entstanden sind. Ein gutes Beispiel für die
zeitliche und kulturelle Variabilität im öffentlichen Umgang mit Tod und
Trauer ist die Bekanntmachung eines Todesfalls in der Zeitung mittels To-
desanzeige. Claudia Gronauer (1996) konnte über einen Zeitraum von gut
100 Jahren die sich verändernden kommunikativen Funktionen und religiösen Inhalte von Tübinger Todesanzeigen nachzeichnen. Dabei kam sie
zu dem Schluss, dass

> „die Entwicklung der Todesanzeigen von 1952 bis 1993 […] parallel zu
> dem Individualisierungsschub seit den 50er Jahren [läuft] […]. Todes-
> anzeigen dienen somit heutzutage funktional als ein Ventil, Individua-
> lisierungsdruck nach außen kanalisieren zu können."[14]

Im privaten Bereich sind im Kontext von STG insbesondere Fotografien
von großer Bedeutung: die im späten 19. Jahrhundert aufkommende Totenfotografie spielte im westlichen Totenkult eine wichtige Rolle.[15] Auch
der heutige private Gebrauch von Fotografien als Erinnerungsobjekten
macht deutlich, dass Medien STG nicht nur abbilden bzw. zum Inhalt haben, sondern dass mit Medien auch getrauert und erinnert wird. Trauer-
und Gedenkpraktiken sind in diesem Fall zugleich immer auch Medienpraktiken.
   Begreift man Medien aus einer sozialkonstruktivistischen Perspektive
nicht nur als Spiegel, sondern als Teil von gesamtgesellschaftlichen Veränderungen und möchte man über mediale Inhalte hinaus auch Medienpraktiken in einer sich wandelnden Medienumgebung untersuchen und verstehen, ist der kommunikations- und medienwissenschaftliche Ansatz der *Mediatisierung* hilfreich. Mediatisierung bezeichnet als sog. Metaprozess nach
Friedrich Krotz „den Prozess sozialen und kulturellen Wandels, der dadurch zustande kommt, dass immer mehr Menschen immer häufiger und
differenzierter ihr soziales und kommunikatives Handeln auf immer mehr

---

13 Vgl. z. B. Palkowitsch-Kühl 2016; Schreiter 2019.
14 Gronauer 1996: 207.
15 Vgl. z. B. Sykora 2009; Benkel/Meitzler 2016.

ausdifferenzierte Medien beziehen".[16] Der Ansatz geht somit von einer Vervielfältigung der medialen Kommunikationsmöglichkeiten sowie einer zunehmenden medialen Durchdringung von Alltag und Kultur aus (quantitativer Aspekt) und verbindet dies mit der These eines langfristigen, auf der Mikroebene beginnenden sozialen Wandels (qualitativer Aspekt), den es zu untersuchen gilt.[17]

Ein weiterer Gedanke der Mediatisierungsforschung ist die Annahme eines Medienwandels, also des Wandels von medialer Infrastruktur und deren Aneignungsweisen aufgrund von Mediatisierungsschüben:

> „Ein Mediatisierungsschub bedeutet dabei nicht einfach das Hinzukommen eines weiteren Mediums. Es handelt sich vielmehr um eine umfassende qualitative Veränderung der Medienumgebung insgesamt. Mediatisierungsschübe umfassen also das Aufkommen neuer Medien wie auch die Veränderung bestehender Medien."[18]

Im Kontext dieses Metaprozesses stellt die *Mechanisierung* von technischen Kommunikationsmedien (Erfindung des Buch- und Zeitungsdrucks sowie der Fotografie) einen ersten Mediatisierungsschub dar. Die *Elektrifizierung* von Medien (Entstehen des Rundfunks, des Kinos, des Telefons, des Plattenspielers und des Kassettenrecorders) wird als zweiter Mediatisierungsschub betrachtet. Nach Andreas Hepp besteht in der *Digitalisierung* ein dritter Mediatisierungsschub, im Verlauf dessen

> „wiederum nicht nur ›neue‹, ›digitale‹ Medien hinzu [kamen], sondern bestehende Medien [...] ebenfalls ›digitalisiert‹ [wurden]. Zusätzlich entstand mit dem Internet eine neue Kommunikationsinfrastruktur, die Medien inhaltlich und technologisch miteinander in Verbindung bringt."[19]

Im Zuge der Digitalisierung kommt mit der *Datafizierung* sozialen Lebens ein weiterer gesellschaftlich bedeutsamer Aspekt der Technologieentwicklung hinzu. Aufgrund der Tatsache, dass immer mehr Medien auf software-basierten Programmen und Geräten beruhen, werden eine einfache, dauerhafte und umfangreiche Aufzeichnung von sozialen Verhaltensspu-

---

16 Krotz 2008: 53.
17 „In quantitativer Hinsicht fasst Mediatisierung die zunehmende zeitliche, räumliche und soziale Verbreitung von medienvermittelter Kommunikation. In qualitativer Hinsicht wird mit Mediatisierung der Stellenwert der Spezifika verschiedener Medien im und für den soziokulturellen Wandel gefasst" (Hepp 2014).
18 Hepp 2016: 228.
19 Ebd.: 229.

ren und infolgedessen auch eine Auswertung dieser Datenmengen möglich. Indem sich Menschen dann in ihren Deutungen und Handlungen darauf beziehen, wird Kommunikation und Handeln mittels digitaler Medien von einer zweiten Wirklichkeit überlagert, die in einer algorithmisierten[20] Konstruktion von sozialer Wirklichkeit besteht.

Für das Verhältnis von STG und Medien heißt das nun, dass Medien also nicht nur Spiegel für Prozesse kulturellen Wandels wie beispielsweise Säkularisierung oder Individualisierung sind, sondern dass bestimmte Medientechnologien kulturellen Wandel überhaupt erst ermöglichen bzw. sichtbar machen. Es ist also von vielschichtigen wechselseitigen Veränderungen auszugehen, bei denen Sterbe- und Erinnerungskultur vor dem Hintergrund sich verändernder Medienumgebungen immer wieder neu betrachtet werden muss. Während die Mediatisierungsschübe Mechanisierung und Elektrifizierung primär eine kuratierte und professionell produzierte Repräsentanz von STG in vor allem massenmedialen Öffentlichkeiten sichtbar machten, hat im Zuge der Digitalisierung und vernetzten Online-Kommunikation, wie im Folgenden gezeigt wird, die mediatisierte Alltagskommunikation von Individuen in Bezug auf STG eine zunehmende öffentliche Sichtbarkeit erlangt. Hier verschwimmen die Grenzen zwischen den Sphären des Öffentlichen und des Privaten, die zu Zeiten der Dominanz von redaktionellen Massenmedien[21] klar getrennt waren.

---

20 Unter einem Algorithmus versteht man ganz grundlegend einen programmierten Rechenvorgang nach einem bestimmten sich wiederholenden Schema. In ihrer Komplexität und Anwendung sind Algorithmen vielfältig und reichen von einer Rechtschreib- und Satzbau-Kontrolle in einem Textverarbeitungsprogramm über die Gestaltung von Suchmaschinenergebnissen oder Angaben von Kaufvorschlägen bis hin zu Chatbots oder intelligenten persönlichen Assistenten wie die Sprachassistenten *Siri* und *Alexa*.

21 Als redaktionelle Massenmedien werden hier – im Sinne der klassischen Definition von Massenkommunikation nach Gerhard Maletzke – alle technischen Verbreitungsmittel definiert, die „jene Form der Kommunikation [ermöglichen, AO], bei der Aussagen *öffentlich* (also ohne begrenzte und personell definierte Empfängerschaft) durch technische Verbreitungsmittel (Medien) *indirekt* (also bei räumlicher oder zeitlicher oder raumzeitlicher Distanz zwischen den Kommunikationspartnern) und *einseitig* (also ohne Rollenwechsel zwischen Aussagenden und Aufnehmenden) an ein *disperses Publikum* […] vermittelt werden [alle Hervorhebungen AO]" (Maletzke 1963: 32). Hierzu gehören demnach Printmedien wie Buch und Presse, audiovisuelle Medien wie Kinofilm, Hörfunk und Fernsehen und massenhaft verbreitete Speichermedien wie Schallplatten, Audio- und Video-Kassetten. Das Internet kann als Hybridmedium bezeichnet werden, da es Modi der Massen- wie auch der Individualkommunikation integriert. Bei den sog. sozialen Medien wie *Facebook* und *Twitter* handelt es sich um Plattformen, die

Das oben angeführte Beispiel *endlich. wir reden über den Tod* steht somit pars pro toto für eine neuartige Sichtbarkeit und Öffentlichkeit einer individuell initiierten Thematisierung von STG. Ob es sich hierbei um ein verändertes Bedürfnis von Menschen oder einen Effekt veränderter Medientechnologie handelt, muss an dieser Stelle noch unbeantwortet bleiben. Vor dem Hintergrund des Mediatisierungsansatzes soll nun gezeigt werden, wie sich individuelles STG in einer sich ins Digitale wandelnden Medienumgebung verändert hat. Im folgenden Abschnitt wird anhand eines Überblicks über aktuelle Phänomene und Plattformen, die in einem Bezug zu STG stehen, zunächst der quantitative Aspekt der Digitalisierung dargestellt. Dabei verdeutlicht die jeweilige Entstehung und Entwicklung von Angeboten die Zunahme der digital-vernetzten Kommunikationsmöglichkeiten.

3. Facetten digitaler Sterbe- und Erinnerungskultur

Wer sich auf die Suche nach Erscheinungsformen einer digitalen Sterbe-, Trauer- und Gedenkkultur begibt, trifft im Rahmen vernetzter Online-Medien mittlerweile auf eine Vielzahl unterschiedlichster Plattformen und Angebote. Betrachtet man diese entlang ihrer Entstehungs- und Verbreitungsgeschichte, verweist dies einerseits auf die generelle technologische Entwicklung der vernetzten Online-Kommunikation (vom durch Hyperlinks flach vernetzten Web 1.0 in den frühen 1990er Jahren zum seit etwa 2003 interaktiv-kollaborativen Web 2.0 bis hin zur algorithmischen Verarbeitung benutzergenerierter Daten und Inhalte im Web 3.0 der Gegenwart) sowie andererseits auf die Einführung und teils rasante Verbreitung spezifischer Angebote (*MySpace* seit 2003; *Facebook* seit 2004; *Podcasts* etwa seit 2004; *YouTube* seit 2005; *Twitter* seit 2006, *mobile Apps* seit 2008, *Instagram* seit 2010).

Die zunehmende Sichtbarkeit sterbe- und erinnerungsbezogener Online-Kommunikationen kann somit als Folge der technologischen und wirtschaftlichen Dynamik der Entwicklung und Verbreitung des Internets betrachtet werden. Während das Thema zunächst Gegenstand von Online-Kommunikation in darauf fokussierten Angeboten (d.h. auf virtuellen Friedhöfen, Trauerforen, Trauerblogs und Trauer- und Gedenkportalen) war, werden Sterben und Tod, Trauer und Gedenken mittlerweile auch

---

selbst keine Aussagen verbreiten, sondern durch ihre technische Infrastruktur soziale Interaktionen und kollaborative Inhaltsproduktion ermöglichen.

auf Plattformen thematisiert, die nicht primär diesen Themen gewidmet sind, wie beispielsweise innerhalb des sozialen Netzwerkdienstes *Facebook*, auf audiovisuellen Content-Plattformen wie *Instagram* oder *YouTube* oder über den Microblogging-Dienst *Twitter*. So scheint es nur konsequent, dass im Zuge der zunehmenden medialen Durchdringung unserer Alltagskommunikation auch Sterben, Tod und Trauer immer häufiger Gegenstand dieser mediatisierten Kommunikation wird.

Die folgende Abbildung ist ein Versuch, Angebote und Erscheinungsformen nach charakteristischen Merkmalen zu sortieren und zu klassifizieren.[22] Dabei muss allerdings berücksichtigt werden, dass sich bestimmte Merkmale bzw. technische Möglichkeiten, die als charakteristisch für das jeweilige Angebot betont werden, vielfach auch bei anderen Angeboten wiederfinden, die Darstellung also nicht gänzlich trennscharf ist.[23] Erklärbar sind solche Ähnlichkeiten einerseits durch die bereits oben beschriebene grundlegende (Weiter-)Entwicklung der technischen Architektur, welche die Hybridisierung vormals getrennter Funktionen und Inhalte ermöglicht. Andererseits resultiert das identische Funktionsspektrum aus der stetigen wechselseitigen Beobachtung und Anpassung konkurrierender Unternehmen und Dienstleister, die im Zuge dessen neue und attraktive(re) Funktionen ins eigene Angebot integrieren.

---

22 Hierbei handelt es sich um eine aktualisierte Darstellung der Systematik aus Offerhaus (2016: 40). Im Unterschied zu diesem knapp gehaltenen Überblick findet sich dort auch eine ausführlichere Darstellung der Merkmale und Funktionen von individuellen Gedenkseiten, sozialen Netzwerkwerkseiten, virtuellen Friedhöfen und Gedenkseiten sowie von Trauer- und Erinnerungsportalen.

23 So ist beispielsweise auf dem virtuellen Friedhof www.strassederbesten.de auch ein Trauerforum integriert. Auf Trauerportalen von regionalen Tageszeitungen ist es mittlerweile auch möglich, persönliche Gedenkseiten anzulegen. Auch wenn *Facebook*, *Instagram* und *Twitter* gleichermaßen ermöglichen, Texte, Bilder und Videos innerhalb eines sozialen Netzwerks zu posten, werden sie hier entsprechend ihrem Ursprungs- bzw. dominantem Merkmals unterschieden: *Facebook* als *soziales Online-Netzwerk* unter Freund/innen, *YouTube* und *Instagram* als *Content-Communities mit Fokus auf (audio-)visuellen Content* und *Twitter* als *Kurznachrichtendienst*.

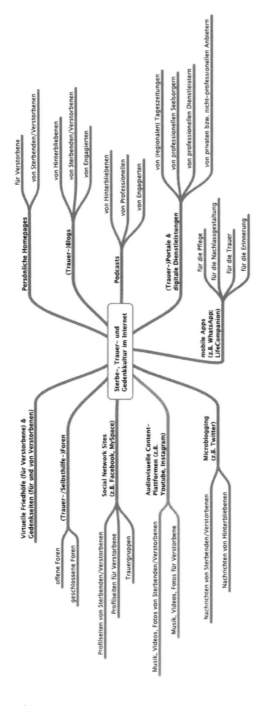

Abb. 1: *Sterbe-, Trauer- und Gedenkkultur im Internet (eigene Darstellung)*

Die dargestellten Angebote können zunächst danach unterschieden werden, ob sie in ihrer technischen Architektur als einzelne Seiten oder in einer Netzwerkstruktur angelegt sind. Auf der rechten Seite der Grafik befinden sich individuell produzierte und strukturierte Seiten und Angebote wie *persönliche Homepages, Blogs* und *Podcasts,* die eine ‚one-to-many'-Kommunikation ermöglichen. Auf der linken Seite der Grafik befinden sich gruppenorientierte Plattformen wie *virtuelle Friedhöfe und Gedenkseiten, Online-Foren* und die vielfältigen *Varianten sozialer Netzwerke,* die im Rahmen ihrer Netzwerkstruktur eine ‚many-to-many'-Kommunikation ermöglichen. Mit ersteren verschaffen Menschen ihrer Auseinandersetzung mit dem Tod oder ihrem Trauerprozess einen individuellen Ausdruck, ohne dabei konkrete Adressaten im Blick zu haben. Gruppenorientierte Angebote sind hingehen auf einen Erfahrungsaustausch mit anderen ausgelegt.[24]

Trauerportale und Websites von Dienstleistern zielen im Sinne einer ‚one-to-many'-Kommunikation auf die Bündelung und Distribution von Information. Trauerportale, wie sie zum Beispiel bei Tageszeitungen zu finden sind, fungieren als Knotenpunkte, indem sie durch entsprechende Suchmasken bzw. Verlinkungsstrukturen auf externe Seiten die Suche nach und die Präsentation von Informationen und Dienstleitungen rund um den Tod koordinieren. Websites bzw. Homepages von Dienstleistern wie Bestattern oder Trauerbegleitern dienen in der Regel dazu, potenziellen Klienten die eigene soziale oder kommerzielle Dienstleistung transparent zu machen.

Des Weiteren kann man die Angebote nach ihren Adressaten und nach ihren Produzenten unterscheiden. Während online veröffentlichte Inhalte zunächst zumeist von Hinterbliebenen stammten (z. B. Homepages von Eltern für verstorbene Kinder) bzw. sich Angebote zumeist an *Hinterbliebene* richteten (z. B. virtuelle Friedhöfe und Gedenkseiten), kommunizieren zunehmend auch *Sterbende* (z. B. auf Blogs, auf Social Media-Plattformen wie Facebook oder YouTube) im Internet. In beiden Varianten handelt es sich bei den Produzenten medialer Botschaften demnach um von einer Lebenskrise betroffene Menschen, die als Trauernde oder Sterbende offensichtlich einem Kommunikationsbedürfnis nachgehen (vgl. dazu genauer

---

24 Die netzwerkartige Anlage muss jedoch nicht zwangsläufig dazu führen, dass Menschen diese Möglichkeit in Anspruch nehmen. Trauernde können auch im Rahmen eines virtuellen Friedhofs Gedenkseiten anlegen, ohne dabei Kontakt zu anderen Trauernden aufzunehmen. Zudem kann davon ausgegangen werden, dass sich in offenen Trauerforen auch sog. Lurker befinden, also Menschen, die aus unterschiedlichen Motivationslagen den Austausch der anderen Teilnehmer/innen lediglich still beobachten.

Abschnitt 4). Darüber hinaus findet man unter den Produzenten von digitalen Angeboten zunehmend auch ‚Engagierte' und ‚Professionelle', die das Thema zum Gegenstand eines Sozialprojekts oder eines Geschäftsmodells machen. Digitale Angebote professioneller Dienstleister entstammten zunächst primär aus Bereichen, die sich an Hinterbliebene richteten (wie Bestattung, Trauerbegleitung, Nachlassregelung etc.). Im Zuge der zunehmenden digitalen Durchdringung sämtlicher Bereiche gesellschaftlichen Handels (inklusive des Gesundheits- und Versorgungswesens) adressieren Professionelle nun auch Sterbende, pflegende Angehörige bzw. grundsätzlich alle Menschen als sterbliche Wesen mit Geschäftsmodellen rund um Sterben und Erinnern (vgl. dazu genauer Abschnitt 5).

Die in Bezug auf Trauer ältesten Phänomene im Internet sind individuelle Trauer- und Gedenkseiten[25] sowie kollektiv orientierte virtuelle Friedhöfe[26] und Gedenkseiten[27]. *Individuelle Trauer- und Gedenkseiten* waren zur Zeit des statischen Web 1.0 Homepages von technikaffinen Menschen, die mit Texten und Bildern einer verstorbenen Person gewidmet waren. Im Web 2.0 haben nun Blogs, also Internettagebücher, die durch regelmäßige Einträge fortgeschrieben werden, diese Funktion übernommen.[28] Vielfach gibt es auf den Seiten auch interaktive Funktionen, die Seitenbesucher/innen dazu einladen, Kommentare zu hinterlassen. Während ein Großteil solcher Blogs von Sterbenden oder Trauernden erstellt wird, die hier ihren Sterbensprozess oder ihren mitunter lange anhaltenden Trauerprozess dokumentieren, gibt es mittlerweile auch Blogs, die nicht nur individueller Trauerverarbeitung gewidmet, sondern die wie ein öffentliches Informations- und Diskussionsforum angelegt sind und die auf diese Weise zur Information und zum Erfahrungs- und Meinungsaustausch über die unterschiedlichsten Aspekte von Trauer einladen.[29]

Als *virtuelle Friedhöfe bzw. Internet- oder Online-Friedhöfe* werden Websites bezeichnet, auf denen für Verstorbene Grabmäler und Gedenkseiten erstellt werden können. Im Unterschied zu individuellen Gedenkseiten auf privaten Homepages oder in sozialen Netzwerken bilden die hier angelegten Grabmäler aufgrund ihrer Platzierung in (zumeist) virtuellen Landschaften in ihrer Gesamtheit einen virtuellen Friedhof. Auf der Gedenkseite können Texte, Bilder sowie je nach technischer Infrastruktur auch Musik- und Videofiles veröffentlicht werden, die den Verstorbenen seiner

---

25 Beispiel URL: http://www.annikas-gedenkseite.de/.
26 Beispiel URL: https://www.strassederbesten.de/.
27 Beispiel URL: https://www.gedenkseiten.de/.
28 Beispiel URL: http://trauerumflorian.blogspot.com/.
29 Beispiel URL: https://in-lauter-trauer.de/.

Nachwelt auch langfristig in Erinnerung rufen. Die Grabmäler selbst können graphisch gestaltet werden. Familienangehörige und Freund/innen, aber auch fremde Besucher/innen können auf den Seiten mittels Kommentarfunktion Kondolenzen hinterlassen. Während die Zielgruppe von Online-Friedhöfen zunächst Angehörige waren, die für ihre Verstorbenen Gedenkseiten einrichten, findet man zunehmend häufiger auch virtuelle Friedhöfe und Gedenkseiten-Plattformen, die sich schon zu Lebzeiten an Menschen richten, damit diese wiederum ihr digitales Vermächtnis, also eigene Erinnerungsseiten für ihre hinterbleibenden Angehörigen anlegen können.[30] Auffällig ist zudem, dass bei einer vergleichenden Google-Suche mittlerweile deutlich mehr Gedenkseiten-Angebote als virtuelle Friedhöfe zu finden sind. Solche Erinnerungsportale sind in Struktur und Aufbau nahezu identisch mit virtuellen Friedhöfen, aber wirken in ihrer Gestaltung säkular, da sie auf die ikonographische Symbolik des Friedhofs verzichten.

Tod- und Trauer-bezogene *Podcasts* findet man, obwohl die Technologie bereits älter ist, erst seit wenigen Jahren. Bei Podcasts, deren Charakteristikum darin besteht, dass sie als ‚one-to many'-Kommunikation nicht dialogisch, sondern monologisch orientiert sind, handelt es sich um eine Serie von meist über das Internet abonnierbaren Audio- und/oder Videodateien. Die entweder professionell (von Medienhäusern, die dies als weiteren Ausspielkanal für ausgewählte Sendungen nutzen) oder privat (von Personen, die darin ein ihnen wichtiges Thema besprechen) produzierten Sendungen oder Episoden erscheinen in mehr oder weniger regelmäßiger Folge. Podcast-Titel wie *Talk about Tod* (seit 2017), *endlich. Podcast | Wir reden über den Tod* (seit 2017), *Tod unplugged – Totschweigen war gestern* (seit 2018) oder *Todcast. Wir reden über den Tod, Tabus, das Sterben und das Leben* (seit 2019) zeugen von der Motivation, das einstmals tabuisierte Thema in die Öffentlichkeit zu tragen. Unter den nicht-professionellen Produzenten befinden sich ähnlich wie bei Blogs auch viele Trauerbegleiter/innen, Coachs oder Bestatter/innen, also Menschen, die sich mit diesem Thema beruflich beschäftigen.

Neben Angeboten im WWW gibt es mit *(mobilen) Apps*[31] seit jüngster Zeit eine weitere online-basierte Medientechnologie, für die zunehmend

---

30 Beispiel URL: http://www.stayalive.com/de ist ein kostenpflichtiges Angebot, das sich, wie aus dem Namen hervorgeht, an Lebende richtet und dessen Preise je nach Laufzeit, Datenvolumen/Speicher sowie Anzahl der Menschen, für die Gedenkseiten erstellt werden sollen, variieren.

31 Obwohl sich der Begriff *App* (Kurzform für Applikation, engl. *application*) auf jegliche Art von Anwendungssoftware bezieht, wird er im deutschen Sprachraum oft mit Programmen für Mobilgeräte wie Smartphones und Tablets gleichgesetzt, die

auch Inhalte produziert werden, die sich dem Themenfeld Tod und Trauer widmen. Das Spektrum reicht von einfachen Dienstprogrammen mit nur einer Funktion bis hin zu Programmpaketen mit umfangreichen Funktionalitäten. Im Feld von Sterben, Tod und Trauer variieren spezifische Angebote von Apps zum Abruf von Information (z. B. Sammlung von Trauersprüchen; Ratgeber zur Pflege, zum digitalen Nachlass etc.) über die Möglichkeit zur individuellen Gestaltung von z. B. digitalen Kondolenzkarten, die sodann über soziale Medien verbreitet werden können, bis hin zu einer komplexen Anwendung wie die deutsche, bislang noch kostenlose und werbefreie App *LifeCompanion*® zur Gestaltung des eigenen Lebensendes. Diese App bündelt Informatives (z. B. Wissen aus den Bereichen Sterbe- und Nahtodforschung sowie zum Thema Tod und Religionen; Vermittlung zu diversen Dienstleistungen rund um die Themen Vorsorge, Absicherung und Hinterlassenschaft), Organisatorisches (z. B. Ansprechpartner im Todesfall; Festlegung, wer Zugang zu welchen Dokumenten, Passwörtern etc. bekommt und wie die Bestattung organisiert sein soll) und einer inhaltlichen Ausgestaltung des digitalen Vermächtnisses (z. B. Dokumentation eigener Lebensziele und -highlights; Festlegung letzter Wünsche wie letzte (*Facebook*-)Grüße, letzter Song; Füllen einer Cloud mit Videos, Bildern oder Dokumenten). Andere, nicht speziell auf STG gemünzte Apps wie *WhatsApp* können ebenfalls zu beispielsweise Care-bezogener Kommunikation und Organisation zwischen pflegenden Angehörigen und anderen Personen genutzt werden. (Mobile) Apps erfüllen somit je nach Zielsetzung und Programmierung entweder spezifisch individuelle oder ähnlich den vernetzten Online-Plattformen kollektiv orientierte Funktionen für ihre Nutzer.

Zusammenfassend kann festgehalten werden, dass mit der Digitalisierung als drittem Mediatisierungsschub eine Erweiterung des Spektrums thanatologisch relevanter Medien stattgefunden hat. Inwieweit mit dieser quantitativen Veränderung der Medienumgebung auch qualitative Veränderungen der Kommunikation und Handlungen von Menschen einhergehen, die schließlich als soziokultureller Wandel interpretiert werden können, soll im Folgenden anhand von empirischen Studien gezeigt werden.

über den App Store (für das Betriebssystem iOS) oder Google Play (für das Betriebssystem Android) heruntergeladen werden können.

4. Online-Kommunikation als Bewältigungsstrategie

Die Auseinandersetzung mit dem eigenen Sterben bzw. dem krankheits- oder altersbedingten Tod ebenso wie die Auseinandersetzung mit dem Verlust eines geliebten Menschen kann als Bewältigungsaufgabe betrachtet werden, für die Menschen Strategien im Umgang damit entwickeln müssen.[32] Die Frage, welche Coping-Strategien jemand in einer solchen Lebenskrise entwickelt, ist vor dem Hintergrund der Mediatisierung nicht nur für die psychologische und emotionssoziologische Forschung von Bedeutung, sondern kann auch aus einer kommunikations- und medienwissenschaftlichen Perspektive betrachtet werden. Im Zentrum der Aufmerksamkeit steht somit, wie sich Menschen Medien aneignen und welche mediatisierten Praktiken sie entwickeln, um die ‚Lebenskrise Lebensende‘ zu bewältigen.[33]

Ein Beispiel für das, was die amerikanische Forscherin Carla Sofka als *Thanablogging*[34] bezeichnet, ist der Blog *Sterben mit Swag*.[35] Er stammt von dem 25jährigen Dmitrij Panov und beginnt am 1. Februar 2016 mit dem Eintrag: „Hallo. Ich heiße Dmitrij Panov und ich werde bald sterben. Klingt komisch, ist aber so“. Begonnen hatte er seinen Blog, nachdem die Ärzte ihm erklärt hatten, dass seine Krebserkrankung unheilbar sei. In zahlreichen Posts dokumentiert er fortan den Verlauf seiner Krankheit, berichtet von den konstanten Schmerzen ebenso wie vor allem von den zahlreichen Lichtblicken, die ihm das Leben noch bot. Am 8. Oktober 2016, dem Tag seines Todes, endet der Blog mit dem von seiner Freundin posthum veröffentlichten Eintrag: „Lebt wohl. Lebt wohl, meine Freunde, war schön mit euch. Leb wohl, Welt, du warst die tollste, in der ich hätte sein können. Leb wohl, Leben, ich hätte kein besseres haben können.“[36]

---

32 Stroebe/Shut 1999; Filipp/Aymanns 2010.

33 Diese Perspektive ist jedoch nicht mit dem soziologischen *Coping*-Begriff von Uwe Schimank 2019 zu verwechseln, der darunter ein spezifisches Handlungs- und Entscheidungsmuster von Akteuren versteht, die in komplexen Situationen nicht kognitiv-rationalen, sondern eher situativ-intuitiven Handlungsentwürfen folgen.

34 Sofka 2012.

35 URL: http://sterbenmitswag.blogspot.com/.

36 Vgl. dazu journalistische Darstellungen: Artikel in DER SPIEGEL vom 4.9.2016: URL:https://www.spiegel.de/kultur/gesellschaft/blogger-schreibt-auf-sterben-mit-swag-ueber-den-tod-a-1106956.html; Artikel in jetzt (Jugendmagazin der Süddeutschen Zeitung) vom 9.10.2016: URL: https://www.jetzt.de/netzteil/sterben-mit-swag-blogger-ist-tot; Artikel im Jugend- und Lifestyle-Magazin Vice vom 10.10.2016:

Die Theologinnen Ilona Nord und Swantje Luthe[37] und der Germanist Ulrich Deppermann[38] haben ähnliche Beispiele medialer Äußerungen untersucht.[39] Diese beiden Studien, ebenso wie die Studie der amerikanischen Sozialwissenschaftlerin Carla Sofka[40] und ein Review amerikanischer Studien im Fachmagazin Schmerzmedizin[41] kommen zu demselben Befund: „Vielen Schwerkranken hilft Bloggen"[42]. Thanablogs, Videobotschaften oder andere mediale Ausdrucksformen bieten unheilbar Kranken einen Rahmen, der es ihnen ermöglicht, die Kontrolle über die verbleibende Zeit ihres Lebens zu übernehmen. Das Bloggen hat für Sterbende insofern eine sinnstiftende Funktion, als dass es den Austausch mit anderen ermöglicht und ihnen dabei aufgrund der medialen Kuratierung ihrer Berichte die Souveränität über die Deutung ihres Lebens erhalten bleibt:

> „In den Videobotschaften wird eine moralisch-interpretativ-schöpferische Gestaltkonstruktion von Selbst und Biographie vorgenommen, die das Selbst als handlungs- und gestaltungsfähiges Zentrum bezeugt. Statt in passiver Auslieferung zu verharren, nimmt der Betroffene einen Akt der Selbstartikulation und -deutung vor, der wenigstens in diskursiver und epistemischer Hinsicht seine Integrität als Subjekt dokumentiert – selbst wenn er in kausal-physiologischer Hinsicht seinem Schicksal gegenüber machtlos bleibt."[43]

Da zudem Kommunikate seit dem Web 2.0 von anderen Nutzer/innen kommentiert werden können, entstehen auf Blogs und auf Plattformen wie YouTube medienvermittelte Erzählgemeinschaften, die Erfahrungen, Eindrücke und Erinnerungen teilen. Hierbei dienen neben dem Austausch über für die Kommunizierenden bedeutsame Inhalte vor allem die wechselseitige soziale Anerkennung und Empathiebekundung als Unterstützungs- und Vergemeinschaftungspraktiken der gemeinsamen Sinngebung.

URL: https://www.vice.com/de/article/vdn43m/dmitrij-der-autor-des-blogs-uebers-sterben-ist-am-samstag-gestorben.

37 Nord/Luthe 2014.
38 Deppermann 2018.
39 Nord und Luthe 2014 analysierten den Blog der 17-jährigen Norwegerin Regine Stokke, die, als sie von ihrer Leukämie-Erkrankung erfährt, zu bloggen anfängt und innerhalb kürzester Zeit Tausende von Leser/innen erreicht. Deppermanns Studie von 2018 beruht auf einer Narrationsanalyse von 20 Internetvideos von Krebspatienten.
40 Sofka 2012.
41 Müller 2017.
42 Ebd. 2017:10.
43 Deppermann 2018:137.

Für die personale und soziale Identitätskonstruktion der Kranken ist die mediale Gemeinschaft von unmittelbarer Bedeutung:

> „Im Internet kommt zusätzlich die Mobilisierung einer in der kopräsenten Lebenswelt nicht anwesenden, prinzipiell unbestimmbaren Öffentlichkeit hinzu, die einen erweiterten sozialen Resonanzboden bildet – sei es in manifesten Reaktionen, sei es in der bloß zur Kenntnis nehmenden Rezeption für die Identitätskonstitution des Betroffenen."[44]

So trägt auch das Wissen um und das Interagieren mit Zuhörer/innen bzw. Leser/innen sowie die Praktiken zur Herstellung einer medienvermittelten Gemeinschaft zur Identitätsbestätigung, Sinnstiftung und Bewältigung von Krankheit und Sterben bei. Einschränkend verweist Deppermann allerdings darauf, dass die Nutzung von Videobotschaften als Bewältigungsressource bislang offenbar einer spezifischen Selektivität unterliegt. Alle Videobotschaften stammten von jungen (d. h. deutlich unter der durchschnittlichen Lebenserwartung), aktiven und erkennbar sozial gut eingebundenen Erkrankten. Demnach, so sein Rückschluss, würde das Internet gerade nicht von sozial marginalisierten Personen genutzt, um eine sonst nicht vorhandene Unterstützung und Einbindung zu erlangen. Zudem seien Videobotschaften kein Mittel der Dokumentation und Auseinandersetzung mit dem ‚normalen Sterben' im fortgeschrittenen Alter.[45]

In ähnlicher Weise scheinen Menschen ihre Lebenskrise zu bewältigen, die sich im Fall des Verlustes einen geliebten Menschen in Trauer-Foren[46] oder in sozialen Online-Netzwerken[47] austauschen oder die sich auf eige-

---

44 Ebd. 136.

45 Ebd. 137.

46 Die Kommunikations- und Medienwissenschaftlerinnen Katrin Döveling und Katrin Wasgien (2014, 2015) analysierten die Kommunikation in verschiedenen Trauerforen im Hinblick auf Inhalte und Emotionen. Die Kommunikations- und Medienwissenschaftlerinnen Anke Offerhaus, Kerstin Keithan und Alina Kimmer (2013) analysierten Merkmale und Motive von Online-Trauer auf der Grundlage einer qualitativen Inhaltsanalyse von Postings in einem Trauerforum sowie qualitativen Interviews mit Nutzer/innen dieses Forums.

47 Die Theologin Swantje Luthe (2016) skizziert in ihrem Beitrag das soziale Online-Netzwerk *Facebook* hinsichtlich seiner verschiedenen Erinnerungsfunktionen. Anke Offerhaus (2013) untersuchte zudem die Wahrnehmung und Bewertung von Trauerkommunikation in sozialen Online-Netzwerken auf der Basis von Interviews mit Nutzer/innen solcher Online-Netzwerke.

nen Internetseiten, auf virtuellen Friedhöfen und Gedenkseiten[48] virtuelle
Orte der Trauer und des Gedenkens schaffen. Welche Handlungsmöglichkeiten Trauernde im und durch das Internet haben und was sie motiviert,
diese auch tatsächlich zu nutzen, wird anhand der genannten deutschsprachigen Studien zusammenfassend dargestellt.

Entsprechend den technologischen Gegebenheiten einer Seite oder
Plattform und je nach ihren technischen (Programmier-)Fähigkeiten können Trauernde das gesamte Spektrum *multimedialer Gestaltungsmöglichkei-*
ten nutzen. Am für den oder die Verstorbene/n angelegten Grab bzw. auf
der dem/der Verstorbenen gewidmeten Gedenkseite können Texte und
Bilder sowie entsprechend des zur Verführung stehenden Datenvolumens
auch Musik- und Videofiles veröffentlicht werden. So fungieren diese Seiten als Archive und wertvolle Erinnerungsressourcen an das Leben der/des
Verstorbenen, die Trauernde nach Belieben und Bedürfnis jederzeit nutzen können.[49] Einen virtuellen und somit nicht lokal gebundenen Ge-
denkort zu schaffen, ist darüber hinaus insbesondere dann von Bedeutung,
wenn das reale Grab als Erinnerungsort weit entfernt ist.[50] Je nach technischer Beschaffenheit der Seite sind hier auch interaktive Elemente wie
Kommentar- oder Messenger-Funktionen zu finden, die für die Trauernden eine wichtige resonanzerzeugende und in Foren mitunter gemein-
schaftsbildende Funktion haben.[51]

Inhaltsanalytische Untersuchungen von Trauer- und Gedenkseiten zeigen zudem ein großes Spektrum individueller *ästhetischer und spiritueller*
Ausdrucksformen. Während das traditionelle Symbol- und Kommunikati-
onsrepertoire einstmals eng mit religiösen Inhalten verbunden war, findet

---

48 Der Soziologe Hans Geser (1998, 1999) entwickelte unter illustrierenden Bezügen
    auf britische Gedenkseiten erste Überlegungen hinsichtlich der spezifischen Ei-
    genschaften von Online-Trauerkultur. In ähnlicher Weise beschreiben die Kultur-
    anthropologinnen Ira Spieker und Gudrun Schwibbe (2005) die kulturelle Bedeu-
    tung virtuellen Trauerns und Erinnerns anhand von deutschen und amerikani-
    schen Gedenkseiten. Die Ethnologin Katrin Gebert (2009) untersuchte in ihrer
    Dissertation Merkmale und Motive virtuellen Gedenkens mittels virtueller Ethno-
    graphie von Gedenkseiten auf Erinnerungsportalen sowie privaten Gedenkseiten
    mit eigener Domain. Die Soziologinnen Nina Jakoby und Simone Reiser (2014)
    analysierte Texteinträge zu Online-Gräbern auf zwei virtuellen Friedhöfen aus
    emotionssoziologischer Perspektive. Anke Offerhaus (2016 a,b) untersuchte
    Merkmale und Funktionen eines virtuellen Friedhofs sowie die Trauerpraktiken
    von Nutzer/innen.
49 Luthe 2016: 64ff.
50 Geser 1998: 126ff.
51 Geser 1998: 131; Gebert 2009: 274ff.; in Foren: Döveling/Wasgien 2014; 2015.

man im mediatisierten Kommunikationsraum eher Anzeichen einer individualisierten Form von Spiritualität. Zwar bedienen sich die Nutzer/innen religiöser Symbole (z. B. Kerzen, Kreuze, Rosen, Engel, Tauben) und einer religiösen Terminologie (z. B. *R.I.P.* als populär verwendete Kurzform von *Ruhe in Frieden*), vielfach bleiben diese aber ohne tiefergehende religiöse Bedeutung.[52] Darüber hinaus werden populäre, weltliche oder ganz spezifisch auf die verstorbene oder die trauernde Person bezogene Gestaltungselemente verwendet (z. B. Teddybären oder Pferde im Andenken an verstorbene Kinder). Auffällig ist zudem die direkte Adressierung der/des Verstorbenen in Kommentaren[53] oder Postings[54], ein Hinweis auf die persönlich-emotionale Verbindung zum/zur Verstorbenen, die hier öffentlich zum Ausdruck gebracht wird. Insgesamt erscheint der Ausdruck von Online-Trauer somit wenig bis gar nicht sozial normiert – ein Merkmal, das Hans Geser als *idiosynkratische*[55] Form der Trauer bezeichnet.

Des Weiteren wird sowohl bei der Untersuchung von Seiteninhalten als auch in den Interviews deutlich, dass sich Trauernde *mediatisierte Rituale* schaffen. Indem sie Grabmäler und Gedenkseiten nicht nur erstellen und einmalig gestalten, sondern diese Seiten regelmäßig besuchen und dabei immer wieder umgestalten oder indem sie Blogs durch regelmäßige Einträge über ihren Trauerprozess kontinuierlich fortschreiben, passen sie diese ihrer aktuellen Gefühlslage an.[56] Diese mediatisierten Rituale ersetzen nicht andere, in der analogen Welt gängige, beispielsweise anlässlich von Todes- oder Geburtstagen ausgeübte Rituale, sondern sie ergänzen diese, indem sie für das soziale Umfeld des/der Trauernden unsichtbar in den Alltag integriert werden.[57]

Die Möglichkeit der individuellen Online-Trauer ist für Trauernde insofern von Bedeutung, als hierbei in gewisser Weise das Monopol der Familie oder anderer enger Angehöriger über Praxis des Trauerns und Gedenkens sowie über deren Definition von Zugehörigkeit zur Trauergemeinschaft umgangen werden kann. Menschen, die in Internetforen, in sozialen Netzwerken oder über eigens gestaltete Gedenkseiten ihrer Trauer Ausdruck verleihen, adressieren entweder bewusst Menschen mit ähnlicher Erfahrung, eine unbestimmte Öffentlichkeit, oder sie definieren durch ge-

---

52 Gebert 2009: 212f.; Offerhaus 2013: 289f.; Jakoby/Reiser 2015: 85.
53 Ebd.: 83f.
54 Offerhaus 2016: 50f.
55 Geser 1998: 134.
56 Spieker/Schwibbe 2005: 235; Offerhaus 2015: 355.
57 Gebert 209: 324f.; Offerhaus 2013: 289.

schlossene Gruppen und passwortgeschützte Bereiche selbst, wer zu ihrer *Trauergemeinschaft* zählt.[58] In postmodernen Gesellschaften, die von hoher Mobilität im Lebenslauf und daher lokal multiplen sozialen Netzwerken und Interaktionspartner/innen geprägt sind, kann Trauer hier entsprechend der subjektiv empfundenen Bindung an den/die Verstorbene/n individuell gestaltet und adressiert werden. Die Gedenkseiten selbst können somit als „Synthese polyperspektivischer Erinnerungen und Beurteilungen"[59] betrachtet werden, die mitunter sehr heterogen und potenziell revidierbar sind.

Nicht zuletzt ist für Trauernde die *zeitliche Entgrenzung* von Bedeutung: Trauer und Gedenken sind im allgegenwärtigen Internet ständig aktualisierbar und in seinem potenziell unbegrenzten Archiv zugleich auch konservierbar. Persönliche Erinnerungen können ganz individuell jederzeit, unbegrenzt oft und auf unbegrenzte Dauer kommuniziert werden. So finden sich zahlreiche Beispiele von Hinterbliebenen, die ihren Trauerprozess zum Teil über Jahre hinweg online dokumentieren. Hierbei handelt es sich um Phänomene der Langzeittrauer, für die es bisher offensichtlich keine öffentliche Ausdrucksmöglichkeit gab.[60]

Das, was als Merkmal der mediatisierten Trauerarbeit festgehalten werden kann, verweist zugleich auf die Motive, die dieser Art von Trauer und Gedenken zugrunde liegen: Trauernde nutzen alle möglichen Formen der Online-Trauer, da sie hier ihren individuellen Bedürfnissen im Trauerprozess öffentlichen Ausdruck verleihen können und dabei vielfach die Resonanz und Unterstützung erfahren, die in ihrem sozialen Umfeld im Laufe der Zeit nachlässt. Somit wird hierin ein zweifacher Bruch mit gesellschaftlichen Erwartungen deutlich, der auf einen kulturellen Wandel in Bezug auf Trauer verweist, nämlich 1. dass Trauer zeitlich begrenzt ist und der/die Verstorbene dabei ‚losgelassen' werden muss, und 2. dass Trauerarbeit jenseits der traditionellen öffentlichen Verabschiedungsformen wie Traueranzeige und Beerdigung samt Trauerkaffee ausschließlich in den Bereich des Privaten gehört.

Sowohl in Bezug auf die Online-Kommunikation von Sterbenden wie auch die Online-Kommunikation von Hinterbliebenen kann festgehalten werden, dass im Falle einer *normalen Trauer* diese technologisch erweiterten Handlungsmöglichkeiten Menschen helfen können, sich mit ihrem Schicksal auseinanderzusetzen und durch diese Form der Trauerarbeit We-

---

58 Döveling/Wasgien 2015; Offerhaus 2016: 53ff.
59 Geser 1998: 130.
60 Gebert 2009: 326.

ge zu finden, um diese Lebenssituation zu bewältigen. Demgegenüber birgt Online-Kommunikation aber auch eine potenziell destruktive Seite: Online-Trauer kann zu einer *komplizierten Trauer* werden, wenn Trauernde dadurch in einem schmerzhaften Zustand verharren oder durch unsensible und taktlose Online-Kommentare in ihrem Prozess der Trauerbewältigung zusätzlich belastet werden.[61] Dies bedeutet, dass Online-Trauer als aktive Trauerarbeit vielen Menschen im Trauerprozess hilft. In welchem Ausmaß Online-Trauer problematische Verläufe nehmen kann, ist noch vergleichsweise wenig erforscht, da sich die empirischen Analysen weitgehend auf die im Internet sichtbaren kommunikativen Inhalte stützen. Nicht berücksichtigt sind dadurch die unmittelbaren Empfindungen und psychischen Folgen für den/die Trauernde/n. Die Ergebnisse der geringen Zahl an interviewbasierten Akteursstudien sind bislang vermutlich ebenfalls positiv verzerrt, da anzunehmen ist, dass eher diejenigen Trauernden auskunftsbereit sind, die ihrem Medienhandeln einen positiven Effekt zuschreiben, als jene, die dies noch mehr belastet.

Eine andere Herausforderung resultiert aus der Veralltäglichung von STG als Gegenstand der Kommunikation in sozialen Online-Netzwerken. Wenn bislang als privat und intim geltende Sterbe- und Trauerkommunikation auf Alltagskommunikation trifft, wie dies in sozialen Medien der Fall ist, die nicht in spezifischer Weise diesem Thema gewidmet sind, müssen sich Menschen dazu verhalten bzw. werden sie damit konfrontiert – ob sie wollen oder nicht. Eine auf qualitativen Interviews basierende Studie zur Wahrnehmung und Bewertung von Trauerkommunikation in sozialen Online-Netzwerken zeigt, dass die sozialen Regeln der Kommunikation von Trauer dort hochgradig unsicher sind und daher in der Interaktion fortlaufend ausgehandelt werden. So werden unliebsame Postings entweder direkt oder indirekt sanktioniert, indem sie explizit kritisiert, ignoriert oder durch weitere Kommentare unsichtbar gemacht werden.[62]

Insgesamt machen die Befunde deutlich, dass sich Menschen auf unterschiedliche Weise digitaler Medien bedienen, um die ‚Lebenskrise Lebensende' zu bewältigen. Dabei reicht das Spektrum von denjenigen, die damit

---

61 In der Psychotherapie werden typischerweise zwei Verlaufsformen von Trauer mit unterschiedlichem Beschwerdebild unterschieden: Während die schmerzhafte gefühlsmäßige Belastung im Rahmen der *einfachen* bzw. *normalen* Trauer nach einer bestimmten Zeit abebbt, handelt es sich bei der *komplizierten* Trauer um eine andauernde Trauerstörung mit depressiven Merkmalen (sog. anhaltende komplexe Trauerreaktion) (Steinig/Kersting 2015). Zur Problematik von sog. Internet-Trollen vgl. z. B. Philips 2011.

62 Offerhaus 2013.

ein Mittel zur öffentlichen Kommunikation und zum Austausch mit anderen wählen, bis hin zu denjenigen, die durch eine aktive Produktion von medialen Inhalten oder der Entwicklung von mediatisierten Ritualen spezifische Medienpraktiken des Copings ausbilden.

5. Der digitale Nachlass als Spur des digitalen Selbst

Auch am Beispiel des digitalen Nachlasses lässt sich zeigen, wie der Mediatisierungsschub der Digitalisierung für Sterbende ebenso wie für Hinterbliebene Handlungsräume eröffnen und erweitern kann, aber dass er auch mit neuen Herausforderungen und Problemen einhergeht, die wiederum neue Lösungen erfordern. Zunächst stellt sich die definitorische Frage, was digitaler Nachlass überhaupt ist bzw. beinhaltet. Aus juristischer Perspektive umfasst der digitale Nachlass die Gesamtheit des digitalen Vermögens, das ein Verstorbener hinterlässt:

> „Dabei handelt es sich nicht um einen einheitlichen Vermögensgegenstand, sondern um eine Vielzahl von Rechtspositionen. So sind Vertragsbeziehungen zu Host-, Access- oder E-Mail-Providern ebenso betroffen wie zu Anbietern sozialer Netzwerke oder virtueller Konten. Auch Rechte und Pflichten aus Vertragsbeziehungen über den Onlineversandhandel oder Online-Abonnements gehören zum digitalen Nachlass. Zum digitalen Vermögen zählen sowohl die Eigentumsrechte an Hardware als auch die Nutzungsrechte an Software. Ebenso werden Urheberrechte, Rechte an Online-Adressbüchern, hinterlegten Bildern, Forenbeiträgen, Blogs, YouTube-Videos unter den Begriff subsumiert. Dazu gehören auch Rechte an Websites und Domains sowie Zugriffsrechte auf ausschließlich online verwahrte Dokumente, wie beispielsweise Telefonrechnungen, die dem Kunden nur noch auf einer abrufbaren Internetseite zur Verfügung gestellt werden."[63]

Dass so manche aktuellen Medienphänomene noch nicht eindeutig in ihrer Rechtsposition definiert sind, zeigt der in den Jahren 2015 bis 2018 verhandelte Rechtsstreit zwischen Eltern eines unter ungeklärten Umständen tödlich verunglückten 15jährigen Kindes und dem amerikanischen Medienunternehmen *Facebook*: Die Eltern forderten den Zugriff auf den bereits in den sog. Gedenkzustand versetzten, unveränderbaren *Facebook*-Account der verstorbenen Tochter, um durch die Chat-Nachrichten ihrer

---

63 Kutscher 2015: 18.

Tochter genauere Hinweise auf die Umstände ihres Todes zu bekommen. Als erste Instanz hatte das Berliner Landgericht 2015 im Sinne der klagenden Mutter entschieden. Die Richter erklärten, dass der Vertrag mit dem sozialen Online-Netzwerk Teil des digitalen Erbes sei, etwa vergleichbar mit Briefen und Tagebüchern. *Facebook* war dagegen in Berufung gegangen, woraufhin das Berliner Kammergericht am 31.05.2017 in zweiter Instanz entschied, dass die Eltern keinen Anspruch auf den Zugang haben. Der Schutz der Privatsphäre und die Aufrechterhaltung des Fernmeldegeheimnisses wie bei Telefonanrufen und Emails, so die vom Gericht geteilte Argumentation von *Facebook*, stehe dem Anspruch der Erben entgegen, Einsicht in die Kommunikation der Tochter mit Dritten zu erhalten. Erst mit einem Urteil des Bundesgerichtshofs in Karlsruhe wurde am 12.07.2018 endgültig entschieden, dass *Facebook* den Eltern des toten Mädchens als Erben Zugang zu dem seit fünfeinhalb Jahren gesperrten Nutzerkonto ihrer Tochter gewähren muss. Als Nutzerin habe die Tochter mit *Facebook* einen Nutzungsvertrag geschlossen, der auf die Erben des ursprünglichen Kontoberechtigten übergehe. Somit hätten diese, so die Begründung, gegenüber dem Netzwerkbetreiber auch einen Anspruch auf Zugang zu dem Konto – einschließlich der darin vorgehaltenen Kommunikationsinhalte.[64]

Aus kommunikations- und medienwissenschaftlicher Perspektive kann der digitale Nachlass je nach Absicht und Aktivität des Erblassers mit den Begriffen *digitales Erbe* oder *digitales Vermächtnis* gefasst werden.

Ausgangspunkt dieser Unterscheidung ist die facettenreiche Medienumgebung, die mit dem dritten Mediatisierungsschub der Digitalisierung entstanden ist: Aufgrund des technologischen Fortschritts und gesunkener Kosten für Medientechnologien verfügen immer mehr Menschen über eine größere Anzahl und Vielfalt unterschiedlicher Medien, die intensiv genutzt werden. Durch die Vielzahl von Medien, die Menschen im Gebrauch haben, gibt es auch immer mehr analoge, elektronische und digitale Medien und Medieninhalte, die als *mediale Erinnerungsobjekte* potenziell hinterlassen bzw. vererbt werden können. Das Beispiel des sich gravierend unterscheidenden Produktions- und Kostenaufwands von Familienfotos macht die qualitative und quantitative Veränderung deutlich. Wo früher ein einziges teures analoges Familien- oder Personenportrait angefertigt wurde, ist infolge der digitalen Fotografie via Smartphone heute die bildli-

---

64 URL: https://juris.bundesgerichtshof.de/cgi-bin/rechtsprechung/document.py?Gericht=bgh&Art=pm&pm_nummer=0115/18/.

che Dokumentation der Familie in allen Lebenslagen möglich. Dadurch, dass aufgrund der vielfältigen Technologien und digitalen Archivierungsmöglichkeiten ein schier unendliches Volumen an Daten produzierbar und kumulierbar ist, ist mit Blick auf den digitalen Nachlass die zentrale Frage für Menschen in der digitalisierten Gesellschaft schon zu Lebzeiten: ‚Keep it or delete it?‘

Hinzu kommt, dass im Zuge der Digitalisierung von Medien, ihrer Omnipräsenz im alltäglichen Handeln und ihrer technologischen Verknüpfung mittels Internet als softwarebasierter Kommunikationsinfrastruktur, Menschen bei jeglicher Form der Mediennutzung bewusst oder unbewusst *digitale Datenspuren* hinterlassen. Diese reichen – wie im Fall des erläuterten Rechtsstreits – von Email-, *WhatsApp-* oder anderen Social Media-Kommunikationen über Suchverläufe in Suchmaschinen und Online-Shops bis hin zu jeglichen Formen von Online-Accounts und online geschlossener Verträge.

Vor diesem Hintergrund ist bedeutsam zu unterscheiden, was ein Mensch an digitalen Objekten hinterlässt (weil er sie besitzt und intentional nutzt), und was er an nicht-intentionalen, lediglich aufgrund von Digitalisierung und Datafizierung sichtbar werdenden Datenspuren seiner Existenz hinterlässt. Demnach umfasst der digitale Nachlass einerseits das digitale Erbe, also das, was der Verstorbene an digitalem Eigentum (Soft- und Hardware) hinterlässt, wie digitale Fotografien, Text-, Musik- und Filmdateien, die als digitale Objekte im Besitz des Verstorbenen waren. Andererseits umfasst er sämtliche digitale Spuren des Verstorbenen. Hierunter fallen alle Aspekte der Nutzung digitaler Medien wie Passwörter, Konten, Konversationen etc., die im Zuge sog. *tiefgreifender Mediatisierung*[65] quasi beiläufig anfallen und auch nach dem Tod einer Person erhalten bleiben. Je nach Blickwinkel der jeweiligen Akteure kann eine weitere Unterscheidung vorgenommen werden, die sich auf die mit dem digitalen Nachlass verbundene Erinnerungsfunktion bezieht: Was aus der Sicht der Hinterbliebenen das digitale Erbe darstellt (unabhängig davon, ob es sich um hinterlassene digitale Objekte oder Spuren handelt), kann vom Verstorbenen auch sehr bewusst hinterlassen worden sein. Werden demnach digitale Objekte oder Spuren als potenzielle Hinterlassenschaften gezielt editiert und kuratiert, also vom Sterbenden bearbeitet, handelt es sich um ein digitales Vermächtnis. Im Horizont dieser Möglichkeiten lautet daher zugespitzt die Herausforderung, der sich gegenwärtig Sterbende wie Hinterbliebene stellen müssen: ‚Menschen gehen – Daten bleiben!‘.

---

65 Hepp 2018.

Welche potenzielle Handlungsmöglichkeiten, aber auch welche Probleme mit dem digitalen Nachlass verbunden sein können, sofern dieses zu Lebzeiten nicht adäquat geregelt wurde, scheint den meisten Menschen (noch) nicht sonderlich bewusst zu sein. Auch wenn sich mittlerweile einige Verbraucherschutzverbände (oder z. B. *Stiftung Warentest* mit einem *Special: Digitaler Nachlass*) und eine Reihe kommerzieller Dienstleister den Fragen der Nachlassregelung angenommen haben (Beispiele s. u.), hat laut zweier Studien des Interessenverbands BITKOM ein Großteil der Menschen noch keinerlei Vorkehrungen für den postmortalen Umgang mit ihren Daten getroffen.[66] Da es darüber hinaus zu der hochrelevanten Frage, wie Menschen in der gegenwärtigen Gesellschaft mit dem digitalen Erbe von Verstorbenen umgehen, und ob bzw. inwieweit sie ihr eigenes digitales Vermächtnis gestalten, bislang – zumindest im deutschsprachigen Raum – noch kaum Forschung gibt, soll im Folgenden ein Blick auf die Angebotsseite geworfen werden, also auf das, was Carl Öhman und Luciano Floridi als *Digital Afterlife Industry*[67] bezeichnen. Hierunter ist der sich auf Digitalisierung gründende Wirtschaftszweig von Unternehmen und sich formierenden Startups zu fassen, der mit Businessmodellen und kommerzialisierbaren Dienstleistungen auf die neuen technischen Möglichkeiten und Herausforderungen reagiert hat.

Gegenwärtig können vier Typen von Dienstleistungen identifiziert werden, die sich auf unterschiedliche Weise auf den digitalen Nachlass von Menschen beziehen.

(1) Nachlassmanagementdienste wie *Columba – der digitale Nachlassdienst*[68], *Pacem Digital – Bestattung der digitalen Identität*[69] oder *Digitales Erbe Fimberger: Digitaler Nachlass*[70] haben sich auf die Regelung des digitalen Erbes spezialisiert und richten sich bislang vorwiegend an Hinterbliebene. Die Dienstleistung der Firmen besteht darin, die digitalen Datenspuren der Verstorbenen aufzuspüren und in allen Bereichen digitalen Handelns im Sinne der Erben Accounts und Kundenkonten zu schließen, laufende Verträge abzuwickeln, Profilseiten – sofern von den Angehörigen gewünscht – in den Gedenkzustand zu versetzen oder zu löschen, digitale Kommunikationen beispielsweise aus E-Mail-Konten zu sichern oder löschen zu lassen. Dabei greifen die IT-Unternehmen selbst wiederum auf automatisierte Verfahren der Online-Recherche zurück.

---

66 Vgl. Presseinformationen BITKOM 2015 und BITKOM 2017.
67 Öhman/Floridi 2017, 2018.
68 URL: https://www.columba.de/de/.
69 URL: https://www.pacem-digital.com/.
70 URL: https://digitaleserbe.net/de/.

(Kommerzielle) Gedenkplattformen, posthumane Nachrichtendienste und auf künstlicher Intelligenz basierende posthume Interaktionsangebote richten sich an alle Menschen und haben das zu gestaltende digitale Vermächtnis zum Gegenstand ihrer Dienstleistung gemacht. Hierbei geht es um digitale Angebote, die Menschen dazu nutzen können, um Erinnerungen an das eigene Leben und die eigene Lebensleistung ante mortem zu kreieren. Dabei variieren die drei Formen der Gestaltung eines digitalen Vermächtnisses hinsichtlich des Grads, inwieweit im Sinne einer tiefgreifenden Mediatisierung softwarebasierte Technologie an den posthumen Erinnerungskonstruktionen der Angehörigen beteiligt ist.

Auf Gedenkseiten und Gedenkplattformen (2) wie *Stayalive*[71] können Menschen zu Lebzeiten Seiten gestalten und mit ausgewählten Elementen multimedial füllen. Wie bereits dargestellt, fungieren solche Seiten für die Hinterbliebenen als Archive, mittels derer sie die Erinnerung an den/die Verstorbene/n anhand von ausgewählten Bildern, möglicherweise auch Videos oder anderen, von der Person freigegebenen digitalen Hinterlassenschaften aktualisieren können. Wenngleich der Nachlass ante mortem kuratiert wurde, ist es post mortem von sozialen Bedürfnissen der Hinterbliebenen abhängig, wie lange und wie intensiv der/die Verstorbene/n Teil der individuellen oder kollektiven Erinnerungskonstruktion von Bezugspersonen ist.

Über postmortale Nachrichtendienste (3) wie *Safebeyond*[72] können Menschen zu Lebzeiten definieren, wer, wo, wann und zu welchem Anlass welche medialen (Text-, Bild-, Video-, Musik-) Botschaften bekommt. *Safe-Beyond* wurde gegründet, so sein Initiator, um sicherzustellen, dass die Nutzer/innen sowohl die Kontrolle über ihr digitales Erbe behalten als auch die Möglichkeit haben, nach ihrem Tod in bestimmten Lebenssituationen für die Menschen, die ihnen wichtig sind, virtuell gegenwärtig sein zu können. Denkbar sind hier beispielsweise unterstützende digitale Botschaften eines Elternteils, der im Todesfall nicht mehr an den zentralen Lebensereignissen des eigenen Kindes wie Schul- und Studienabschluss, Hochzeit und Geburt von (Enkel-)Kindern oder an runden Geburtstagen teilhaben kann. Möglich wird so ein Vermächtnis durch die Antizipation besonderer Situationen und die vorzeitige Produktion darauf bezogener digitaler Medienkommunikationen durch einen Nutzer sowie die treuhänderische Verwaltung und posthume Abwicklung durch den Dienstleister.

---

71 URL: https://www.stayalive.com/de/.
72 URL: https://www.safebeyond.com/.

Mittels künstlicher Intelligenz bzw. maschinellen Lernens (4) ist die softwarebasierte Automatisierung und Algorithmisierung von Kommunikation so weit, dass aus den existierenden Datenspuren eines Menschen digitale Avatare bzw. social bots kreiert werden können, die die soziale Interaktion von Menschen nachbilden. Insbesondere amerikanische Start up-Unternehmen wie *eter9*[73] und *eternime*[74] werben mit einer so erzeugten digitalen Unsterblichkeit. Sie bieten Interessierten Online-Chatbots auf Basis des zu Lebzeiten hinterlassenen digitalen Fußabdrucks an, die auch nach dem Tod der Nutzer/innen weiterleben. So kann es Hinterbliebenen ermöglicht werden, mit dem virtuellen Alter Ego des Verstorbenen in Kontakt zu bleiben.

Nutzung von:	Nachlassmanagementdiensten	Gedenk-Plattformen	posthumen Nachrichtendiensten	KI-basierten Diensten
Digitales Erbe als uneditierte Hinterlassenschaft digitaler Objekte und Spuren				
Digitales Vermächtnis als editierte und konservierte digitale Hinterlassenschaft				
Digitales Vermächtnis als initiierte postmortale Kommunikation				
Digitales Vermächtnis als digitale Unsterblichkeit				

Abb. 2: Eigene Darstellung in Anlehnung an Öhman & Floridi (2018: 319)

Die Systematisierung gibt die Angebote auf Produzentenseite wieder. Die Visualisierung versucht, die verschiedenen Formen des digitalen Nachlasses hinsichtlich ihrer Potenziale für Erinnerungskonstruktion zu beschreiben. Diese reichen von statischen Erinnerungsobjekten bis hin zu interaktionsfähigen algorithmischen Erinnerungs- und somit Wirklichkeitskonstruktionen.

Ob nun all das, was bereits technisch möglich ist und in Zukunft sein wird, auch tatsächlich von Menschen genutzt wird, ist zum jetzigen Zeitpunkt noch offen. Festhalten lässt sich jedoch, dass sich in allen vier Berei-

---

73 URL: https://www.eter9.com/auth/login/.
74 URL: http://eterni.me/.

chen zahlreiche Unternehmensneugründungen wie auch immer wieder Unternehmensschließungen und -pleiten beobachten lassen.[75] Dies verweist einerseits auf die Hartnäckigkeit, mit der hier offenbar ein großer Wachstumsmarkt prognostiziert bzw. identifiziert wird. Diese neuen Geschäftsmodelle eröffnen kommerziell agierenden Unternehmen die Möglichkeit, das digitale Leben der Internetnutzer zu monetarisieren. Andererseits zeigt es auch den experimentellen Charakter, den diese Technologien bislang noch haben.

6. Kultureller Wandel und Multioptionalität in der digitalen Gesellschaft

Der Beitrag zielte zum einen darauf, einen Überblick über die Vielfalt relevanter Phänomene und Formen digitaler Sterbe- und Erinnerungskultur zu geben. Zum anderen ging es darum zu zeigen, welche neuen Handlungsmöglichkeiten für unterschiedliche Akteure, Sterbende wie Angehörige und professionelle Dienstleister im Zuge der Digitalisierung bzw. Datafizierung entstanden sind.

Greift man die Überlegungen zum Metaprozess der Mediatisierung nochmals auf, ist dieser nicht losgelöst von anderen Prozessen des soziokulturellen Wandels (wie Globalisierung, Individualisierung u. a.) zu verstehen, sondern in einem sich wechselseitig bedingenden Verhältnis. So macht Mediatisierung einerseits, wie insbesondere im zweiten Abschnitt argumentiert wurde, bestimmte Facetten des Wandels von Sterbe-, Trauer- und Gedenkkultur sichtbar, andererseits wird die Transformation alter und die Entstehung neuer digitaler Formen von Sterbe-, Trauer- und Gedenkkultur, wie im dritten und vierten Abschnitt dargestellt, durch Medienwandel überhaupt erst möglich. Ob allerdings das, was unter bestimm-

---

75 Mit eternalflame.com, memorta.com, burify.com sowie ememorial.de, longerlive.de, gedenkportal.de und anderen gibt es mittlerweile zahlreiche englisch- wie deutschsprachige Trauer- und Gedenkportale, die trotz ihrer Ewigkeitsversprechen ihre Tore wieder geschlossen haben. Die auf digitalen Nachlass spezialisierte Trauerberaterin Birgit Aurelia Janetzky berichtet von ihrer auf einer IT-Dienstleistung basierenden Unternehmensgründung hin zu einem Unternehmen mit dem Dienstleistungsschwerpunkt Beratung (URL: https://semno.de/unternehmensgeschichte/), da ersteres seinerzeit kaum abgefragt wurde und schwer monetarisierbar war (Expertengespräch mit der Autorin). Aufgrund mangelnder Finanzierung beendet der Gründer des oben genannten kostenlosen Nachrichtendiensts *Safebeyond* nach fünf Jahren seine Arbeit, wie er in seinem Email-Newsletter vom 19. März 2019 mitteilt (vgl. Dennis Schmolk, URL: https://digital-danach.de/safebeyond-geht-offline/).

ten technischen Voraussetzungen möglich ist, auch tatsächlich angeeignet und genutzt wird, hängt wesentlich davon ab, auf welche gesellschaftlichen Resonanzen dies trifft. Während insbesondere die soziale Aneignung der durch Datafizierung und maschinelles Lernen interaktiv werdenden Trauer- und Erinnerungsangebote noch völlig unvorhersehbar ist, zeigt das Beispiel des Online-Copings, dass diese mediatisierten Praktiken in enger Verbindung mit anderen Prozessen gesellschaftlichen und kulturellen Wandels stehen.[76]

So ist Online-Coping erstens in sozialer, ästhetischer und spiritueller Hinsicht individualisiertes Handeln und schließt an den Prozess der *Individualisierung*, verstanden als eine Sehnsucht nach Individualität sowie ein im Zuge von Enttraditionalisierung und Bedeutungsverlust etablierter Institutionen entstandener Zwang zur, aber auch Wunsch nach Selbstbestimmung in allen Lebensbereichen, an.

Digitale Sterbe-, Trauer- und Gedenkkultur ist zweitens insofern mit dem Prozess der *Säkularisierung* verbunden, als dass religiöse bzw. spirituelle Fragen auch in einer posttraditionellen Gesellschaft nicht an Bedeutung verlieren. Mit dem Bedeutungsverlust religiöser Institutionen am Lebensende geht allerdings ein Erodieren kollektiv verbindlicher Rituale einher und entfallen Gelegenheiten des öffentlichen und gemeinschaftsbildenden Austauschs. Sinnbildung und Unterstützung in Lebenskrisen ist zur individuellen Privatangelegenheit geworden, die somit auch in den Bereich der mediatisierten Alltagskommunikation reicht und alternative Formen gründet.

Die digitalen Angebote ebenso wie die mediatisierten Handlungen spiegeln drittens die in der Gegenwartsgesellschaft mittlerweile vorhandene *Pluralität* und *Multioptionalität* wider. Die Pluralisierung von Weltanschauungen und Lebensentwürfen bilden den Horizont für die individuellen Handlungsentscheidungen von Menschen, auch im Digitalen.

Neben diesen grundlegenden Prozessen gesellschaftlichen Wandels erscheint ein spezifischer Aspekt des Wandels der Trauer- und Gedenkkultur bedeutsam für die Aneignung der digitalen Möglichkeiten. Folgt man der These Norbert Fischers[77], lösen sich Trauer und Gedenken zunehmend vom Friedhof als Ort der Bestattung ab. Erklärbar wird diese Bedeutungsverschiebung vom lokalen Ort des Grabes hin zum ‚entörtlichten' mediati-

---

76 In ähnlicher Weise argumentieren Geser 1998 und Gebert 2009: 49-118. Zu Betrachtungen, in welcher Weise sich Bestattungs-, Trauer- und Gedenkkultur insgesamt verändert haben, vgl. Herzog/Fischer 2001; Fischer 2011 und Sörries 2012.

77 Fischer 2011: 125.

sierten Raum des Internets nicht nur durch Individualisierung und Säkularisierung, sondern auch durch die hohe *Mobilität* im Lebenslauf vieler Menschen. Digitale Sterbe- und Erinnerungskultur kann sich ortsunabhängig konstituieren.

Vor dem Hintergrund des Mediatisierungsansatzes haben wir es also nicht lediglich mit Sterbe- und Erinnerungskultur einer digitalisierten Gesellschaft zu tun, sondern mit einem Wandel hin zu einer digitalen Sterbe-, Trauer- und Gedenkkultur, also einer Trauer- und Erinnerungskultur, die das Digitale integriert. Fasst man deren charakteristischen Merkmale noch einmal zusammen, kann man sie mit den Begriffen sichtbar, entgrenzt, multioptional, multiperspektivisch, sowie in Teilen auch algorithmisiert und kommerzialisiert beschreiben.

Sichtbarkeit: Aufgrund von Digitalisierung wurden und werden neben massenmedialen Repräsentationen nun auch Kommunikationen und Handlungen sichtbar, die vormals im Privaten stattgefunden haben und somit für größere Öffentlichkeiten unsichtbar blieben. Die heutigen digitalen Repräsentationen von Sterben, Trauern und Gedenken sind dagegen in vielen Fällen mit unterschiedlichen Graden an Öffentlichkeit verbunden. Die entstehenden, auf fluiden sozialen Konstellationen basierenden Kommunikationsnetzwerke können als kleine, sich situativ konstituierende Erfahrungs- bzw. Betroffenengemeinschaften (*mini-publics*) oder entsprechend ihres thematischen Gegenstands als Themenöffentlichkeiten (*issue-publics*) bezeichnet werden.

Entgrenzung: Die Digitalisierung der Medienkommunikation ist mit einer dreifachen Entgrenzung einhergegangen. Ebenso wie manche analoge Medien ermöglichen auch digitale Technologien eine raumübergreifende Vernetzung und zeitüberdauernde Speicherung von Kommunikationen. Digitale Medienprodukte und Datenspuren fungieren als potenziell nutzbare Erinnerungsinhalte, die in ihrer teils vernetzten Form als *vernetzte digitale Archive* bezeichnet werden können. Sie sind dahingehend ‚entörtlicht', als dass jeder Mensch – einen Internetzugang vorausgesetzt – von überall und zu jeder Zeit darauf zugreifen kann. Die bereits genannte Entgrenzung von Öffentlichkeit und Privatheit geht auf eine soziale Entgrenzung zurück. Digitale Räume sind vielfach durch eine undefinierte soziale Situation und das Aufeinandertreffen einander unterschiedlich nahestehender Personen gekennzeichnet.

Multioptionalität: Digitale Sterbe- und Erinnerungskultur ist durch die Gleichzeitigkeit vieler Angebote und Wahlmöglichkeiten gekennzeichnet. Ein Mehr an Medienangeboten sowie multi- und crossmediale Verschränkungen haben die Handlungsmöglichkeiten in technologischer Hinsicht transformiert und erweitert. Individualisierung und Pluralisierung von

Glaubens- und Weltanschauungen haben in soziokultureller Hinsicht höhere Freiheitsgrade für Handlungsorientierungen geschaffen. Beides hat zu einer Vervielfachung von Handlungspraktiken geführt, von denen sich manche lediglich ins Digitale transformiert haben und manche tatsächlich neu sind. Damit verbunden sind schließlich viele Möglichkeiten der Bedeutungs- bzw. Erinnerungskonstruktion.

Multiperspektivität: Digitale Sterbe- und Erinnerungskultur ist durch eine Vielfalt von Deutungen des Lebens eines Menschen gekennzeichnet. Dabei schafft digitale Kommunikation mehr Raum für die öffentliche Selbstdeutung von Sterbenden. So haben sie gegenüber den Hinterbliebenden die Chance, ihr Leben zu interpretieren und selbst darüber zu entscheiden, wie sie erinnert werden wollen. Zum anderen treffen hier auch zahlreiche, mitunter konfligierende Fremddeutungen des/der Verstorbenen aufeinander. Neben der Familie und engen Angehörigen ermächtigt digitale Kommunikation auch Freund/innen und weiter entfernte Bezugspersonen, ihrer individuellen Erinnerung und Perspektive auf den verstorbenen Menschen Ausdruck zu verleihen.

Algorithmisierung: Digitale Trauer- und Erinnerungskultur birgt aufgrund von Datafizierung sozialer Handlungen und softwarebasierter Auswertung persönlicher Datenspuren das Potenzial einer algorithmisierten, also technisch überformten Erinnerungskonstruktion.

Kommerzialisierung: Der Aufbau und die Erhaltung digitaler Plattformen und Dienstleistungen sind mit Kosten verbunden, die in entweder direkt an Nutzer/innen weitergegeben oder indirekt durch den Verkauf von Daten, Werbeanzeigen gedeckt werden. Sowohl bei einigen Trauer- und Gedenkplattformen als auch bei STG-bezogenen Dienstleistungen lassen sich Kommerzialisierungsprozesse beobachten.

Fasst man die Befunde zur Bewältigung der ,Krisensituation Tod' zusammen, lässt sich für Sterbende wie für Trauernde zeigen, dass mit dem dritten Mediatisierungsschub der Digitalisierung und der Verbreitung des Internets eine Fülle neuer Handlungs- und Kommunikationsmöglichkeiten einhergehen, die von Menschen offensichtlich in spezifischer Weise angeeignet und genutzt werden. Als Ursache dafür kann zum einen die zunehmende mediale Durchdringung von kommunikativem Handeln in sämtlichen Lebensbereichen und die oben dargestellten gesellschaftlichen Prädispositionen angenommen werden. Diese lassen es selbstverständlich(er) werden, digitale Medien auch im Kontext von Sterben und Erinnerung zu verwenden. Zum anderen werden anhand der Analyse mediatisierter Kommunikationen und Praktiken Bedürfnisse offenkundig, die vorher entweder keinen Ausdruck fanden und/oder als solche nicht sichtbar waren.

Am Beispiel des digitalen Nachlasses wurde deutlich, wie eng neue Möglichkeiten auch mit neuen Herausforderungen verbunden sind. Für Hinterbliebene wird das Nachlassmanagement im Zuge der Digitalisierung zu einem zunehmend größeren Problem, wenn sich der Verstorbene nicht frühzeitig Gedanken über sein digitales Erbe gemacht und dieses geregelt hat. Für Sterbende erwächst daraus nicht nur eine potenzielle Pflicht/Erwartung der Angehörigen, das digitale Erbe zu regeln, sondern es eröffnen sich auch neue, technisch bedingte Möglichkeiten, dieses im Sinne eines digitalen Vermächtnisses zu gestalten. Damit steht in Zukunft ganz zentral die Frage im Mittelpunkt, was und wie wir in einer nunmehr digitalen Gesellschaft (ver-)erben und erinnern wollen.

Abschließend soll nochmals darauf verwiesen werden, dass diese Optionssteigerungen am Lebensende auch Konfliktpotenziale in sich bergen. So ist die Kehrseite des öffentlichen Ausdrucks persönlicher Gefühle in Situationen der Krisenbewältigung auch die Konfrontation von Unbeteiligten oder wenig Beteiligten mit einem Thema, mit dem sie sich vielleicht gar nicht auseinandersetzen wollen. Hier kann es also zu einem Spannungsverhältnis zwischen individuellen und kollektiven Bedürfnissen kommen, das einen sozialen Aushandlungsprozess sowie einen rücksichts- und respektvollen Umgang von beiden Seiten erforderlich macht. Die der *Digital Afterlife Industry* bereits inhärente Kommerzialisierung von Dienstleistungen ist nicht per se negativ zu bewerten. Auch in der nicht-digitalen Welt gab und gibt es Dienstleister, die wie Bestatter und Floristen mit dem Tod Geld verdienen. Dennoch stellen sich in Bezug auf digitale Sterbebegleitungs- und Erinnerungs-Dienstleistungen neue Fragen des ethischen Umgangs sowie des Daten- und Persönlichkeitsschutzes. Schließlich ist eine bedeutsame Forschungsaufgabe darin zu sehen, sich in umfangreicheren, möglicherweise auch interdisziplinär angelegten Studien mit den sozialen und psychologischen Folgen des Online-Copings sowie mit den sozialen Aneignungsprozessen in Bezug auf die künftige Gestaltung des digitalen Nachlasses auseinanderzusetzen.

Literatur

Altena, M/Venbrux, E (2010): Television Shows and Weblogs as New Death Rituals. Celebrating Life in the Dutch Production 'Over My Dead Body'. In: Groß, D/ Schweikardt, C (Hg.): Die Realität des Todes: zum gegenwärtigen Wandel von Totenbildern und Erinnerungskulturen. Frankfurt am Main: Campus-Verlag, 129-140.

Bassett, DJ (2015): Who Wants to Live Forever? Living, Dying and Grieving in Our Digital Society. In: social sciences, 4: 4, 1127-1139.

Benkel, T/Meitzler, M (2016): Die Bildlichkeit des Lebensendes. Zur Dialektik der Totenfotografie, In: Klie, T/Nord, I (Hg.): Tod und Trauer im Netz. Mediale Kommunikationen in der Bestattungskultur. Stuttgart: Kohlhammer, 117-136.

BITKOM (2017): Die wenigsten regeln ihren digitalen Nachlass. Presseinformation. URL: https://www.bitkom.org/Presse/Presseinformation/Die-wenigsten-regeln-i hren-digitalen-Nachlass.html; 1.3.2020.

BITKOM (2015): Neun von zehn Internetnutzern haben ihren digitalen Nachlass nicht geregelt. Presseinformation. URL: https://www.bitkom.org/Presse/Pressei nformation/Neun-von-zehn-Internetnutzern-haben-ihren-digitalen-Nachlass-nic ht-geregelt.html; 1.3.2020.

Bleicher, JK (2015): Gestorben wird immer – Tod im Fernsehen. In: Klie, T/Nord, I (Hg.): Tod und Trauer im Netz. Mediale Kommunikationen in der Bestattungskultur. Stuttgart: Kohlhammer, 153-168.

Deppermann, A (2018): Multimediale Narration im Angesicht des Todes. Zeugnisse terminaler KrebspatientInnen im Internet. In: Peng-Keller, S/Mauz, A (Hg.): Sterbenarrative. Hermeneutische Erkundungen des Erzählens am und vom Lebensende. Berlin: de Gruyter, 115-137.

Döveling, K/Wasgien, K (2014): Emotionsmanagement im Netz: Kindertrauer online. Ein aktueller Forschungsbeitrag. In: Röseberg, F/Müller, M (Hg.): Handbuch Kindertrauer die Begleitung von Kindern, Jugendlichen und ihren Familien. Göttingen: Vandenhoeck & Ruprecht, 421-432.

Döveling, K/Wasgien, K (2015): Suffering in Online Interactions. In: Anderson, RE (Hg.): World Suffering and Quality of Life. Dordrecht: Springer Netherlands, 317-329.

Filipp, S-H/Aymanns, P (2010): Kritische Lebensereignisse und Lebenskrisen. Vom Umgang mit den Schattenseiten des Lebens. Stuttgart: Kohlhammer.

Fischer, N (2011): Neue Inszenierungen des Todes: über Bestattungs- und Erinnerungskultur im frühen 21. Jahrhundert. In: Groß, D/Tag, B /Schweikardt, C (Hg.): Who wants to live forever. Postmoderne Formen des Weiterwirkens nach dem Tod. Frankfurt am Main: Campus Verlag, 125-144.

Gebert, K (2009): Carina unvergessen. Erinnerungskultur im Internetzeitalter. Marburg: Tectum Verlag.

Gerhards, J/Metzler, A (1996): Die Veränderung der Semantik von Todesanzeigen als Indikator für Säkularisierungsprozesse. In: Zeitschrift für Soziologie, 25: 4, 304-314.

Geser, H (1998): 'Yours virtually Forever'. Elektronische Grabstätten im Internet In: Imhof, K/Schulz, P (Hg.): Die Veröffentlichung des Privaten – die Privatisierung des Öffentlichen. Opladen: Westdeutscher Verlag, 120-135.

Geser, H (1999): Virtuelle Grabstätten im World Wide Web. In: Glarner, HU/Lichtensteiger, U (Hg.): Last minute. Ein Buch zu Sterben und Tod. Baden: hier und jetzt, 228-239.

Gronauer, C (1996): Todesanzeigen in Tübingen 1872-1993: kommunikative Funktion und religiöse Inhalte. In: Zeitschrift für Religionswissenschaft, 4: 2, 179-207.

Hanusch, F (2010): Representing Death in the News. Journalism, Media and Mortality. Basingstoke: Palgrave Macmillan.

Haus, A (2007): Todesanzeigen in Ost- und Westdeutschland: ein sprach- und kulturwissenschaftlicher Vergleich. Todesanzeigen aus der Leipziger Volkszeitung und der Frankfurter Neuen Presse 1976 bis 2004. Frankfurt am Main: Peter Lang.

Hepp, A (2016): Kommunikations- und Medienwissenschaft in datengetriebenen Zeiten. In: Publizistik, 61: 3, 225-246.

Hepp, A (2014): Mediatisierung. In: Schröter, J (Hg.): Handbuch Medienwissenschaft. Stuttgart: Metzler Verlag, 191-196.

Hepp, A (2018): Von der Mediatisierung zur tiefgreifenden Mediatisierung. In: Reichertz, J/Bettmann, R (Hg.): Kommunikation – Medien – Konstruktion: Braucht die Mediatisierungsforschung den Kommunikativen Konstruktivismus? Wiesbaden: Springer Fachmedien, 27-45.

Herzog, M/Fischer, N (Hg.) (2001): Totengedenken und Trauerkultur. Geschichte und Zukunft des Umgangs mit Verstorbenen. Stuttgart: Kohlhammer.

Hopp, M (2015): Sterben, Tod und Trauer im Bilderbuch seit 1945. Frankfurt am Main: Peter Lang Edition.

Jakoby, NR/Reiser, S (2014): „Ohne dass der Tod uns scheidet." Intimität in virtuellen Friedhöfen. In: Hahn, K (Hg.): Intimität in Medienkulturen. Wiesbaden: Springer VS. 73-91.

Krotz, F (2008): Kultureller und gesellschaftlicher Wandel im Kontext des Wandels von Medien und Kommunikation. In: Thomas, T (Hg.): Medienkultur und soziales Handeln. Wiesbaden: VS Verlag für Sozialwissenschaften, 43-62.

Kutscher, A (2015): Der digitale Nachlass. Göttingen: V & R unipress.

Luthe, S (2015): Trauerarbeit online – Facebook als Generator für Erinnerungen. In: Klie, T/Nord, I (Hg.): Tod und Trauer im Netz. Mediale Kommunikationen in der Bestattungskultur. Stuttgart: Kohlhammer, 38-62.

Morse, T (2017): The Mourning News. Reporting Violent Death in a Global Age. New York, NY: Peter Lang.

Müller, T (2017): Vielen Schwerkranken hilft Bloggen bis zum letzten Atemzug. In: Schmerzmedizin, 33: 4, 10-11.

Nassehi, A/Brüggen, S/Saake, I (2002): Beratung zum Tode. Eine neue ars moriendi. In: Berliner Journal für Soziologie, 12: 1, 63-85.

Nord, I/Luthe, S (2014): Face your Fear. Accept your War. Ein Blog einer Jugendlichen und seine Relevanz für die Erforschung von religiösen Sozialisationsprozessen. In: dies. (Hg.): Social Media, christliche Religiosität und Kirche: Studien zur Praktischen Theologie mit religionspädagogischem Schwerpunkt. Jena: Garamond-Verlag, 101-114.

Offerhaus, A (2016): Klicken gegen das Vergessen. Die Mediatisierung von Trauer- und Erinnerungskultur am Beispiel von Online-Friedhöfen. In: Klie, T/Nord, I (Hg.): Tod und Trauer im Netz. Mediale Kommunikationen in der Bestattungskultur. Stuttgart: Kohlhammer, 37-62.

Offerhaus, A (2013): Facetten mediatisierter Trauer: Zur Öffentlichkeit eines (eigentlich) privaten Phänomens. (Mainz: Tagung „56. Jahrestagung der DGPuK", 8.-10. Mai 2013).

Offerhaus, A/Keithan, K/Kimmer, A (2013): Trauerbewältigung online. Praktiken und Motive der Nutzung von Trauerforen. In: SWS-Rundschau, Sonderheft „Tod und Trauer", 53: 3, 275-297.

Öhman, C/Floridi, L (2017): The Political Economy of Death in the Age of Information: A Critical Approach to the Digital Afterlife Industry. In: Minds and Machines, 27: 4, 639-662.

Öhman, C/Floridi, L (2018): An Ethical Framework for the Digital Afterlife Industry. In: Nature Human Behaviour, 2, 318-320.

Palkowitsch-Kühl, J (2016): Tod, Sterben und Bestattungen im Computerspiel. In: Klie, T/Nord, I (Hg.): Tod und Trauer im Netz. Mediale Kommunikationen in der Bestattungskultur. Stuttgart: Kohlhammer, 75-95.

Phillips, W (2011): LOLing at Tragedy. Facebook Trolls, Memorial Pages and Resistance to Grief Online. In: First Monday, 16: 12. URL: https://firstmonday.org/ojs/index.php/fm/article/view/3168/3115; 25.11.2019

Schertler, E-M (2011): Tod und Trauer in der deutschsprachigen Gegenwartsliteratur. Innsbruck: StudienVerlag.

Schierl, T/Bertling, C (Hg.) (2007): Handbuch Medien, Kommunikation und Sport. Schorndorf: Hofmann.

Schimank, U (2019): Coping: Entscheiden, wenn das kaum noch möglich ist. In: Leviathan, 47: 2, 192-214.

Schreiter, M (2019): Wie kommt der Tod ins Spiel? Von Leichen und Geistern in Casual Games. Glückstadt: Verlag Werner Hülsbusch.

Sörries, R (2012): Herzliches Beileid: eine Kulturgeschichte der Trauer. Darmstadt: Wissenschaftliche Buchgesellschaft.

Sofka, CJ (2012): Blogging: New Age Narratives of Dying, Death, and Grief. In: Sofka, CJ/Gilbert, KR/Culpi Noppe, I (Hg.): Dying, death, and grief in an online universe: for counselors and educators. New York, NY: Springer, 61-77.

Spieker, I/Schwibbe, G (2005): Nur Vergessene sind wirklich tot. Zur kulturellen Bedeutung virtueller Friedhöfe. In: Fischer, N/Herzog, M (Hg.): Nekropolis. Der Friedhof als Ort der Toten und der Lebenden. Stuttgart: Kohlhammer, 229-242.

Steinig, J/Kersting, A (2015): Anhaltende komplexe Trauerreaktion – ein neues Krankheitsbild?. In: PSYCH up2date 9: 5, 281-295.

Stroebe, MS /Schut, H (1999): The dual process model of coping with bereavement: rationale and description. In: Death Studies 23: 3, 197-224.

Sykora, K (2009): Die Tode der Fotografie. Bd.1 Totenfotografie und ihr sozialer Gebrauch. München: Fink.

Taubert, M/Watts, G/Boland, J/Radbruch, L (2014): Palliative Social Media. In: BMJ Supportive & Palliative Care, 4: 1, 13-18.

Weber, T (2008): Codierungen des Todes: Zusammenhänge von filmischen Inszenierungen des Todes und kulturellen Umgangsformen mit dem Tod. In: Rehberg, KS (Hg.): Die Natur der Gesellschaft: Verhandlungen des 33. Kongresses der Deutschen Gesellschaft für Soziologie in Kassel 2006. Teilbd. 1 u. 2. Frankfurt am Main: Campus Verlag, 3485-3494.

Wexberg, K (2011): Knochenmann und Sensenfrau. Figurationen, Rituale und Symbole zum Thema Sterben und Tod in der Kinderliteratur. In: Communicatio Socialis. Internationale Zeitschrift für Kommunikation in Religion, Kirche und Gesellschaft, 44: 2, 199–215.

Versachlichtes Sterben?
Reflexionsansprüche und Reflexionsdefizite in institutionellen Settings

Thorsten Benkel

Inhaltsübersicht

> „Aber zur Gesundheit gehört die Einheit des Körpers, und wenn die Teile in sich hart werden, so ist der Tod da."[1] (G. W. F. Hegel)

1. Einleitung

Nachfolgend werden Überlegungen zur Lebens- bzw. Sterbesituation von Patienten in Hospiz- und palliativen Settings angestellt, bei denen insbesondere die Rationalität von Handlungsabläufen des Betreuungspersonals im Vordergrund stehen. Von einem soziologischen Blickwinkel aus wird gezeigt, dass die gezielte Vermeidung von pauschalen ‚Sachzwängen' unter Umständen in ihr Gegenteil umschlägt. Die (feldinternen) professionellen Reflexionen über das Lebensende beziehen dieses Problem durchaus mit ein; in der Realität der Sterbendenversorgung jedoch bewegen sich Theorie und Praxis nicht immer im Einklang. Einigen der daraus resultierenden Effekten geht dieser Beitrag auf Basis empirischer Daten aus Baden-Württemberg, Bayern, Nordrhein-Westfalen und Rheinland-Pfalz nach. Das zugrunde liegende Material entstammt ethnografischen Feldforschungsnoti-

---

1 Hegel 1986: 493.

zen zu Aufenthalten in verschiedenen Einrichtungen, den Aussagen von Angehörigen in narrativen Interviews sowie den Informationen von Praktikern, die im Rahmen von Expertenbefragungen gewonnen wurden.

2. Stabilisierungen

Verstreute Reflexionsbruchstücke aus Jahren der Feldforschung: Ich gehe durch die Gänge des Hospizes, schaue durch die Türen der Palliativstation, blicke durch offene Türrahmen in die Zimmer des Altenheims. Ich begegne den Betreuern, den Begleitern, den Haupt- und Ehrenamtlichen.[2] Ich sehe die Angehörigen, die bald Hinterbliebene sein werden, beobachte ihren Bemühungen, in dieser ,Endzeit' noch etwas halbwegs Sinnvolles anzustellen, als müsste allein aus Gründen der ablaufenden Zeit unbedingt noch etwas ,gemacht' werden. An manchen Tagen wird eine Kerze angezündet. Und manchmal höre ich Schreie. Vielleicht sind sie, wer weiß, auch ausgelöst durch den Schmerz der Erkenntnis, dass dieser Ort der letzte ist. Vielleicht drängt sich die Nähe zum Tod nicht alleine körperlich, sondern auch psychologisch so unausweichlich auf, dass nur Schreien und Weinen, leibliche Ausbrüche aus der gesellschaftlich vorgegebenen Ordnung der Körper, ihr noch gerecht werden können.

Wer solche Erfahrungen im Rahmen empirischer Sozialforschung macht, gelangt in Todesnähe. Diesen Ausdruck möchte ich in Abgrenzung von der terminologischen Verwendung bei Hubert Knoblauch und Hans-Georg Soeffner benutzen, die unter dieser Überschrift das Phänomen der Nahtoderfahrung untersuchen[3] – wenngleich ich die wissenssoziologische Ausrichtung, die dort und in späteren thanatologischen Arbeiten insbesondere von Hubert Knoblauch ausgebreitet wird, prinzipiell teile. Todesnähe möchte ich verstehen als Angelegenheit eines erlebenden/erleidenden Körpers, der in einen generell das Lebensende diskursiv aufgreifenden bzw. dieses Ende performativ vorbereitenden Rahmen eingebunden ist.[4] Die problematische Situation der Nähe zum Tod betrifft nicht allein einzelne

---

2 Aus Gründen der besseren Lesbarkeit wird in diesem Aufsatz auf die gleichzeitige Verwendung männlicher und weiblicher Sprachformen verzichtet. Alle Personenbezeichnungen gelten – wenn nicht ausdrücklich anders gekennzeichnet – gleichwohl für sämtliche Geschlechter.

3 Knoblauch/Soeffner 2005. In dieser Studie ist „Todesnähe" eine terminologische Zuspitzung für den Komplex der so genannten ,Nahtoderfahrungen', es geht also nicht per se um Berührungspunkte mit dem Lebensende.

4 Vgl. Benkel 2017: 277.

Menschen und ihre Körper im Sinne lebensweltlicher Kontingenzen, sie ist also kein persönlicher ,Schicksalsschlag', sondern das Zukunftsszenario jeglicher sozialen Beziehung. Gestorben wird nicht singulär; wie schon die Todesfeststellungsprozedur, wie das Betrauern von Verlusten und wie bereits die Existenz als lebendiger Mensch ist auch das Sterben nichts, was Körper,inhaber' solipsistisch auf ihren (sie noch dazu im Sterben überwältigenden) Körper,besitz' zurückwirft.

Der Tod kann ebenso als Kulminationspunkt des lebenslangen Alterungsvorgangs gedeutet werden wie als davon entkoppeltes, weil nicht mehr bewusst ,erlebbares' Körpergeschehen. Die häufig bemühte dichotome Gegenüberstellung von Leben und Tod lässt für gewöhnlich außen vor, dass Alterung und die damit früher oder später einhergehende Begrenzung der physischen wie psychischen Handlungsbefähigung das Lebensende von einem gewissen Punkt an durchaus antizipierbar machen. So schwer diese Lebensphase und die in unmittelbare Todesnähe geleitenden Erfahrungen und körperlichen Geschehnisse auch einzugrenzen sind, der Begriff des *Sterbens* fasst sie bündig zusammen. Voraussetzung dafür ist allerdings, dass tatsächlich ein hohes Alter und/oder ein Zustand erreicht wird, in dem der Körper an die Grenze seiner Möglichkeiten gerät. Der Unfalltod, die tödliche Gewalttat, der verwirklichte Suizid usw. evozieren Todesnähe unter anderen Bedingungen. Der Übergang vom Leben zum Nicht-Leben kann hier eine Sache von wenigen Augenblicken sein, manchmal aber auch die unmittelbare Folge bewusster Entscheidungen.[5]

Längst ist Todesnähe institutionalisiert.[6] Diese Institutionalisierung bringt die Einschaltung einer gleichwohl machtvollen Instanz mit sich, der umsorgenden, insbesondere hospizlich-palliativmedizinischen Handlungsvernunft. Sterben und vor allem der Tod müssen im Hospiz oder im Krankenhaus heute dialektisch gedacht werden: Einerseits sind das Loslassen, das Abschließen-Können, die Befreiung usw. euphemistische Beschreibungen für eine todesakzeptierende Grundeinstellung, die dem Lebensende seinen kulturell eingetrichterten Schrecken rauben soll. Dass davon abwei-

---

5 Bestandteil der dezidierten Unterscheidung zwischen suizidalen und non-suizidalen Sterbevorgängen ist der selten hinterfragte Umstand, dass Sterben vielerorts als Prozess, aber nicht als aktive Handlung verstanden wird. Sobald dieses Sterben hingegen als Freitod klassifizierbar ist, wird das Prozesselement nebensächlich und der Handlungsaspekt rückt in den Vordergrund. Nicht-intendiertes Sterben alleine als passives Erleben zu deuten heißt, Sterbende zu Opfern fremder Mächte zu machen, welche je nach Wahl des Beobachters metaphysischer oder biologischer Natur sind.

6 Stolberg 2013.

chende Empfindungen nicht minder als ‚legitim‘ gelten, sondern auf der Klaviatur der palliativen Umgangsweisen ebenso sehr einbezogen werden, zeichnet das Potenzial der Todesakzeptanzhaltung aus. Auch ausdrückliches Nichtsterbenwollen kann (und wird) als Haltung in Todesnähe ausbuchstabiert – und institutionell reflektiert. Zum Nicht-Leben führen viele Wege.

Andererseits ist der Tod nach wie vor ein Kernproblem der „medizinischen Rationalität“.[7] Er kann, ja soll hinausgezögert werden, ohne dass es eine institutionelle Festlegung darüber gäbe, wann genügend (oder gar zu viele) Bemühungen erfolgt sind und ob in der Konsequenz irgendwann zwingend vom Widerstand zur gelassenen Hinnahme umgeschaltet werden muss. Erstaunlicherweise werden die Grenzziehungen diesbezüglich nicht durch generalisierte ärztliche Übereinkünfte effektiv ‚objektiviert‘, sondern eher durch juristische Einzelfallentscheidungen festgemeißelt.[8] So bleiben Grenzziehungen im Umgang mit Sterben und Tod und Fragen der ‚Behandlungsmacht‘ noch auf lange Sicht strittig – was möglicherweise nicht die schlechteste Ausgangslage für künftige Debatten ist.

Es gehört zu den unvermeidbaren Strukturelementen aller Institutionsformen, dass sich die Frage stellen und üblicherweise in einem oft vielstimmigen Chor auch beantworten lässt, wie es besser ablaufen könnte, als es gegenwärtig der Fall ist. Insbesondere das Feld der Hospizversorgung ist eine naheliegende Zielscheibe für Renovierungsmaßnahmen, was einerseits der historisch betrachtet relativen Neuheit der Einrichtung geschuldet ist; einer Einrichtung, welche vormalige bewahrpädagogische und bewahrmedizinische Todesabwehrgeschütze (das Lebensende als um jeden Preis vermeidbarer ‚Defekt‘) ins Licht einer neuen Betrachtungsweise stellt. Andererseits, und vermutlich stärker, hängt das Innovationsengagement in diesem Bereich von soziodemografischen Entwicklungsaussichten ab: Nicht zuletzt das steigende Lebensalter und die damit verschalteten Pflegeansprüche werden zunehmend dafür sorgen, dass Sterbeprozesse reflexiv gedacht und thematisiert werden (siehe unten). Die Entkopplung des Ster-

---

7 Canguilhem 1989.
8 Ein relativ aktuelles Beispiel stellt eine Entscheidung des Bundesgerichtshofs vom April 2019 dar. Entschieden hat der VI. Zivilsenat, der u. a. für Arzthaftungsfragen zuständig ist. Festgestellt wurde, dass Lebensverlängerung mit medizinischen Mitteln keinen ‚Schaden‘ darstellt, woraus sich folgern lässt, dass es keine Lebenssituation gibt, angesichts derer Nicht-Leben aus ärztlicher Sicht die zu präferierende Option ist – auch dann nicht, so der BGH, wenn die lebenserhaltenden Maßnahmen gleichsam aus ärztlicher Sicht nicht mehr ‚sinnvoll‘ erscheinen (Bundesgerichtshof 2. April 2019: VI ZR 13/18).

bens aus dem Sektor der allgemeinmedizinischen Versorgung erfolgt bereits; zudem zeichnen sich zwischen stationären und ambulanten Hospizvarianten, zwischen Haupt- und Ehrenamt und inmitten weiterer prägender Gegenüberstellungen zunehmend praxisbewährte Kooperationsbündnisse und Bewältigungslogistiken ab – auch dank entsprechender Forschungsarbeit.[9] Forschen im Hospiz bedeutet, Reflexionsanforderungen, die in der alltäglichen Arbeit gestellt werden, wissenschaftlich zu reflektieren. Im besten Fall – dann nämlich, wenn die Praxisreflexionen der Forschung und die Reflexionspraxen der Pflege in Austausch kommen – ergeben sich aus dem Umstand, dass die Forschung eine Balance von Nähe und gleichzeitiger Distanz hält, positive Rückwirkungen für die Gestaltung des hospizlichen Alltags.

Künftige Transformationen des Hospizwesens werden die Erfassbarkeit des Lebensendes – sie erst macht gegenwärtig das Hospiz zur Option – vielleicht auf Basis ganz anderer Aus- und Ansichten einstufen, als momentan. Eine genaue physiologische Sensibilisierung könnte beispielsweise dafür sorgen, dass Sterbevorgänge in ihrem Ablauf früher erkannt werden. In der Konsequenz wäre dann trotz fortschreitender Alterungsquote das idealtypische, nämlich gesunde Leben verkürzt, und die unpopuläre Lebensabschlussphase, das Sterben, hätte mehr Präsenz. So gesehen, sind die gesündesten Gesellschaften diejenigen, bei denen die medizinische Diagnostik am schwächsten ausgeprägt ist. Wer sich keinem Befund aussetzt, ja wer nicht einmal die ominöse ‚Warnsignale‘ als solche halbwegs zu deuten weiß, lebt in der eigenen Wahrnehmung auf unreflektierte Weise ‚gesund‘.[10] Hospize brauchen stabile immanente Rationalität, auf die im Zweifelsfall zurückgegriffen werden kann – und der Zweifel ist da, wo Menschen sehenden Auges auf ihr Ende hinleben, wohl nie sonderlich weit entfernt. Die Unterschiede zu traditionellen Tätigkeiten im medizinisch-pflegerischen Bereich werden beispielsweise anhand der Besonderheiten der personellen Schulungen evident.[11] Mindestens so bedeutsam wie die ‚technischen‘ Skills ist im Hospizzusammenhang die Sensibilisierung für ein eigentlich ja intransparentes, hier aber ‚Pi mal Daumen‘ transparent gedachtes Patientenbewusstsein. Handlungsrationalität verlangt

---

9 Vgl. etwa Goebel 2012.
10 Treibt man den Gedanken weiter, so könnte ein dennoch auftretender plötzlicher Tod als ‚Schicksal‘, oder als Folge von Verwünschungen, also als sozialer Effekt (vgl. das empirische Beispiel bei Evans-Pritchard 1978), oder auf anders mythologisierte Weise gedeutet werden, ohne dass der Gesundheitsdiskurs bemüht werden müsste.
11 Pierburg 2020.

den Menschen, die ihren Beruf bzw. einen Teil ihrer Freizeit dem Umgang mit Sterbenden widmen möchten, den bewussten Verzicht auf ‚harte' Ratio zugunsten ‚weicher' intersubjektiver Annäherungsbereitschaft ab, die am Ende rekursiv zurückverweist auf einen insgeheim doch gegebenen Vernunftkern. Das ‚richtige' Verhältnis zwischen Zuviel und Zuwenig bzw. zwischen innerer Distanz und Übereifer ist nämlich eine delikate Angelegenheit, die letzten Endes, angesichts des letzten Endes, nicht bloß situativ oder gar anhand persönlicher Moral- und Angemessenheitsvorstellung abgewogen werden darf. Dafür gibt es den Mechanismus der Supervision, und auch er ist eine Machtinstanz.

Da sich der Sterbevorgang immer auch als körperliche Praktik vollzieht, stellt sich die Frage nach der immanenten Rationalität des Geschehens. Klassisch als Umsetzung eines Handlungsentwurfs kann diese Praktik nicht gedacht werden; aber lässt sie sich sozusagen nachklassisch als „practical intelligibility"[12] verstehen, also als etwas, das den Betroffenen ein Gefühl für den immanenten Sinn dessen vermittelt, was sich körperlich vollzieht? Oder spielt sich hier, abseits theoretischer Debatten, im/am/mit/durch/für/gegen den sterbenden Körper eine subtile Praxis ab, die unabhängig von bewussten Mitwirkungen und somit bar absichtsvoller Erwägungen stattfindet, dafür aber handfeste Ergebnisse produziert? Wäre dies der Fall, so wären Menschen in palliativen Settings die Opfer eines passiven Erlebens ohne Eingriffsmöglichkeit, welches sich zum vollständig Nicht-Erleben-Können zuspitzt. In der Tat gibt es Menschen, die ‚sich hängen lassen' und nur noch auf den Tod zu warten scheinen. Es gibt aber andere, die in kämpferischer Grundhaltung jeden nächsten Tag wie einen Etappensieg dazugewinnen wollen. Diese beiden Extreme betrachte ich nicht als Gegensätze. Sie erscheinen mir wie Ausreißer aus dem Spektrum körperlicher Involviertheit im Sterbeprozess, aber nicht als Ausdruckformen passiven Sterbenzulassens bzw. aktiven Sterbebekämpfens. Schlussendlich ist die innere Einstellung zum Tod, zu der es mittlerweile vielseitige Forschungen gibt,[13] nicht zu trennen von den körperlichen Vorgängen; das Lebensende ist eine leibliche Angelegenheit. In Palliativsettings stirbt (meistens) der mit Bewusstsein beseelte Leib, und weder stirbt dabei nur der Körper noch allein das Bewusstsein.[14] Die Vorstellung, beides ließe sich – gerade im Kontext des Sterbens – irgendwie doch separieren, ist

---

12 Schatzki 2002.

13 U. a. Peng-Keller/Mauz 2018.

14 Die Science-Fiction-Fantasie, wonach doch nur eine von beiden Substanzen sich auflöst, stuft m. E. immerzu den Körper zum Verlierer ab und macht das Bewusstsein stets zum Gewinner. Utopische Konzepte der Todesüberwindung wie etwa

zwar populär: Als Häftling des Körpers, so die Implikation, muss der Geist sich seinem Gefängnis ergeben, wenn dieses zusammenbricht. Mit dieser rhetorisch verständlichen, vielleicht auch für Angehörige tröstlichen Annahme lässt sich der Leib-Seele-Dualismus in der analytischen Perspektive aber schlecht wiederbeleben, schon gar nicht aus soziologischer Sicht. Es stirbt der Mensch mit allem, was er (nicht mehr) ist, und übrig bleiben neben den materiellen Relikten nur die (darauf rekurrierenden) parasozialen Bezugnahmen, mit denen Hinterbliebene, aber auch Pflegepersonal und in Zeiten virtueller Friedhöfe mit Forumsfunktion sogar Wildfremde anstellen können, was sie möchten oder zu benötigen glauben.

Sterben möchte ich verstehen als Leib-Aktivität, die sich nicht an der Schwelle von Leben und Tod abspielt, sondern die hinführt zum augenblickskurzen Übergang zwischen den Sphären des Lebens und des Nicht-Lebens. Michel Foucaults Formulierung, wonach der Tod eine „vertikale und schmale Linie"[15] sei, ist noch immer eine bestechende Beschreibung. Die Aufdeckung, Reformulierung oder ,soziale Konstruktion' von grenzüberschreitenden Phänomenen wie etwa dem sozialen Tod[16] und seiner medialen Komplementärfigur, dem sozialen Weiterleben,[17] lässt sich mit dem Strich, den der Tod nach Foucault zieht, gut verbinden. Sterben, also: lebendig sein, kann in einem traditionellen medizinischen Setting bedeuten, hinsichtlich typisch ,lebensweltlicher' Aktivitäten so weit eingeschränkt zu sein, dass die biologische Verfasstheit als Primärmaßstab gilt, neben dem die Unmöglichkeit der Teilhabe an außerinstrumentellen sozialen Erfahrungen zur Marginalie wird. Die Vorteile einer solchen Betrachtung liegen auf der Hand: Die nun mehr entscheidenden Variablen (Hirnströme, Blutdruck, Atemfrequenz usw.) sind messbar und können rational weitererarbeitet werden. Die Nachteile sind so evident, dass sie keine Präsentation benötigen. Ihretwegen haben subjektzentrierte Pflegeeinrichtungen schon lange Konjunktur.

Erfolgtes Versterben wiederum ist rational erfassbar durch das Beweisstück Körper, wohingegen parasoziale Elemente wie die Fortexistenz in

---

die Kryonik sind um die Realisierung der Fiktion bemüht: Demnach wird der Kopf (als materieller Bewusstseinsträger) eingefroren, um in ferner Zukunft, wenn die Medizin mit solchen Herausforderungen umgehen kann, wieder erweckt zu werden. Wenn genügend Kaufkraft vorhanden ist, gibt es aber auch die Möglichkeit, Körper *und* Bewusstsein in den temporären Kälteschlaf zu bugsieren (vgl. Krüger 2011).

15 Foucault 1975: 155.
16 Vgl. Sudnow 1973.
17 Vgl. Benkel 2018a: 19ff.

Bildern, in Videos oder – hier lassen sich aktuell bemerkenswerte Innovationen auffinden – wie das kommunikative ‚Weiterleben' von Verstorbenen in Chat-Programmen[18] für eine rationalistische Erfassung (bislang?) außer Betracht bleiben. Bezieht man diese Ebene mit ein, die in Feldern praktischer Pflege wenig relevant sein dürfte, so stellt sich ganz grundsätzlich die Frage: Woran sich festhalten, wenn Lebens- und Nicht-Lebens-Bestimmungen schon innerhalb *einer*, nämlich der westlich geprägten Kultur (und hier sowohl alltags- wie auch expertenbezogen) so uneindeutig codiert sind?[19] Die Abgrenzung zwischen lebendigem und totem (eben nicht ‚nicht-lebendigem') Körper hat sich etabliert, und dies, so vermute ich, nicht trotz ihrer immanenten Uneindeutigkeit, sondern gerade deshalb. Die Komplexität des Sterbens bleibt ausgespart und in der Folge den pflegenden Händen medizinischen Fachpersonals, engagierter Angehöriger bzw. ehrenamtlicher Sterbebegleitern überlassen, die wenig Interesse an einer Systematisierung des körperlichen Sterbens haben dürften. Außerdem kann in den überwiegend rationalistischen Aktionsfeldern wie etwa der Medizin[20] die Sphäre des Nicht-Lebens auf jene schmale Linie verdichtet werden, die eigentlich einen Übergang meint, aber zum Endzustand stilisiert wird.

3. Bedeutungsumbrüche

Leben und Sterben sollten empirisch beforscht werden, alles andere macht langfristig blind für die Wirklichkeit. Thanatologie ist keine Theorieunternehmung. Philosophische Abhandlungen, von denen es bekanntlich eine ganze Publikationsarmada gibt, schaffen es manchmal allerdings auf beeindruckende Weise, ihr zentrales Defizit – die Verwurzelung im Schutztraum der subjektiven Reflexion, nicht an der Front der realen Geschehnisse – zu verschleiern. (Vielleicht gelingt es den Verfassern der bemerkens-

---

18 Vgl. Seibel 2018.
19 Vgl. Benkel/Meitzler 2018; Nieder/Schneider 2007.
20 Stellvertretend könnten als rationale Player am Lebensende auch die Bestattungsgewerke und andere, weniger institutionelle Ritualakteure (zum Beispiel Trauerbegleiter und -redner) bezeichnet werden. Sie benötigen weder ein systematisch über die Praxishandhabung hinausragendes Verständnis von toten Körpern noch Kenntnisse über das Sterben an sich. Von der Mitwirkung der Theologie trennt sie nicht dies, sondern deren Neigung, die rituellen Abschiedsprozeduren mit gehörigen Portionen unverhüllter Transzendenzverweise zu impfen, die im direkten Vergleich der Handlungsroutinen überaus irrational wirken (können).

wertesten Schreibtischüberlegungen zum Lebensende aber auch, in sich
ihr eigenes Sterben aufzuspüren – das wäre dann gewissermaßen Empirie a
priori.)

Gelegenheiten zur leibhaftigen Konfrontation geben die vielschichtigen, weit verbreiteten Institutionen der Sterbeverwaltung. Naheliegend
sind ambulante und stationäre Hospize, Palliativstationen in Kliniken, Al-
ten- und Pflegeheime, aber auch andere, z. B. privat organisierte Formen
der Sterbebegleitung, Sterbehilfevereine, usw. Sie sind so unabdingbar integriert in die ‚elementaren Formen des sozialen Lebens‘, dass ihre gleichwohl marginalisierte Position, nämlich auf den Nebenrängen des sozialwissenschaftlichen Forschungsinteresses, vielen Experten nicht störend
aufzufallen scheint. Eventuell haben aber auch die unschönen Memento-
mori-Implikationen Schuld am schweren Stand, den todesaffiziertes Wis-
senschaffen im Vergleich zu populären Sujets hat, oder es liegt am Spoiler-
Effekt, der entsprechende Forschungen implizit begleitet: am Ende wird
halt jedes Mal gestorben.

Im Zusammenhang mit Gesundheit ist auffällig, dass dieser Begriff sich
als *terminus technicus* im Konzert der Weltverabschiedungsdiskurse (der gesellschaftlichen, wie auch ihrer akademischen Nacherzählungen) nicht etabliert hat. Gesunden bis zu einem Punkt, der sich medizinisch als ‚Heilung‘ begreifen ließe, wäre im Zustand der Todesnähe in den genannten
Kontexten geradezu ein Wunder. Wunder aber haben keinen Eintrag in
den einschlägigen medizinischen Wörterbüchern. Die dominanten Situati-
onsbestimmungen vor Ort – die eben nicht von sozialwissenschaftlichen
Beobachtern, sondern von ärztlichen Experten festgelegt werden bzw. zuvor festgelegt wurden – finden jenseits solcher Begrifflichkeiten wie krank
und gesund statt, sobald das Lebensende greifbar geworden ist. Mithin ist
der Zustand des akuten Sterbens eine ‚objektivistische‘ Wahrheit, weil es
dafür feststehende Kriterien gibt, die über Jahrzehnte hinweg an den medizinischen Debatten gewachsen sind. Selbst über das eher verdeckte, geradezu klandestine Aushandeln des medizinischen Personals *untereinander* (da,
wo es solches Personal gibt) lässt sich nichts wesentlich anderes sagen:
Hier ist *science in action*, um mit Bruno Latour zu sprechen,[21] d. h. hier forcieren soziale Prozesse das vermeintliche Entdecken (und eben nicht Erfin-
den) von ‚Tatsachen‘, die vordergründig an Körper(zustände)n abgelesen,
faktisch zugleich aber Körpern zugeschrieben werden.

Den Betroffenen, Sterbenden und ihren qua affektiver Anteilnahme nahezu mitsterbenden Angehörigen, offenbart sich dieselbe Szenerie hinge-

---

21 Vgl. Latour 1987.

gen als subjektivistisches Spektakel. Spektakuläreres als Sterben ist schließlich kaum vorstellbar. Die leicht von der Hand gehende Relativierung, dass derlei sich nun doch schon milliardenfach ereignet hat und, demografisch betrachtet, folglich das Trivialste der Welt sei, richtet vermutlich wenig aus gegen die einzigartig-eigenwillige Eigenperspektive der Sterbenden. Somit begegnen sich an Sterbeorten[22] mit Blick auf die Rollenverteilung wenigstens drei Großgruppen: Handlungsroutiniers, zu denen auch ehrenamtliche Hospizhelfer, Ärzte, Pflegekräfte, Seelsorger usw. zu zählen sind, Subjekte der unmittelbaren Lebens(end)krise, worunter die Sterbenden fallen, und Subjekte der mittelbaren Lebens(end)krise, die emotional betroffen sind, aber weiterleben werden. Leib-Praxen werden von den Vertretern aller drei Gruppen in den jeweiligen Sterberäumen vollzogen, doch nur die erstgenannte Akteursgruppe ist daran interessiert, diese Praxen mit der immanenten Organisationskultur der vorliegenden Sterbeverwaltungsmaschinerie zu verbinden. Dieses Maß an Rationalität geht den Sterbenden fast immer ab, und auch die Angehörigen sind nicht primär am Funktionieren der Institution, sondern am Wohlergehen ‚ihrer‘ Sterbenden interessiert. Die Spielregeln beispielsweise des Hospizes bilden diese perspektivische Verengung ab: Es gibt wenige festverankerte Binnennormen, die mit expliziter *compliance* beantwortet werden müssen. Umgekehrt sind sämtliche sorgenvollen und anteilnehmenden Kommunikationen legitim und eigentlich niemals ‚falsch‘. Es ist an Orten, die auf die Rationalität sowohl der medizinischen Diagnose wie auch der Sterbeverwaltung abstellen, erstaunlicherweise die Gefahr des ‚unvernünftigen‘ emotionalen Überwältigtwerdens, die ausdrücklich als ‚nachvollziehbar‘ deklariert wird. Das Personal, das diese Devise immer wieder bekräftigt, ist von eigener Anteilnahme bald mehr (Krankenhaussetting) und bald weniger deutlich (Sterbebegleitung) entfernt; aber vermutlich nie so weit, als dass nicht aus der Logik des routinierten Ablaufes heraus stets genügend Empathiepotenzial abgerufen werden kann, um kritische Situationen zu meistern.

Von Bedeutungsumbrüchen spreche ich deshalb, weil beide Seiten, Personal und Patienten, bei nüchterner Betrachtung ihrer jeweiligen Interessen nur bedingt in Einklang geraten können – obwohl sie es gleichwohl empirisch jeden Tag schaffen, auf einen Nenner zu kommen. (Hier zeigt sich noch ein Grund, die Empirie der ‚reinen‘ Theorie vorzuziehen: Man kann sich von der Wirklichkeit irritieren lassen.) Zentral erscheinen mir die Fragen: Wie sollen sterbende Menschen anerkennen können, dass sie sich in einer ‚verwalteten‘ Situation befinden? Und wie sollen Mediziner,

---

22 Vgl. Thönnes 2013.

Palliativpersonal, Pflegepersonen, Ehrenamtliche usw. anerkennen, dass sie zwangsläufig (mehr oder minder) schematisch arbeiten, mit je ausgetauschten, dafür stets ein wenig Variation mitbringenden Lebenswelten? Daran ist die Frage anzuschließen, ob Schematismus nicht sogar notwendig ist, um die genannten Tätigkeitsfelder operationsfähig zu halten. In regelmäßen Gesprächen mit Mitgliedern von Hospizvereinen im süddeutschen Raum, und hier vor allem mit den Koordinationsstellen für die Aktivitäten der Ehrenamtlichen, ist immer wieder einmal zu hören, dass ein problematisches ‚Zuviel‘ nachvollziehbarerweise nicht die Routiniertheit, sondern die Anteilnahme betrifft.

Bei Erving Goffman gibt es die Unterscheidung von Haupt- und Nebenengagement.[23] Man kann beispielsweise für eine Tätigkeit bezahlt werden (Hauptengagement), im Vollzug dieser Tätigkeit aber weitere Aufgaben verfolgen, die weder notwendig noch zielführend für das Engagement sind, dafür aber eine subjektiv relevante zweite Handlungsebene aufschließen. Beispielsweise gibt es Menschen, die sich während der Berufsarbeit unterhalten, rauchen, Radio hören, usw. – das sind Nebenengagements. Manchmal verschieben sich die Bedeutungen und Haupt- und Nebenengagement tauschen unregistriert die Position. Der übereifrige Sterbebegleiter, den das eigene Verantwortungsgefühl gegenüber der begleiteten Person stärker umtreibt, als es Regelbuch und Codex verlangen und gestatten, steckt genau in dieser vermutlich oft nicht einmal bewusst angestoßenen Situation. Das Neben- wird zum Haupt-, am Ende vielleicht sogar zum offensichtlichen *Überengagement*. Wo es vorliegt, könnte sein Hintergrund sein, dass die Unausweichlichkeit des Sterbens durch den symbolischen Akt der hochintensivierten Solidarität und Unterstützung konterkariert wird. Wenn das Ende schon kommt, dann nicht ohne größtmögliche Aufopferung der sich in Todesnähe befindlichen, nach diesem Ende aber weiterlebenden Pflegeperson.

Es ließe sich nun, um diesen und verwandten Herausforderungen auf die Schliche zu kommen, nachschauen, wann und inwiefern Sterben *projekthaft* wird. Die von Vilém Flusser stammende griffige Übergangsformel „vom Subjekt zum Projekt"[24] beinhaltet auf den ersten Blick eine rationalistische Spur: Subjekte sind mitunter planlos und leben vor sich her; Projekte hingegen sind in die Zukunft gerichtet, sie kennen einen benennbaren Endpunkt, und danach sind sie vorbei. Ist das Sterben von Patienten im Krankenhaus bzw. von ‚Gästen‘ (ein begrifflicher Euphemismus, der in

---

23 Vgl. Goffman 1971.
24 Flusser 1998.

Hospizen vorkommt), ein ‚Projekt'? Für behandelnde Mediziner sind Patienten vermutlich häufig ‚Fälle', weil es nicht so sehr auf die Person, sondern auf das Symptom ankommt. „Vom Subjekt zum Projekt" könnte, wenn man sehr körperfokussiert argumentieren möchte, im nächsten Schritt sogar zu einem ‚Objekt' führen: zu dem physischen Defekt, der – sehr häufig schließlich konkret lokalisierbar – die ‚Fallkarriere' erst auslöst bzw. dabei mitwirkt, das Projekt des Sterbens zu seinem Ende zu bringen. Elementar im Ensemble des ‚Sterben-Machens' sind schließlich auch die organischen Objekte des Leibes, an denen buchstäblich ‚herumgedoktort' wird. Sie sind, wenn man so will, die Requisiten einer „machtvolle[n] Praxis"[25], welche unsichere Zustände definierbar macht und damit die eigenwillige *conditio humana* der Sterbenden diktiert. An ihnen werden Zustände abgelesen bzw. ihnen werden Befunde zugeschrieben, woraus sich dann, als gewissermaßen ganzheitliche Schlussfolgerung, eine Diagnose für die *Person* ergibt. Das Projekt Sterben wird im Hospiz in die Gegenrichtung gedacht: Vordergründig ist die Umsorgung des Menschen, nicht der Symptome. Subjekt und Projekt fallen zusammen, und in dieser Konstellation braucht die Projekthaftigkeit nicht mehr ausgeflaggt zu werden. In medizinischen Behandlungsstrukturen hingegen ist das Projekt bzw. ist der Fall wenigstens noch so lange Projekt- bzw. Fallbewusstsein wert, wie man an der Zielrichtung noch rational (d. h. effizient, den Aufwand rechtfertigend) operieren kann; so lange also, wie die optimale Zielrichtung – die Heilung – nicht vollends außer Reichweite gerückt ist.

Ärztliche Professionalität im Umgang mit Krankenhauspatienten, welche ganz unmetaphorisch (und damit versus Kierkegaard) an einer „Krankheit-zum-Tode" leiden, profitiert fraglos von vielfältigen Programmen, die das Reflexivitätsniveau steigern sollen. Es dürfte allerdings schwierig sein, in jedem Einzelfall dahin zu kommen, die Subjektivität des Sterbens jenseits der Normativität spezifischer Anwendungen der medizinischen Wissenskultur und Praxen zu denken. Das ist jedenfalls nicht die vorrangige Agenda. Deshalb hat das Subjekt Patient es hier per se schwer, als Subjekt wahrgenommen zu werden. Einer der zentralen, wenn nicht der entscheidendste Bedeutungsumbruch in der Patientenkarriere der unheilbar Kranken liegt im Umkippen der wenigstens mitbestimmten, mitgestalteten, bestenfalls autonom gesteuerten Lebens- in eine wenigstens teilweise umweltabhängige Sterbenswelt. Sie ist flankiert von rational-bürokratischen Instrumenten und Kategorien, die fraglos notwendig sind, um die immanenten Ordnungsansprüche an diesem von komplexen Aufgaben und Rol-

---

25 Schneider 2014: 133.

lenverteilungen geprägten Ort zu bewahren. Auf Palliativ-Patienten und andere Sterbende (etwa Unfallopfer in der Notaufnahme) bezogen, könnte man indes von einer Verwaltungsutopie sprechen. Gänzlich einfangen und sozusagen ‚fesseln' lassen sich irrationale, d. h. außerhalb versachlichter Steuerung stehende Elemente (wie beispielsweise Affekte) selbstverständlich nicht. Ihnen wird aber auch nicht explizit Raum gegeben. Und der ultimative Kulminationspunkt im Patienten(ab)leben, der Tod, bleibt mysteriös. Er findet kaum mehr Niederschlag als in der einschlägigen Dokumentationspflicht[26] in vorgedruckten Formularen: Minima Formalia.

4. Die Ordnung des Sterbens

Norbert Elias schreibt, die Medizin sei den Sterbenden gegenüber „gefühlsarm" (1990: 46). Mit Blick auf den hinter dieser Aussage stehenden medizinkritischen Diskurs sind mir in Gesprächen mit Fachpersonal in Hospitälern sowie anlässlich eines Feldaufenthalts im Hospiz einer hessischen Großstadt wiederkehrende Positionen begegnet, die man verkürzt als Bündel aus ausdrücklichem Problembewusstsein, Änderungswille, institutionsinternem Appellcharakter und Kritik an den strukturellen Unzulänglichkeiten des ‚Systems' zusammenfassen könnte. Diese Reaktionen dürften von der Kenntnis gespeist sein, dass es anderswo anders zugeht. Sie hören sich an, als seien die kompensatorischen Leistungen, die in Sachen Sterbendenversorgung das Hospiz zu übernehmen und zu propagieren verspricht, gewissermaßen zum schlechten Gewissen von professionellen Akteuren geworden, die an der eher traditionalistischen Front – der Sphäre des medizinisch noch irgendwie bekämpften Sterbeprojekts – angesiedelt sind. Aus entsprechenden Stimmen spricht außerdem eine gewisse Hilflosigkeit gegenüber dem logistischen Moloch, der den Reformwillen effektiv zu verschlucken weiß.[27] Hinzu kommen die immensen Schwierigkeiten im Bereich der ethischen Absicherung am Lebensende. Anders als bei routinierten medizinischen Versorgungen fernab des Lebensendes geben hier schließlich nicht Heilungsverlauf und Nachkontrolle Aufschluss über den Erfolg der Maßnahme. Vorsicht und Sorgfalt müssen am und für den sterbenden, noch lebenden Patienten ‚in Echtzeit' generiert werden,

---

26 Vgl. Knopke 2018.
27 Nähere empirische Einsichten in die vielfältigen organisatorischen und zwischenmenschlichen Probleme bieten, am Beispiel von Palliativstationen, Mayr/Barth 2020.

weil es kein sinnvolles ‚Danach‘ der Behandlung mehr gibt.[28] Patient sein heißt im Kontext unheilbarer Erkrankung, dass einer der vermutlich letzten bedeutsamen Rollenwechsel vollzogen worden ist, aber eben gegen den eigenen Willen.

Dazu zwei kurze Beispiele, die sich aus heutiger Sicht wie ein fernes Echo von Problemfällen lesen lassen, welche vor Jahrzehnten im Kontext der institutionellen Versorgung am Lebensende virulent waren. Einmal wurde mir berichtet, dass ein ehrenamtlicher Hospizmitarbeiter an Krebs erkrankte, daraufhin mit starken Schmerzmitteln behandelt wurde, die aber nur bis zu einem bestimmten Punkt des Krankheitsverlaufs wirkten. Stärkere Substanzen, die vorhanden gewesen wären, wurden ihm nicht ausgehändigt; man wollte, so wirkte es auf eine teilnehmende Beobachterin der Situation, den Kranken/Sterbenden offenbar nicht der Suchtgefahr aussetzen. In einem anderen Setting wurde mir zugetragen, dass ein zeitweilig für die Intensivstation eines Krankenhauses verantwortlicher Arzt mit Nachdruck die Vorgabe verbreitet habe, dass er keinen Patienten verlieren wolle. In der Folge wurden, so der Bericht einer Person, die in dieses Setting beruflich eingebunden ist, übertriebene Wiederbelebungsmaßnahmen und lebenserhaltende Strategien angewendet, um den ‚Feind Tod‘ abzuwehren; zumindest solange, bis wieder jemand anderem die formelle Verantwortung über die Station übertragen wurde. Dann bestimmte dessen/deren ‚Überzeugung‘ die Abwägung zwischen zu viel und zu wenig.

Beide Begebenheiten haben, dem Anachronismus der darin liegende Wertideen zum Trotz, einen rationalen Kern: Süchte sind, zumal medizinisch betrachtet, hochproblematisch, und Weiterleben ist sowieso besser als Sterben. Dennoch fällt es nicht schwer, die beschriebenen Szenarien als, gelinde gesagt, nur wenig ‚vernünftig‘ zu interpretieren. Dahinter mag im Rahmen des medizinischen Umgangs mit Menschen in der Krise des Sterbens vielleicht auch die Scheu stecken, einen Umstand anzuerkennen, der in der Soziologie weit weniger verpönt ist: dass nämlich menschliches Handeln und Erleben häufig zutiefst irrationalistisch abläuft. Sich verlieben, sich hassen, sich berauschen, generell also: Risiken eingehen, verinnerlichtes Wissen ignorieren, Grenzen des Mach- und Ertragbaren überschreiten usw. – das sind meistens nicht Effekte von Kosten-Nutzen-Abwägungen, sondern Impulse, die mit einiger Distanz anders bewertet werden

---

28 Befragungen und andere Erhebungsmethoden sind als reflexives Element in Versorgungspraxen durchaus implementiert. Die Erkenntnisse können sukzessive auf vergleichbare Fallkonstellationen übertragen werden – sodass das ‚Danach‘ der einen Behandlung sich gewissermaßen in einer anderen Behandlungskonstellation verwirklicht.

als im Moment der Ausübung. Darf aber auch Sterben irrational sein/ ablaufen? Die (oben beschriebene) Schwierigkeit wäre allemal, dass dieses Sterben als anti-rationalistisches zugleich ein subjektivistisches Sterben ist. Darauf ist die Medizin nicht vorbereitet – und vermutlich auch das Hospiz nicht. Deshalb hat Affektkontrolle sogar dort, wo die Existenz zu Ende geht, noch einen so starken Rang, deshalb ist selbst im Angesicht des Todes zusammenreißen erwünscht (bzw. wird von Betroffenen als erwünscht gedeutet).

Im herkömmlichen Krankenhaus stoße ich hinsichtlich der expressiven Affekttoleranz auf vergleichsweise wenig Reflexivität. Hier gibt es ja ein Gegenmittel, das ‚bessere‘ Resultate verspricht, sofern es wirkt: die Ratio der schematisierten Behandlung, die auch unter Einbeziehung kreativer, vielleicht sogar personalisierter Facetten immerzu eine Be-Handlung bleibt, ein Handeln *für* jemanden – ein Handeln in Stellvertretung. Der Patient ist das Objekt des Zugriffs, nicht das selbst zugreifende Subjekt.

Wie bereits skizziert, sind dem gegenüber Hospizmitarbeiter geschult, auch überwältigende Emotionen ‚zuzulassen‘. Nicht geschult sind allerdings die Patienten.[29] Ob Hospize somit grundsätzlich anders aufgestellt sind (von alternativen Sterbeorten ganz zu schweigen), wäre zu überprüfen. Ich konnte im Rahmen eigener Feldaufenthalte Momente bezeugen, in denen von Seiten der Pflegenden mit affektiven Ausbrüchen oder ‚unüblichen‘ Wünschen behutsam, aber eben auch ein wenig abgeklärt umgegangen wurde; übrigens mit dem Ergebnis, dass zwar keine brachiale ‚Gegenoffensive‘ gestartet, dass aber doch vorsichtig an die Vernunft des ‚Gastes‘ appelliert wurde. Daran also, dass es in Zeiten des Sterbens wichtig sei, einen Rahmen zu wahren – durchaus im Sinne Goffmans[30] –, der die Hintergrundfolie für das soziale Geschehen an Ort und Stelle des Sterbens abgibt. Dieser Rahmen wird bald explizit, bald subtil bekannt gegeben, er kann irgendwann als vorausgesetzt gelten, und was geschieht, geschieht im Lichte dieser Vorgabe. Es wäre vermutlich zynisch, von einer ordnungsbe-

---

29 Dies demonstriert eine interessante Fallgeschichte auf drastische Weise, die nicht das Lebensende, sondern einen Begleitumstand fokussiert – den unvorbereiteten Verlust der Körperkontrolle (Göckenjan/Dreßke 2005: 155). Eine schwerkranke Patientin verweigert sich bestimmten Pflegevorgängen, befindet sich aber zugleich in einer beschämenden Lage, weil sie ihre Körperkontrolle verloren hat. Sie erbricht regelmäßig ihren Kot, der auf andere Weise nicht mehr abgesondert werden kann. Diese Situationen belasten die Patientin, somit aber auch das Personal, das zwar beschwichtigende Gegenreaktionen zeigen kann, jedoch nicht in der Lage ist, zu bestimmen, was konkret damit ausgelöst wird. Generell zu diesem Komplex: Ringel 2003; Benkel 2011.

30 Vgl. Goffman 1980.

wahrenden Kraft zu sprechen, die sich hierin ausdrückt, und die die Gefahr des anarchistischen Sterbens abwehrt. Irrationalität ist nicht weniger menschlich als das temporäre Ins-Spiel-Bringen von Rationalität, aber für sie gibt es weniger Platz in einem rationalisierten, selbst in der immanenten Vernunftkritik noch übervernünftigen Teilbereich der Gesellschaft wie eben dem Feld der Versorgung am Lebensende.

Apropos Zynismus. Wenn man sich der Feldforschung wegen ohnehin gerade im Krankenhaus aufhält, schadet es in Sachen Sterbeforschung nicht, auch der Pathologie einen Besuch abzustatten. Hier werden Leichen seziert, aber auch (und vor allem) Lebendproben erforscht, um den Stationsärzten – also: den behandelnden Medizinern zu Lebzeiten der Patienten – nähere Hinweise auf Komplikationsverläufe, das Krankheitsbild usw. zu geben.[31] Und hier erreicht der Fall bzw. das Projekt seinen rationalsten Punkt. Post mortem werden die letzten Geheimnisse durch den Blick nach innen aufgeklärt.[32] Der Mensch ist nicht mehr präsent, sondern nur noch Masse, Gewicht, Hülle und Form dessen, was er einmal war. Indem dieser Körper mit einem schnellen Skalpellschnitt buchstäblich ‚offenbart‘ wird, ist auch die Endgültigkeit des Lebensendes festgeschrieben. Man könnte sagen, dass dabei Wissen zur Wirklichkeit wird, denn hier entkommt das somatische Beweisstück medizinischen Wissens, der zum Körper verfallene Leib, endgültig nicht mehr einer epistemologischen Taktik namens *Wahrheitserkenntnis*.[33] Maximale Rationalität beherrscht den Obduktionsraum – und minimale Intersubjektivität.

Meistens befindet sich die Pathologie in den Kellerräumen der Kliniken. Einige Etagen darüber finden Behandlungen statt, die dem Lebensende mal mittelbar und mal unmittelbar vorausgehen. Das Phantasma des guten, friedlichen Todes, welches im Denken vieler Menschen mit dem Wunsch nach möglichst wenig bewusster ‚Sterbeerfahrung‘ korreliert,[34] hat in diesem Rahmen nicht weniger Platz als im Hospizsetting. Beide Ma-

---

31 Zu differenzieren ist zwischen der *klinischen Obduktion*, bei der die Todesursachen feststehen, es aber aus Sicht der ärztlichen Experten Sinn macht, an dem toten Körper weitere Untersuchungen vorzunehmen, und der *Rechtsmedizin*, die bei ungeklärten bzw. ungewöhnlichen Sterbeumständen ermittelt, um ‚nicht-natürliche‘ Ursachen auszuschließen – etwa beim Verdacht auf Fremdeinwirkung, generell aber immer bei Suiziden, und übrigens auch beim Tod während einer medizinischen Operation, dem *mors in tabula*.

32 So bereits Foucault (1973), der hinsichtlich der von innen herausstrahlenden Erkenntnis auf die Pionierarbeit von Xavier Bichat aus dem Jahr 1802 verweist (Bichat 1968).

33 Vgl. Benkel 2018b.

34 Siehe generell Hoffmann 2011.

le geht es schließlich um ein Phantasma, nicht um gelebte Realität. ‚Gutes Sterben' ist per se ungut, wenn das Weiterleben die wünschenswertere Option wäre – ein Weiterleben, wohlgemerkt, in Gesundheit, also unbehelligt von Schmerzen und der Heimtücke verborgener Erkrankungen. Wird der Tod zur unentrinnbaren und demnächst bevorstehenden Zukunft[35] und gilt er gleichzeitig, im Einklang mit starken, durch Sozialiationserzählungen transportierten Narrativen als Problem, Störung und brutaler Widersacher des ‚guten Lebens', kann schwerlich gut gestorben werden. Sondern allenfalls ‚den Umständen entsprechend' gut.[36]

Gewiss, auch das Fortleben um jeden Preis ist ein Phantasma, zumal eines, das immer wieder Kontroversen hervorruft. Es gibt Vertreter der medizinischen Wissenskultur, die sich recht pauschal daran orientieren, nun gerade *dieses* Phantasma als ‚richtig' zu deuten. Und es gibt solche Experten, die das Phantasma entmystifizieren wollen zugunsten einer ‚offenen Debatte' um Patientenwünsche, beispielsweise im Kontext der Sterbehilfe.[37] Weder gutes Sterben noch gutes (Weiter-)Leben sind denkbar ohne ihre Korrespondenzerscheinungen, eben das schlechte Sterben bzw. das schlechte Leben, über das an den beschriebenen Stätten aber aus nachvollziehbaren Gründen wenig zu vernehmen ist. Das Bild der an Apparaturen festgeschnallten und um ihres biologischen Lebenserhalts gefangenen Patienten ist, auf ganz eigene Weise, genauso unattraktiv wie die bewusst erlebte, vielleicht weniger am Körper spürbare, aber doch faktisch unselbstständige, fremdbestimmte Existenz unter den Bedingungen sozialer Marginalisierung. Die Menge derer, die das (nicht einmal zwingend gute) Sterben dem schlechten (als schlecht interpretierten) Leben vorziehen, ist vergleichsweise groß; in Deutschland ist jährlich von einer fünfstelligen Zahl an Suiziden auszugehen, die Dunkelziffer auf der Ebene der Versuche ist noch wesentlich höher – nach Schätzungen etwa um den Faktor 10.[38] Der gesellschaftlich kursierende Problemgehalt, der dem Suizid anhaftet, kann

---

35 Siehe dazu die auf der schwierigen intersubjektiven Nachvollziehbarkeit des Sterbens abstellenden Überlegungen von Chopra Chatterjee (2004: 95), wo es heißt: „While narratives of the ill are important for the sociologists insofar as they project activities and experiences into the future, directing desires and strategies toward some end, for those who are dying there is no future, no desire but an end to all life projects."

36 Vgl. dazu die Perspektive bei Saake/Nassehi/Mayr 2019.

37 Vgl. Thiele 2010; Schmickler 2020.

38 Gegen allzu viel Vereinfachung sei betont, dass beim durchgeführten und beim versuchten Suizid zwei relativ eigenständige Handlungsformen vorliegen – oder, in der Terminologie dieses Textes: zwei unterschiedliche Projekte (klassisch: Stengel 1969).

nicht davon ablenken, dass hier der Aspekt der autonomen Entscheidung radikal verwirklicht wird. Zugleich liegt eine gehörige Portion immanenter Rationalität vor, wenigstens bei bestimmten Begleitumständen wie etwa der Selbsttötung aufgrund unerträglicher Schmerzen, und erst recht beim politisch motivierten Suizid.[39]

Zuletzt noch kurz einige Überlegungen zu der Frage, ob Sterben per se reflexiver wird. Die Einrichtung von Hospizen hat in dieser Hinsicht einiges bewirkt, schließlich hat damit das Sterben einen Raum und einen Institutionalisierungsschub erfahren. Das Ende des Lebens muss seither nicht mehr im Schatten der eigentlichen Aufgaben von medizinischen Einrichtungen stehen, sondern hat – vor allem auf der diskursiven Ebene – an Präsenz gewonnen. Angesichts der gegenwärtigen Sterberate und der tatsächlichen Zahl an Hospizbetten ist die diskursive Ebene vermutlich der zweckdienlichere Ort, um etwas zu verändern, denn gestorben wird nach wie vor hauptsächlich in Einrichtungen, die das Sterben, so könnte man als These formulieren, letztlich stiefmütterlich behandeln *müssen*, weil es sie bei der Ausübung ihrer wesentlichen Funktion zumindest irritiert (das gilt auch für Alten- und Pflegeheime).

Die Bestrebungen sind gleichwohl sichtbar, das Sterben (und übrigens auch die Phase der multimorbiden Hochaltrigkeit[40]) zu ‚subjektivieren‘, allem erwähnten Projektformalismus zum Trotz. Die betroffenen Institutionen zeigen sich bereit zur Veränderung ihrer ‚Kultur‘ (was sich besser anhört als ‚Ideologie‘), man schreibt sich Humanität auf die Fahnen (und meint damit vermutlich vor allem Flexibilität), Fortbildungen sollen sensibilisieren, die Idee der ‚Sorge‘ rückt ins Zentrum und auch der Rückgriff auf die eigene Sterblichkeit des Pflegepersonals, der Fachärzte usw. ist mittlerweile keine überflüssige Information mehr, sondern darf als bewusstseinsanregendes Element ausbuchstabiert werden. So weit, die Sterbenden als eine Interessengemeinschaft zu verstehen, gehen die meisten der mir bekannten Reformprogramme und ‚Denkanstöße‘ jedoch nicht, dies würde schließlich die gerne betonte Subjektivität der Patienten und Gäste unterminieren. Es ist allerdings kein prinzipiell nur subjektiver, sondern ein gesellschaftlich vermittelter Wunsch, das eigene Ende einkalkulieren zu können, Gestaltungsideen zu formulieren, sie mithin sogar juristisch zu forcieren und insgesamt nichts erdulden zu müssen, was man nicht selbst wünscht bzw. den Angehörigen auferlegen möchte. Es darf ferner unterstellt werden, dass die Sterbenden der Gegenwart wie der Zu-

---

39 Vgl. Graitl 2012.
40 Vgl. Meitzler 2017.

kunft zwischenmenschliche Solidarität höher wertschätzen als die Selbst-lähmung der Einrichtung durch bürokratische Überdosierungen. Wahr-nehmbar ist nach wie vor der Wunsch, nicht der von Elias bereits vor bei-nahe 40 Jahren negativ beschworenen „Einsamkeit der Sterbenden" an-heimzufallen. Der zu Lebzeiten zuschlagende soziale Tod ist das unmysti-sche Pendant zum biologischen Tod und wäre auf der ungeschriebenen Liste der Problemlagen, die gegenwärtig innerinstitutionell kritisch reflek-tiert werden, wohl ziemlich weit oben zu finden.

Die weitere Entwicklung institutioneller Sterbebegleitung wird insbe-sondere im Lichte empirischer Forschung aufschlussreich sein. Wie sehr werden die beteiligten Institutionen interne Reflexionsprozesse nicht nur ‚betreiben', sondern die Resultate zum Institutionsmerkmal machen? Und wie wird die Gefahr umgangen, dass unter dem Label der Patientenorien-tierung so etwas wie *liquid dying* herauskommt – ein ‚zeitgemäßer', d. h. gesundheitsmarktförmiger, versteckt eben doch Effizienzanbau fördernder Umgang mit Sterbeprozessen im Geiste jener Entwicklungen, die Zyg-munt Baumans zeitdiagnostische Studien anprangern?[41] Wie ‚menschlich' kann Sterben im institutionellen Rahmen überhaupt praktiziert und be-gleitet werden, wo doch der Tod nach wie vor als unmenschlicher Schick-salsschlag apostrophiert wird? Finden am Ende hinter Institutionsmauern liberalisierte Praxen statt, als thanatologisches Privatissimum aufgeführt, durchaus in Ritualität gebadet, aber eben abgeschottet, weil dies nur die unmittelbar Involvierten etwas angeht, nicht aber ‚die Gesellschaft'? Und würden Innovationen der Sterbebegleitung das Image des Todes zu verän-dern helfen – wenn ja, in welche Richtung?

Die Unabgeschlossenheit der Frage, wann der paradoxe Lebensstatus des Sterbens beginnt, verspricht auch künftig spannende Nachforschun-gen, und diese Nachforschungen werden, wie erwähnt, am ertragreichsten sein, wenn sie das Sterben als lebensweltliches Geschehen inmitten seiner sozialen Bezüge verstehen und analysieren. Physiognomische Kriterien rei-chen nicht aus, um die Bandbreite des Phänomens zu erfassen.[42] In künfti-ge Untersuchungen dürfte sich die Frage hineindrängen, wie Subjektivität nicht alleine der Sterbenden, sondern auch der sie Begleitenden und Pfle-genden neu bzw. weiter bzw. anders verhandelt werden kann als bisher.

---

41 Vgl. etwa Baumann 2000, 2005.
42 Vgl. Groß/Grande 2010. Interessant, aber letztlich hilflos wirkt die Strategie, un-terschiedlichen Wissenschaftsdisziplinen unterschiedliche Sterbeverläufe zuzu-weisen, um das Definitionsproblem der Verlaufslogik zu unterwandern. Siehe Becker/Xander 2012: 126f., die zugleich einsichtig schreiben: „Die Definition des Sterbeprozesses ist abhängig vom Definierenden" (ebd.: 122).

Das Problem fehlender belastbarer Deutungsmuster für den relativ kleinen Kreis der von Sterbevorgängen intersubjektiv Betroffenen ist bereits bekannt.[43] Dies kann von institutioneller Seite schwerlich mit starren Schemata angegangen werden. Es sind aus der Mitte der hospizlichen und der Krankenhaus-Versorgung dank immanenter Reflexionsprozesse Anzeichen greifbar, die dafürsprechen, dass die Trennschärfe zwischen Konzepten wie Versorgung und Unterstützung einerseits und Partizipation und Intervention andererseits sich künftig verschieben, vielleicht sogar verflüchtigen wird. Das konkrete Design dieser Umgestaltung kann im Einzelfall ein ebenso rationales wie irrationales Manöver sein.

Die Infragestellung des institutionellen Rationalismus' am Lebensende ist generell nicht mit dem Aufstellen von Hindernissen gleich zu setzen, die einer medizinischen und hospizimmanenten ,Optimierung' im Weg stehen. Vielmehr ist sie ein produktives Hilfsmittel. Sie hilft vor den Zumutungen, die im Dickicht kollektivistischer Moralvorstellungen oder biopolitischer Optionssteigerungen grassieren und die das Motto ,Weiterleben um jeden Preis' teilen. Sie kann, wenn die Stimmen der Betroffenen einfließen, das Sterben als sozialen Akt und damit als gesellschaftlich hochrelevanten Vorgang prononcieren. Auch dann, wenn er sich innerhalb institutioneller Settings ereignet, involviert der Sterbevorgang ein „Publikum" von Ärzten und Angehörigen,[44] und darüber hinaus sind diese begleiteten, ja überwachten Sterbeprozesse die Vorlage der ihnen nachfolgenden, den gleichen Strukturen unterworfenen Geschehnisse. Das Sterben der einen ist das Sterben der anderen. Man könnte meinen, dass beim Sterben generell nicht viel schiefgehen kann, weil der Ausgang ja bekannt ist. Und wenn aus Sterben doch Weiterleben wird, dann fällt es schwer, dies als Krise abzubuchen. Gerade deshalb sind die Begleitumstände und Rahmungen so bedeutsam. In ihnen wird die Essenz des Sterbens sichtbar – nicht in der Trivialcodierung ,lebendig'/,tot'.

Literatur

Bauman, Z (2000): Liquid Modernity. Cambridge: Polity.
Bauman, Z (2005): Liquid Life. Cambridge: Polity.

---

43 Vgl. Rosentreter 2010.
44 Vgl. Saake 2012.

Becker, G/Xander, C (2012): Zur Erkennbarkeit des Beginns des Sterbeprozesses. In: Bormann, FJ/Borasio, GD (Hg.): Sterben. Dimensionen eines anthropologischen Grundphänomens. Berlin: de Gruyter, 116-136.

Benkel, T (2011): Die Idee des Ekels. Analyse einer Affektkonstruktion. In: Psychologie und Gesellschaftskritik, 35: 1, 9-29.

Benkel, T (2017): Strukturen der Sterbenswelt. Über Körperwissen und Todesnähe. In: Keller, R/Meuser, M (Hg.): Alter(n) und vergängliche Körper. Wiesbaden: Springer VS, 277-301.

Benkel, T (2018a): Fragwürdig eindeutig. Eine Reise in die Schattenzone des Wissens. In: Benkel, T/Meitzler, M (Hg.): Zwischen Leben und Tod. Sozialwissenschaftliche Grenzgänge. Wiesbaden: Springer VS, 1-29.

Benkel, T (2018b): Der Körper als Faktizität. Für eine Wissenssoziologie der Obduktion. In: Pfadenhauer, M/Poferl, A (Hg.): Wissensrelationen. Weinheim: Beltz Juventa, 895-905.

Benkel, T/Meitzler, M (Hg.) (2018): Zwischen Leben und Tod. Sozialwissenschaftliche Grenzgänge. Wiesbaden: Springer VS.

Bundesgerichtshof (2019): Urteil vom 2. April 2019. VI ZR 13/18.

Bichat, X (1968): Untersuchungen über den Tod. Leipzig: Zentralantiquariat.

Canguilhem, G (1989): Grenzen medizinischer Rationalität. Historisch-epistemologische Untersuchungen. Tübingen: Edition Diskord.

Chopra Chatterjee, S (2004): Understanding the Experiential World of the Dying. Limits to Sociological Research. In: Omega, 49: 2, 91-98.

Elias, N (1990): Über die Einsamkeit der Sterbenden in unseren Tagen. Frankfurt am Main: Suhrkamp.

Evans-Pritchard, EE (1978): Hexerei, Orakel und Magie bei den Zande. Frankfurt am Main: Suhrkamp.

Flusser, V (1998): Vom Subjekt zum Projekt. Menschwerdung. Frankfurt am Main: Fischer.

Foucault, M (1973): Die Geburt der Klinik. Eine Archäologie des ärztlichen Blicks. München: Hanser.

Göckenjan, G/Dreßke, S (2005): Sterben in der Palliativversorgung. Bedeutung und Chancen finaler Aushandlung. In: Knoblauch, H/Zingerle A (Hg.): Thanatosoziologie. Tod, Hospiz und die Institutionalisierung des Sterbens. Berlin: Duncker & Humblot, 147-167.

Goebel, S (2012): Die eigene Sterblichkeit im Blick. Eine biographie-analytische Studie mit Hospizhelfern. München: Fink.

Goffman, E (1971): Verhalten in sozialen Situationen. Strukturen und Regeln der Interaktion im öffentlichen Raum. Gütersloh: Bertelsmann.

Goffman, E (1980): Rahmen-Analyse. Ein Versuch über die Organisation von Alltagserfahrungen. Frankfurt am Main: Suhrkamp.

Graitl, L (2012): Sterben als Spektakel. Zur kommunikativen Dimension des politisch motivierten Suizids. Wiesbaden: Springer VS.

Groß, D/Grande, J (2010): Sterbeprozess (medizingeschichtlich – psychologisch). In: Wittwer, H/Frewer, A/Schäfer D (Hg.): Handbuch Sterben und Tod. Stuttgart: Metzler, 75-83.

Hegel, GWF (1986): Grundlinien der Philosophie des Rechts. Frankfurt am Main: Suhrkamp.

Hoffmann, M (2011): „Sterben? Am liebsten plötzlich und unerwartet". Die Angst vor dem ‚sozialen Sterben'. Wiesbaden: Springer VS.

Knoblauch, H/Soeffner, HG (Hg.) (1999): Todesnähe. Interdisziplinäre Zugänge zu einem außergewöhnlichen Phänomen. Konstanz: UVK.

Knopke, E (2018): Todesdokumente. Totenscheine und Sterbeurkunden als Inskriptionen der Grenzziehung zwischen Leben und Tod. In: Benkel, T/Meitzler M (Hg.): Zwischen Leben und Tod. Sozialwissenschaftliche Grenzgänge, Wiesbaden: Springer VS, 213-226.

Krüger, O (2011): Die Unsterblichkeitsutopie der Kryonik. Geschichte, Kontext und Probleme. In: Groß, D/Tag, B/Schweikardt, C (Hg.): Who wants to live forever? Postmoderne Formen des Weiterwirkens nach dem Tod. Frankfurt am Main: Campus, 249-273.

Latour, B (1987): Science in Action. How to follow Scientists and Engineers through Society. Cambridge: Harvard University Press.

Mayr, K/Barth N (2020): Interaktionen mit Sterbenden. Die Differenzierung von Bewusstseinskontexten auf der multiprofessionellen Palliativstation und die Bearbeitung von Kommunikationsabbrüchen. In: Benkel, T/Meitzler, M (Hg.): Wissenssoziologie des Todes. Weinheim, i. E.: Beltz-Juventa.

Meitzler, M (2017): Der alte Körper als Problemgenerator. Zur Normativität von Altersbildern. In: Keller, R/Meuser, M (Hg.): Alter(n) und vergängliche Körper. Wiesbaden: Springer VS, 45-66.

Nieder, L/Schneider W (Hg.) (2007): Die Grenzen des menschlichen Lebens. Lebensbeginn und Lebensende aus sozial- und kulturwissenschaftlicher Sicht. Hamburg: Lit.

Peng-Keller, S/Mauz, A (Hg.) (2018): Sterbenarrative. Hermeneutische Erkundungen des Erzählens am und vom Lebensende. Berlin: de Gruyter.

Pierburg, M (2020): Alltagsleben und Alltagssterben. Die Arbeit am (Nicht-)Wissen über das Sterben. In: Benkel, T/Meitzler, M (Hg.): Wissenssoziologie des Todes. Weinheim, i. E.: Beltz-Juventa.

Ringel, D (2003): Ekel in der Pflege. Frankfurt am Main: Mabuse.

Rosentreter, M (2010): Der Sterbeprozess im Spannungsfeld von Kommunikation und Motivation. In: Rosentreter, M/Groß, D/Kaiser, S (Hg.): Sterbeprozesse. Annäherungen an den Tod. Kassel: Kassel University Press, 191-201.

Saake, I (2012): Sterben vor Publikum. Optimierungsstrategien einer Konsumgesellschaft. In: Kursbuch, Nr. 171, 157-171.

Saake, I/Nassehi, A/Mayr, K (2019): Gegenwarten von Sterbenden. Eine Kritik des Paradigmas vom ‚bewussten' Sterben. In: Kölner Zeitschrift für Soziologie und Sozialpsychologie, 71: 1, 27-52.

Schatzki, T (2002): The Site of the Social. A Philosophical Account of the Constitution of Social Life and Change. Pennsylvania: Penn State University Press.

Schmickler, L (2020): Allianzen am Sterbebett. Zur Soziologie der Suizidbeihilfe. In: Benkel, T/Meitzler, M (Hg.): Wissenssoziologie des Todes. Weinheim, i. E.: Beltz-Juventa.

Schneider, W (2014): Sterbewelten. Ethnologische (und dispositivanalytische) Forschung zum Lebensende. In: Schneider, W/Schnell, M-W/Kolbe, H (Hg.): Sterbewelten. Eine Ethnographie. Wiesbaden: Springer VS, 51-138.

Seibel, C (2018): Tod im Leben – Leben im Tod. Paradoxien des gesellschaftlichen Miteinanders. In: Benkel, T/Meitzler M (Hg.): Zwischen Leben und Tod. Sozialwissenschaftliche Grenzgänge, Wiesbaden: Springer VS, 161-184.

Stengel, E (1969): Selbstmord und Selbstmordversuch. Frankfurt am Main: Fischer.

Stolberg, M (2013): Die Geschichte der Palliativmedizin. Medizinische Sterbebegleitung von 1500 bis heute. 2. Auflage. Frankfurt am Main: Mabuse.

Sudnow, D (1973): Organisiertes Sterben. Eine soziologische Untersuchung. Frankfurt am Main: Fischer.

Thiele, F (Hg.) (2010): Aktive und passive Sterbehilfe. Medizinische, rechtswissenschaftliche und philosophische Aspekte. 2. Auflage. München: Fink.

Thönnes, M (2013): Sterbeorte in Deutschland. Eine soziologische Studie. Frankfurt am Main: Peter Lang.

Schluss

Epilog: Wenn schon kein fröhliches, so doch zumindest ein rationales Sterben...
Oder: Wie mit dem Lebensende umgehen?

Werner Schneider

Wenn es um das Denken über das Lebensende geht, erscheinen zwei Aspekte naheliegend, ja geradezu unumgänglich: Zum einen sollte dabei immer und konsequent zwischen Sterben und Tod bzw. Tot-Sein unterschieden werden. Zum anderen schadet es meistens nicht, weil in der Regel erhellend, dabei das Lebensende und den Lebensbeginn zueinander in Bezug zu setzen. Zum zweiten Aspekt meint der Literaturwissenschaftler:

> „Die Geburt – schon sie gleicht einem schmerzhaften Hinauswurf aus dem Paradies des Höhlendaseins, kein Säugling reagierte je darauf fröhlich. Noch grauenhafter bleibt am Ende der Hinauswurf aus dem Lebendigen insgesamt, keine Kultur konnte ihn ungemildert bestehen lassen. Vom Ende her gesehen ist jedes einzelne Leben eine Katastrophe: Es endet immer tödlich, und der Tod wirft seine Schatten voraus, lange bevor er sich einstellt."[1]

Dieses Zitat hält dem Leser – den Lebensbeginn sowie insbesondere das Lebensende betreffend – mindestens vier bekannte Einsichten vor Augen: *Erstens* erscheinen Geburt, Sterben und Tod sowie ein Wissen um die eigene Sterblichkeit gemeinhin als anthropologische Konstanten und kennzeichnen jegliches menschliche Leben, gleichviel in welcher Kultur oder historischen Epoche sie sich auch immer ereignen.

Zweitens betreffen dabei notgedrungen – wenngleich aus unterschiedlichen Gründen – sowohl das in die Welt Kommen als physische und soziale Geburt des Menschen sowie sein aus der Welt der Lebenden Treten als Sterben und schließlich Tot-Sein nicht nur jeweils den Einzelnen. Zur Geburt des Menschen, seinem Austritt aus dem Höhlendasein, braucht es – bekanntlich und bis auf Weiteres – einen zweiten, in der Regel weiblichen Menschen, und für seine soziale Geburt auf jeden Fall Versorgung, Austausch, Zuwendung durch, mit und von anderen Menschen. Zwar kann

---

1 Grimminger 1993: 133.

demgegenüber das Sterben auch allein erfolgen, jedoch ist es das Wissen um die je eigene Sterblichkeit, welches als Schatten in das jeweilige Leben, mal näher, mal ferner, hineinragt. Der *conditio humana* des Menschen als einem sozialen Wesen und seiner unvermeidlichen Angewiesenheit auf Kultur gemäß, erfahren existenzielle Übergänge – sogenannte Transitionen – in jeder menschlichen Gesellschaft eine kollektive Bearbeitung. So ist es vor allem die Aufgabe der Gemeinschaft, zu der das betreffende Individuum in Bezug steht, solche Statuspassagen entlang von Übergangsritualen[2] zu bewerkstelligen.

Drittens muss im Rahmen solcher Übergangsrituale jede Gesellschaft zu jeder Zeit die Aufgabe bewältigen, Deutungsgewissheit und Handlungssicherheit darüber herzustellen, wann menschliches Leben beginnt und wann es endet. Konkret findet dabei jede Kultur Antworten auf mindestens folgende Fragen: Wann gehört jemand aufgrund welcher Kriterien schon bzw. noch zu den Lebenden, wann gilt er bereits als Sterbender und wann gehört er schließlich zu den Toten? Wer entscheidet aufgrund welcher Legitimation darüber und was folgt daraus für den gesellschaftlichen Umgang mit bereits Lebenden, den noch Lebenden, aber schon Sterbenden und schließlich den Toten? Die je nach Kultur vorherrschende ‚symbolische Grenz-Ordnung‘ des menschlich Lebendigen findet ihren erfahrbaren Ausdruck in den Institutionen und Akteuren, die das jeweilige in die Welt Kommen des Menschen sowie sein aus der Welt der Lebenden hinaus Treten entlang gegebener Rollen- und Beziehungsmuster sowie mittels entsprechender Praktiken bestimmen, formen und ausgestalten.

Viertens bleibt – dem Zitat folgend – bei alldem die Frage nach dem betreffenden ‚Sub-jekt‘ offen; – also nach demjenigen, der dem Geschehen des in die Welt Kommens und des sie Verlassens unterworfen ist. Wie geht es ihm dabei? Wie fühlt es sich an, geboren zu werden, zu sterben? Die Antwort kennt jeder: Wir wissen es nicht, obwohl wir alle den ersten Schritt – die Geburt – ja schon vollzogen haben, und obwohl wir den Großteil unseres bisherigen Lebens bereits im Wissen um unsere Sterblichkeit verbracht haben.

Die genannten vier Aspekte, insbesondere auch letzterer, führen keineswegs zwingend, aber für sozial- und kulturwissenschaftliche Reflexionen über das Lebensende naheliegend, zu folgenden *Schlussfolgerungen*:

Erstens: Obschon jeder seine Geburt am eigenen Leib erfahren hat, kann er sie weder für sich selbst erinnern noch durch das Dabeisein bei der Geburt eines anderen nachempfinden. Ganz anders und doch ähnlich gilt für

---

2 Gennep 2005.

das Sterben: Da noch niemand, weil er schon einmal gestorben wäre, den Tod selbst erfahren hat, kann auch niemand am Sterben, am Tod eines Anderen weder für sich selbst noch für den Anderen die Erfahrung von Sterben und Tod nachvollziehen. Worüber lassen sich dann überhaupt Aussagen treffen?

Zweitens: Erfahrungswissenschaftliche Zugänge zum Verständnis menschlichen Lebens zeichnen sich durch ein Empirieverständnis aus, welches im Kern darauf gründet, jedwede Erkenntnisse auf methodisch gesicherte, weil systematisch herstellbare und mittels überprüfbarer Verfahren gewonnene Befunde zurückführen zu können. Nicht zuletzt vor diesem Hintergrund hat sich in den letzten 30 bis 40 Jahren eine bemerkenswerte, in den Worten von Werner Fuchs „unnachsichtige"[3] Empirie rund um das Lebensende entwickelt, die auf den gesellschaftlichen Wandel im Umgang mit Sterbenden und Toten, wie ihn moderne und sich weiter modernisierende Gesellschaften seit der zweiten Hälfte des 20. Jahrhunderts aufweisen, reagiert. Auf dieser Basis lässt sich bspw. empirisch zeigen, dass die Bearbeitung der Frage, wer wann aufgrund welcher Kriterien in die Welt der Lebenden eintritt oder aus ihr austritt, heute einerseits durch den wissenschaftlich-rationalen Einsatz von immer mehr und immer genauerer (Medizin-)Technik erfolgt, mit der Handlungssicherheit und Deutungsgewissheit gewährleistet werden sollen, die dabei aber zugleich neue Definitionsprobleme erzeugt, indem zunehmend die gesellschaftlichen Definition, die ‚Gemachtheit' und damit die Kontingenz dieser ‚Grenz-Ordnung' bewusst wird und zu bewältigen ist. Ebenso lässt sich empirisch zeigen, dass das praktische ‚Wie' des ‚Hinauswurfs' bzw. besser: des Ausgliederungsprozesses am Lebensende, den wir als Sterben bezeichnen, keineswegs vorab festgelegt oder gar aufgrund körperlicher Vorgänge im Sinne eines physiologischen Krankheitsablaufs fixiert ist. Vielmehr hängen seine Weichenstellungen von der ‚sozialen Organisation des Sterbens'[4] ab, die heute, in der modernen Gesellschaft im Sinne „einer neuen Institutionalisierung des Todes"[5] ein breites Optionenfeld der gesellschaftlichen Ausgestaltung des Lebensendes mit verschiedenen Sterbewelten eröffnet.

Drittens: Es geht – in Abwandlung eines bekannten Diktums von Michel Foucault – in der fortschreitenden Moderne im Zeichen der ‚Biopolitik' weder um jenes traditionale ‚Leben lassen und Sterben machen' einer göttlich-absolutistischen Herrschaftsordnung noch um ihr aufklärerisch-

---

3 Fuchs 1979: 264.
4 Sudnow 1967.
5 Knoblauch/Zingerle 2005: 15.

modernes Gegenteil, dem ,Leben machen und Sterben lassen', sondern darum, die Grenzen selbst, die das Leben und Sterben konstituieren, bio-technisch zu gestalten, gesellschaftlich zu kontrollieren und zu verändern, um gleichermaßen Leben und Sterben machen zu können[6]. Diese Rationa-litäten des Sterbens und des Todes bzw. des ,organisierten Leben-, Sterben- und Tot-Machens' im Sinne einer institutionell-organisatorischen Ausge-staltung verschiedene Optionen zum individuellen Lebensbeginn und je eigenen Lebensende, zentrieren sich ebenso um die technische Gestaltung und ökonomische Bewirtschaftung wie sie auch die symbolische Bearbei-tung der Ränder menschlichen Lebens zu bewerkstelligen suchen.

Viertens: Kennzeichnend für diese Sterbewelten ist jedoch, dass über sie empirisch aus Sicht der Sterbenden nur so weit Aussagen zu treffen sind, wie jene mit den noch Weiterlebenden kommunizieren (können). Der er-fahrungswissenschaftliche Zugang zur Praxis der Organisation des Sterbe-geschehens, des in diesem Sinne ,Sterben-Machens' und gleichzeitig seine Grenze ist demgemäß wie folgt zu markieren: Im Verlauf des Sterbenspro-zesses fällt der Sterbende irgendwann (aufgrund nicht mehr vorhandener Ansprechbarkeit) als Alter Ego aus dem Kommunikationszusammenhang seiner sozialen Mitwelt und damit auch als Auskunftgeber über seine Wirklichkeitserfahrung unumkehrbar aus. Mit Ronald Hitzler[7] formuliert: Tote können, weil sie keine Lebewesen mehr sind, keine Lebenswelt ha-ben, sondern können nur noch Teile der Lebenswelten von (weiter-)leben-den Menschen sein. Somit bleiben ab einen bestimmten Zeitpunkt nur noch die Perspektiven der (Weiter-)Lebenden, deren gemeinsames Merk-mal ja gerade darin besteht, das Sterben als Erfahrung im Sinne eines Ge-storben-Seins nicht gemacht haben zu können. Das bedeutet in letzter Konsequenz die schlichte, aber folgenreiche Erkenntnis, dass erfahrungs-wissenschaftlich über ,den Tod' selbst nichts ausgesagt werden kann, son-dern bestenfalls über den Prozess des Sterbens, und zwar ab einem gewis-sen Zeitpunkt ausschließlich darüber, wie er seitens der beteiligten (Wei-ter-)Lebenden wahrgenommen, gedeutet und organisiert wird.

Diese Grenze gilt es bei allen Beiträgen zum Lebensende, auch den in diesem Band vorliegenden, zu bedenken, sofern man erfahrungswissen-schaftlich fundierte Humanwissenschaften als ,Lebenswissenschaften' – ,neu-deutsch' als Life Sciences bezeichnet – im eigentlichen Wortsinn be-treiben möchte. Das Lebensende kann sicherlich nicht anders als tödlich sein, doch welche beängstigenden, grauenhaften oder, wenngleich nicht

---

6 Schneider 1999: 295ff.
7 Hitzler 2012: 360.

fröhlichen, aber vielleicht besänftigenden und damit gelassen zu betrachtenden Schatten es für die Menschen wie lange und wie weit vorauswirft, sind empirische Fragen, die somit immer wieder neu zu stellen und neu zu beantworten sind. Und wenn es dann doch um den unvermeidlichen, irgendwann jeden betreffenden individuellen Abschluss der Katastrophe des einzelnen Lebens geht, bleibt immer noch zu fragen: Kann man Katastrophen, zumal die des menschlichen Lebens, wenn man es vom Ende her denkt, rational begegnen? – Ja, man kann nicht nur, sondern sollte das wohl sogar anstreben. Aber ist damit bereits alles bedacht? Sicherlich nicht...

Literatur:

Fuchs, W (1979): Beiträge zu einer Soziologie des Todes? In: Soziologische Revue, 1979: 2, 255-264.

Gennep, A (2005): Übergangsriten (Les rites de passage). 3. erweiterte Auflage. Frankfurt am Main: Campus.

Grimminger, R (1993): „Die ewige Geschichte von Leben und Tod". In: Kursbuch: Todesbilder. Heft 114. Berlin: Rowohlt, 131-147.

Hitzler, R (2012): Am Ende der Welt? Zur Frage des Erlebens eines Menschen im Wachkoma. In: Schröer, N/Hinnenkamp, V/Kircher, S/Poferl, A (Hg.): Lebenswelt und Ethnographie. Beiträge der 3. Fuldaer Feldarbeitstage, 2./3. Juni 2011. Essen: Oldib, 355-366.

Knoblauch, H/Zingerle, A (Hg.) (2005): Thanatosoziologie. Tod, Hospiz und die Institutionalisierung des Sterbens (Sozialwissenschaftliche Abhandlungen der Görres-Gesellschaft, Bd. 27). Berlin: Duncker & Humblot.

Schneider, W (1999): „So tot wie nötig – so lebendig wie möglich!" Sterben und Tod in der fortgeschrittenen Moderne. Eine Diskursanalyse der öffentlichen Diskussion um den Hirntod in Deutschland. Münster: LIT-Verlag.

Sudnow, D (1967): Passing On. The Social Organization of Dying. Englewood Cliffs, NJ: Prentice-Hall.

G.IP – ZIG

G.IP – Gesundheitsforschung. Interdisziplinäre Perspektiven

2018 erstmals erschienen, ist die G.IP eine wissenschaftliche Buchreihe, die aktuelle und gesellschaftlich brisante Gesundheits- und Krankheitsthemen aus interdisziplinärer Sicht beleuchtet. Ziel ist es, die neuesten Forschungsergebnisse verschiedener Disziplinen themenbezogen zusammenzubringen. National und international renommierte Expertinnen und Experten arbeiten hierzu Hand in Hand. Adressatinnen und Adressaten der Reihe sind sowohl die einzelnen wissenschaftlichen Fächer wie auch die vielfältigen Multiplikatoren im Gesundheitswesen, wie Bildungseinrichtungen, Krankenkassen, Ärzte und Pflegeverbände, u. a. m.

Herausgegeben wird die Buchreihe von einem interdisziplinären Team von Wissenschaftlerinnen und Wissenschaftlern aus der Rechtswissenschaft, der Medizin, der Soziologie und der Informatik, die am Zentrum für Interdisziplinäre Gesundheitsforschung der Universität Augsburg angesiedelt sind und in einem breiten, fachübergreifenden Verbund mit Kolleginnen und Kollegen aus geistes-, sozial-, rechts- und wirtschaftswissenschaftlichen sowie natur- und technikwissenschaftlichen Disziplinen zum Themenfeld Gesundheit forschen.
Weitere Informationen: www.uni-augsburg.de/zig/wissenschaftskommunikation/gip

ZIG – Zentrum für Interdisziplinäre Gesundheitsforschung

Das ZIG wurde 2014 an der Universität Augsburg als interdisziplinäre Forschungseinrichtung gegründet. Es vereint 62 Forscherinnen und Forscher aus allen 8 Fakultäten und 7 Einrichtungen der Universität sowie assoziierte Mitglieder aus der Region. Gemeinsam mit Kooperationspartnern arbeiten Forscherinnen und Forscher an zentralen Fragen zu Gesundheit und Krankheit, zur Medizin und zum Gesundheitssystem. Hierfür ist neben einer modernen Medizin gleichermaßen eine rechts-, wirtschafts-, sozial-, kultur-, technik- und geisteswissenschaftliche Forschung notwendig, damit durch eine solche integrative Vorgehensweise bedeutende Problemfelder und aktuelle Herausforderungen im Gesundheitsbereich in den Blick genommen, grundlegend und umfassend analysiert und kritisch reflektiert werden. Unterstützt und begleitet wird der Auf- und Ausbau des Forschungszentrums zudem durch einen hochkarätig besetzten Beirat aus Politik und Gesellschaft.

Weitere Informationen: www.uni-augsburg.de/zig

Autor*innen- und Herausgeber*innenverzeichnis

Bauer, Anna D.; M.A.; wissenschaftliche Mitarbeiterin an der Professur für Soziologie/Sozialkunde, Institut für Sozialwissenschaften, Mitglied im Zentrum für Interdisziplinäre Gesundheitsforschung (ZIG), Universität Augsburg; Doktorandin an der Ludwig-Maximilians-Universität München, Promotionsthema: Vergesellschaftung des Sterbens. Soziologie der organisierten Sterbebegleitung im ambulanten Kontext; Arbeitsschwerpunkte: Thanatosoziologie, Medizinsoziologie, Gesellschaftstheorie. Korrespondenzadresse:
anna.bauer@phil.uni-augsburg.de

Benkel, Thorsten; Dr.; Akademischer Rat für Soziologie an der Universität Passau; Arbeitsschwerpunkte: Qualitative Sozialforschung, Mikrosoziologie, Soziologie des Wissens, des Körpers und des Rechts; Einschlägige Veröffentlichungen: Wissenssoziologie des Todes (Weinheim/Basel i.E.; Mithg.); Der Glanz des Lebens. Aschediamant und Erinnerungskörper (Göttingen 2019; mit T. Klie und M. Meitzler); Autonomie der Trauer. Zur Ambivalenz des sozialen Wandels (Baden-Baden 2019; mit M. Meitzler und D. Preuß); Zwischen Leben und Tod. Sozialwissenschaftliche Grenzgänge (Wiesbaden 2018, Mithg.); Die Zukunft des Todes. Heterotopien des Lebensendes (Bielefeld 2016, Hg.); Sinnbilder und Abschiedsgesten. Soziale Elemente der Bestattungskultur (Hamburg 2013; mit M. Meitzler); Die Verwaltung des Todes (2. Auflage Berlin 2013). Korrespondenzadresse:
Thorsten.Benkel@uni-passau.de

Coates, Lilian; M.A.; von 2015 bis 2020 wissenschaftliche Mitarbeiterin am Arbeitsbereich für Soziologische Theorien und Gender Studies des Instituts für Soziologie der JGU Mainz; seit 2020 Doktorandin am DFG-Graduiertenkolleg „Doing Transitions – Formen der Gestaltung von Übergängen im Lebenslauf" an der Goethe-Universität Frankfurt a. M.; Arbeitsschwerpunkte: Soziologie des Sterbens, Science Studies, Praxistheorien (insb. Ethnomethodologie und deren phänomenologischen Wurzeln), Ethnographie. Korrespondenzadresse:
coates@em.uni-frankfurt.de

Dornhöfer, Julia; M.A.; wissenschaftliche Mitarbeiterin am Institut für Kulturanthropologie und Europäische Ethnologie der Universität Frei-

burg; Arbeitsschwerpunkte: Tod und Sterben, Risiko- und Präventionsforschung, Sachkulturforschung, Digitale Kommunikation; Publikationen: *Dornhöfer, J* (2019): Sterben? Mit Sicherheit! Die Patientenverfügung und die Konstituierung des Präventiven Selbst. Freiburger Studien zur Kulturanthropologie, Sonderband 3. Münster: Waxmann; *Dornhöfer, J* (2019): Der Tod ist relativ. Grenzerkundungen im Kontext der Patientenverfügung. In: Kuckuck. Notizen zur Alltagskultur, 1: 32-36; Korrespondenzadresse:
julia_dornhoefer@yahoo.com

DRAKOVA, Marina; M.A.; ehemalige wissenschaftliche Hilfskraft an der Professur für Kommunikationswissenschaft mit Schwerpunkt Öffentliche Kommunikation, Institut für Medien, Wissen und Kommunikation, Universität Augsburg.

GREINER, Florian; Dr.; wissenschaftlicher Mitarbeiter am Lehrstuhl für Neuere und Neueste Geschichte, Mitglied im Zentrum für Interdisziplinäre Gesundheitsforschung (ZIG), Universität Augsburg; Arbeitsschwerpunkte: europäische und transatlantische Geschichte im 20. Jahrhundert, deutsch-deutsche Zeitgeschichte, Geschichte von Tod und Sterben, Kultur-, Medizin- und Mediengeschichte; einschlägige Veröffentlichungen u.a.: „Richtig sterben"? Populäres Wissen zum Thema „Tod" seit den 1970er-Jahren. In: Archiv für Sozialgeschichte 55 (2015), S. 275-296; Was war, wurde und ist ein „guter Tod"?. In: Monika C.M. Müller (Hg.): Gut gemeint – gut gemacht? Professionalisierung der Sterbebegleitung und Zukunft der Hospizarbeit. Rehburg-Loccum 2018, S. 33-46; Säkulares Sterben? Die Kirchen und das Lebensende in der Bundesrepublik Deutschland nach 1945. In: Vierteljahrshefte für Zeitgeschichte 47 (2019), Nr. 2, S. 181-207; Korrespondenzadresse:
florian.greiner@philhist.uni-augsburg.de

KAISER, Mara; Msc; wissenschaftliche Mitarbeiterin am Lehrstuhl Care Policy und Ethik in der Pflege, Pflegewissenschaftliche Fakultät, Philosophisch-Theologische Hochschule Vallendar; einschlägige Veröffentlichung: Kaiser, M/Kohlen, H/ Caine, V (2019): Explorations of Disgust: A Narrative Inquiry into the Experiences of Nurses Working in Palliative Care. In: Nursing Inquiry. 1-7; Korrespondenzadresse:
mkaiser@pthv.de

KINNEBROCK, Susanne; Prof. Dr.; Professorin für Kommunikationswissenschaft mit Schwerpunkt Öffentliche Kommunikation, Institut für Medien,

Wissen und Kommunikation, Universität Augsburg; Arbeitsschwerpunkte: Kommunikationsgeschichte und Medienwandel, Journalismusentwicklungen, Frauenbewegungen, Gesundheits- und Wissenschaftskommunikation, kommunikationswissenschaftliche Gender Studies; Korrespondenzadresse: susanne.kinnebrock@phil.uni-augsburg.de

Kɪᴛᴛᴀ, Anna; Dr.med.univ., B.A.; Klinische Abteilung für Palliativmedizin, Universitätsklinik für Innere Medizin I, Medizinische Universität Wien; Arbeitsschwerpunkte: Individuelle, soziale und kulturelle Aspekte und Erfahrungen eines Lebens mit Krankheit; Symptommanagement bei Palliative Care-PatientInnen; ÄrztIn/PatientIn-Beziehungen; Medizinische Anthropologie; Veröffentlichungen: Kitta A, Adamidis F, et al. (2019): Retrospective qualitative pilot study incorporating patients' personal life aspects on admission to palliative care. In: Wien. Klin. Wochenschrift, 131:576–81; Masel EK, Kitta A, et al. (2016): What Makes a Good Palliative Care Physician? A Qualitative Study about the Patient's Expectations and Needs when Being Admitted to a Palliative Care Unit. In: PLoS ONE 11(7): e0158830. URL: https://doi.org/10.1371/journal.pone.0158830; Kitta, A (2012): Der Körper als Ort von Macht und Meinungen: Wie in Europa und Nordamerika der Umgang mit Krankheit und Gesundheit vom ExpertInnenwissen der Medizin beeinflusst wird. In: Austrian Studies in Social Anthropology, Journal 3/2012, 20p.; Korrespondenzadresse: anna.kitta@meduniwien.ac.at

Kʀᴀᴜss, Sabine H.; M.A.; Doktorandin und wissenschaftliche Mitarbeiterin an der Professur für Soziologie mit Berücksichtigung der Sozialkunde, Philosophisch-Sozialwissenschaftliche Fakultät, Mitglied im Zentrum für Interdisziplinäre Gesundheitsforschung (ZIG), Universität Augsburg; Arbeitsschwerpunkte: Arbeit und Organisation, Geschlecht, Care und Lebensende; Korrespondenzadresse: sabine.krauss@phil.uni-augsburg.de.

Lɪᴘᴘᴏᴋ, Marlene; M.A.; Universität Augsburg, Promotionsstipendiatin des Cusanuswerks und Lehrbeauftragte am Lehrstuhl für Europäische Ethnologie/Volkskunde der Universität Augsburg; Arbeitsschwerpunkte: Bestattungs-, Friedhofs- und Trauerkultur, Ritualforschung, Kind/Schule und Tod; ausgewählte Veröffentlichungen: Lippok, Marlene: Alternative BestatterInnenkultur – eine Forschungsperspektive. In. Ohlsdorf. Zeitschrift für Trauerkultur, Nr. 146/III (2019), S. 1-6; Lippok, Marlene/Lippok, Michael: Friedhof. In: Hasse, Jürgen/Schreiber, Verena (Hrsg.): Räume der Kindheit. Ein Glossar. Bielefeld 2019, S. 71-76; Lippok, Marlene: Auseinandersetzungen über Sinn und Unsinn der Versorgung von Verstorbenen. In: Augsburger Volkskundliche Nachrichten, 44 (2017), S. 69-97; Korrespondenzadresse: Marlene.S.Lippok@googlemail.com

MENKE, Manuel; Dr.; akademischer Rat a. Z. am Institut für Kommunikationswissenschaft und Medienforschung, Ludwig-Maximilians-Universität München; Arbeitsschwerpunkte: Medien- und Öffentlichkeitswandel, digitale Öffentlichkeiten und Social Media, Mediennostalgie und digitales Erinnern, Journalismus- und Medieninhaltsforschung, Medien und finale Lebensphasen; Korrespondenzadresse: manuel.menke@ifkw.lmu.de

OFFERHAUS, Anke; Dr.; Universitätslektorin und Senior Researcher am Zentrum für Medien-, Kommunikations- und Informationsforschung (ZeMKI) der Universität Bremen; Arbeitsschwerpunkte: Digitale Trauer- und Erinnerungskultur, Erinnerungs- und Gedenktagsjournalismus, Medienrezeption/-aneignung mit dem Schwerpunkt Religion, Öffentlichkeits- und Journalismusforschung mit dem Schwerpunkt europäische Öffentlichkeit; Relevante Veröffentlichungen: Offerhaus, Anke; Keithan, Kerstin; Kimmer, Alina (2013): Trauerbewältigung online – Praktiken und Motive der Nutzung von Trauerforen. In: SWS Rundschau - Die Zeitschrift der Sozialwissenschaftlichen Studiengesellschaft. 53. Jahrgang, Sonderheft Nr. 3 „Tod und Trauer", 275-297; Offerhaus, Anke (2016): Begraben im Cyberspace – Virtuelle Friedhöfe als Räume mediatisierter Trauer und Erinnerung. In: Benkel, Thorsten (Hrsg.): Die Zukunft des Todes. Heterotopien des Lebensendes. Bielefeld: transcript, 339-364; Offerhaus, Anke (2016) Klicken gegen das Vergessen – Die Mediatisierung von Trauer- und Erinnerungskultur am Beispiel von Online-Friedhöfen. In: Klie, Thomas / Nord, Ilona (Hrsg.): Tod und Trauer im Netz. Mediale Kommunikationen in der Bestattungskultur. Kohlhammer Verlag, 37-62; Korrespondenzadresse: offerhaus@uni-bremen.de.

PEUTEN, Sarah; Dr.; wissenschaftliche Mitarbeiterin an der Professur für Soziologie (mit besonderer Berücksichtigung der Sozialkunde) an der Universität Augsburg; Arbeitsschwerpunkte: Lebensende, Diskursforschung, Gouvernementalität; ausgewählte Veröffentlichungen: Peuten, Sarah; Schneider, Werner (2019): Kultursensible Palliative Care und Hospizarbeit: Zur Frage nach Zugangsgerechtigkeit. In: Wasner, Maria; Raischl, Sepp (Hrsg.): Kultursensibiliät am Lebensende. Identität – Kommunikation – Begleitung. Stuttgart: Kohlhammer; Peuten, Sarah (2019): Grenzen in

Bewegung – zur aktuellen „Sterbehilfe-Debatte". In: Kuckuck. Notizen zur Alltagskultur. 1/19. S. 38-43; Peuten, Sarah (2018): Die Patientenverfügung – über den Selbstbestimmungsdiskurs am Lebensende. Münster, New York: Waxmann; Korrespondenzadresse: sarah.peuten@phil.uni-ausgburg.de

SCHNEIDER, Werner; Prof. Dr.; Institut für Sozialwissenschaften, Philosophisch-Sozialwiss. Fakultät, Universität Augsburg; Zentrum für Interdisziplinäre Gesundheitsforschung (ZIG); Forschungs-/Arbeitsschwerpunkte: Familiensoziologie und Soziologie der Lebensalter bzw. Soziologie der Lebensphasen und privaten Lebensformen, Wissenssoziologie, Kultursoziologie und Medizin-/Gesundheitssoziologie (insbes. Medizintechnik, Körper, Behinderung sowie Sterben, Tod und sozialer Wandel), Diskurs-/Dispositivforschung; Auswahl Publikationen: 1) Schneider, Werner (2020): Sterben und Tod. In: Liggieri, Kevin & Heßler, Martina: Technikanthropologie. Baden-Baden: Nomos, S. 421-429; 2) Schneider, Werner & Stadelbacher, Stephanie (2018): Palliative Care und Hospiz: Versorgung und Begleitung am Lebensende. In: Kriwy, Peter & Jungbauer-Gans, Monika (Hrsg.): Handbuch Gesundheitssoziologie. Wiesbaden: Springer Reference Sozialwissenschaften. Springer VS, S. 1-29; 3) Schneider, Werner (2014): Sterbewelten: Ethnographische (und dispositivanalytische) Forschung am Lebensende. In: Schnell, Martin; Schneider, Werner & Kolbe, Harald (Hrsg.): Sterbewelten. Eine Ethnographie (Reihe Palliative Care und Forschung). Wiesbaden: Springer VS, S. 51-138; Korrespondenzadresse: werner.schneider@phil.uni-augsburg.de

THÖNNES, Michaela; M.A.; wissenschaftliche Mitarbeiterin am Soziologischen Institut der Universität Zürich; Arbeisschwerpunkte: Soziologie des Sterbens, Organisations- und Personalentwicklung, Gender & Science, Evaluation; einschlägige Veröffentlichungen: Thönnes, M/Jakoby, N (2011): Wo sterben Menschen? Zur Frage des Sterbens in Institutionen. In: Zeitschrift für Gerontologie und Geriatrie, 44: 5, 336-339; Thönnes, M/Jakoby, N (2016): Development of Hospice and Palliative Care Services in Germany. A Case Study. In: Palliative Medicine & Care, Open Access: 1-5; Thönnes, M/Jakoby, N (2017): Tiere als Sterbebegleiter. Eine symbolisch-interaktionistische Perspektive. In: Jakoby, N.; Thönnes, M. (Hg.): Zur Soziologie des Sterbens. Aktuelle theoretische und empirische Beiträge, Wiesbaden: Springer VS; Korrespondenzadresse: thoennes[at]soziologie.uzh.ch

325

WAGNER, Anna J. M.; M.A.; wissenschaftliche Mitarbeiterin am Institut für Medien, Wissen und Kommunikation, Universität Augsburg; Arbeitsschwerpunkte: Gesundheitskommunikation, Alltagskommunikation und interpersonale Kommunikation, Humor und Unterhaltung in den Medien, Social Media-Kommunikation; Korrespondenzadresse: anna.wagner@phil.uni-augsburg.de